健康生活书系

衣食住行皆学问

主　　编　王　硕　邢远翔
执行主编　马　颖　刘丽芳

中国中医药出版社
·北　京·

图书在版编目（CIP）数据

衣食住行皆学问/王硕，邢远翔主编.—北京：中国中医药出版社，2011.10

（健康生活书系）

ISBN 978-7-5132-0573-3

Ⅰ.①衣…　Ⅱ.①王…　②邢…　Ⅲ.①保健—基本知识　Ⅳ.①R161

中国版本图书馆CIP数据核字（2011）第182241号

中 国 中 医 药 出 版 社 出 版

北京市朝阳区北三环东路28号易亨大厦16层

邮政编码　100013

传真　010 64405750

三河市西华印务有限公司印刷

各地新华书店经销

*

开本787×1092　1/16　印张21　字数316千字

2011年10月第1版　2011年10月第1次印刷

书　号　ISBN 978-7-5132-0573-3

*

定价　37.00元

网址　www.cptcm.com

如有印装质量问题请与本社出版部调换

社长热线　010 64405720

读者服务部电话　010 64065415　010 64065413

书店网址　csln.net/qksd/

【健康生活书系】

衣食住行皆学问

编委会

主　　编　王　硕　邢远翔

执行主编　马　颖　刘丽芳

编　　委（以姓氏笔画为序）

马　颖　王　硕　王丹驰　王薇薇

邢远翔　邢振湖　吕吉云　刘丽芳

李玉花　严少卫　余露露　张昊华

周　冰　赵书贵　赵紫京　黄泽民

蔡顺利

序　言

生命的长度很重要，生命的质量更重要。可是，近年来慢性非传染性疾病的逐年高发却严重威胁着我国居民的健康和生活质量。

2008 年第 4 次国家卫生服务调查结果显示，在过去的 10 年，平均每年新增慢性病例近 1000 万。其中，高血压和糖尿病的病例数增加了 2 倍,心脏病和恶性肿瘤的病例数增加了近 1 倍。高血压、心脏病、糖尿病这些慢性疾病随时都可能降临到任何一个人、任何一个家庭之上。

为什么我国居民慢性病的发病率在近些年上升得这么快？原因之一是人群平均期望寿命延长，老年人口增加；原因之二是具有高血脂、高血压、高血糖、肥胖等危险因素的人群大量增加。而造成这些危险因素上升的主要原因之一是很多人膳食结构不够科学。近年来，城市居民畜肉及油脂消费快速增多，谷类消费逐步减少；钙、铁、维生素 A 等营养素普遍摄入不足；蔬菜摄入量明显不足。还有很多人高热能食物吃得过多，这些热能被转化为脂肪储存，因而超重与肥胖的人数迅速增加。在吃得过多和吃得不合理的同时，人们的体能消耗又过于少了，不仅是体育锻炼太少了，而且连步行、上楼梯、做家务等日常活动也减少了。

要让大家既延长寿命又拥有高质量的生活，整个社会的健康素养一定要提高。为此，人们要先从改善自己的生活方式，从吃和动这两个基本方面做起，让每天的摄入量与消耗量达到平衡。

中国人需要一场膳食革命。记住科学饮食的八字方针：调整、维持、控制、增加。一调整：调整进食顺序，先吃水果后吃饭。二维持：维持高纤维素摄入和维持食物多样化。三控制：控制肉类、油脂、盐的摄入量。四增加：增加水果、奶、谷物及薯类食物。美国科学家对40岁以上中年人提出的把握膳食结构与数量的"10个网球"原则，对我国居民也有指导意义：每天吃不超过1个网球大小的肉类，吃相当于2个网球大小的主食，要保证3个网球大小的水果，还有不少于4个网球大小的蔬菜。

中国人还需要动起来。要进行规律性的锻炼，并且以有氧运动为主。耐力型锻炼有快走、慢跑、中速游泳、舞蹈、太极拳等，力量型锻炼可以使用器械、哑铃、拉力器，做俯卧撑、仰卧起坐等。锻炼的频度，每周至少3次；平均每天半小时以上；要让运动后的心率最好达到170－本人年龄。

要想预防慢性疾病，保证身体健康，只有调整生活方式，除此之外别无他法。

2011年8月

编写说明

近日，中国心血管病专家胡大一公布了世界银行发布的一份报告，报告称，慢性病——心血管疾病、脑卒中、癌症、糖尿病、慢性呼吸道疾病，已成为中国的头号健康威胁，在每年约1030万例由各种因素导致的死亡中，慢性病所占比例超过80%。胡大一表示，到2030年，中国40岁以上人群，这五大慢性病将可能增加2~3倍，糖尿病患者增加4倍，肺癌患者将增加5倍。而引起这些慢性病的主要危险因素之一就是我们的生活方式，如吸烟、高盐高糖饮食、少运动等。

在这一串串触目惊心的数字面前，我们应该怎么办？胡大一给出的答案是：保持健康的生活方式。即改变我们不合理的衣食住行方式，就能有效减少慢性病的发生。《健康生活书系》之《衣食住行皆学问 》一书，分七个部分，从不同方面介绍了现代人所倡导的健康生活方式，即不但要吃饱，更要吃得营养健康，不但要御寒，更要穿得靓丽舒服，不但能遮风避雨，更要住得舒适安全。总而言之，我们既要享受生活，又要保持身体健康。这也是我们编辑这本书的初衷。

希望该书对大众健康事业有益，为大众幸福生活添砖加瓦。在人们对健康日益关注的年代，有一本能够了解自身健康需求和如何选择生活方式并用其预防疾病的读物，实为良策。期盼读者开卷有益！

执行主编 刘丽芳

2011年9月3日

目录

穿戴新主张

民以食为天

营养提示

厨房小窍门

居家百科

危险档案

穿戴新主张

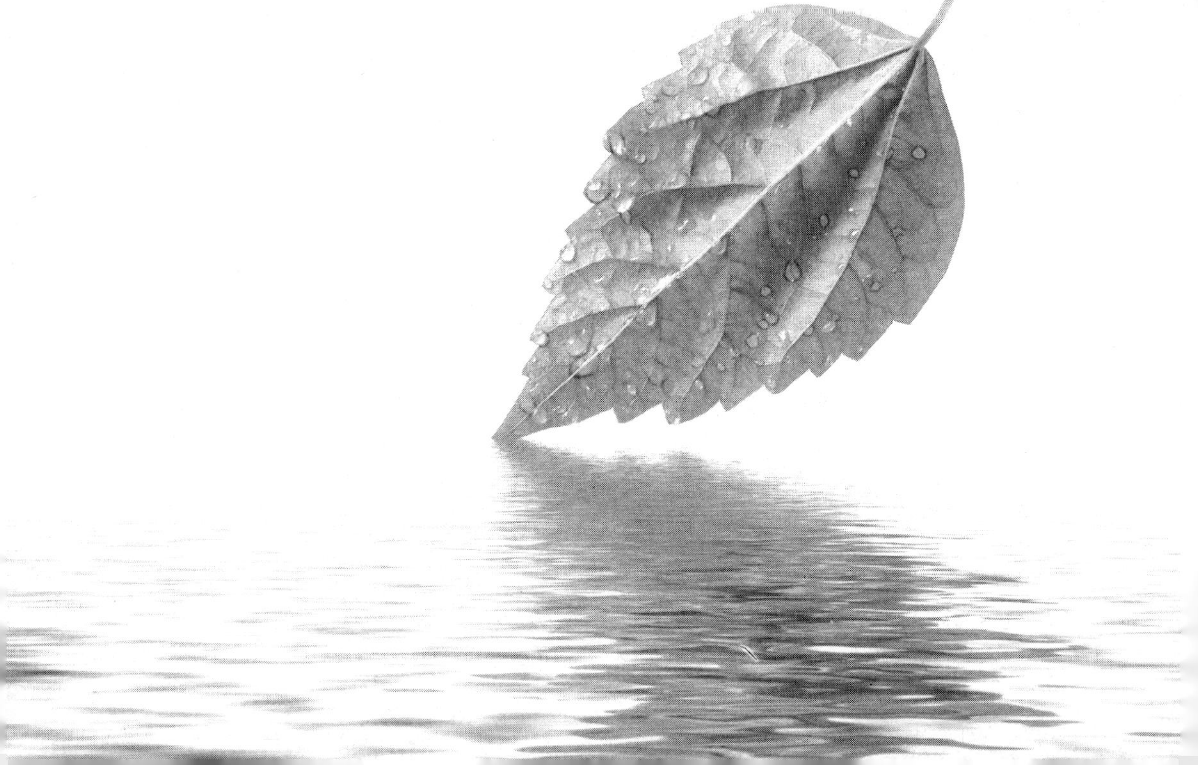

春季别急着收衣服

邻居范奶奶非常爱整洁，家里收拾得井井有条，不久前天气转暖，厚重的衣服穿不着了，加上家中暖气未停，她趁天气好，把棉衣、羽绒服等该洗的洗，该收的收，拿出了春天的衣服。谁知偶尔光顾的冷空气势头不亚于寒冷的冬天，一家人无一幸免地挨了冻，全都感冒了。她感叹这是过度爱整洁的代价。

医生告诉她：春季昼夜温差大，天气变化不稳定，还是要遵守“春捂秋冻”的古训。对于老年人，身体的各个脏器机能降低，对冷暖变化的适应能力弱，自身免疫力也不如年轻人，稍不注意就会诱发新病，也容易使得陈年老病复发。“二八月乱穿衣”，衣服是为人服务的，不要单纯为了整洁、利索固执地“以身抗寒”，春天看似暖，切忌突然减衣。

（杨新华）

不要站着穿裤子

站着穿脱裤子，是不少人的习惯。但这种年轻时的习惯，到年老后，就必须改改了。

首都医科大学附属北京同仁医院干部医疗科主任齐跃说，老人年纪大了，腿脚变得不再灵便，平衡性慢慢退化，站着穿脱裤子很容易失衡摔倒。且老人骨骼因为骨质疏松变得脆弱，受伤几率大增。临床上，老年人在洗澡后，因站着穿裤子而导致腿骨骨折的更是常见，所以必须尽量避免。

齐跃说，随着年龄的增长，如果发觉站着穿脱裤子开始有点不太稳了，就要引起注意，这可能是身体走向衰老的一种征兆。衰老有生理性衰老和病理性衰老两种，生理性衰老是自然衰老的一个过程，一般情况下，这和人体的平衡能力、运动系统、神经系统的退化有关；病理性衰老，就可能和身体的某些疾病有关了，需要就医治疗。

因此，当老人发现自己平衡性开始下降后，在排除疾病的前提下，应主动加强锻炼。“快走、慢走、太极拳、骑自行车等，都比较适合老人。”齐跃说，如果老人平时身体状况不太好，那就适合在早、中、晚的时候做一些慢走锻炼；如果老人平时身体比较硬朗，则可以做快走锻炼，以增强腿骨力量。打太极拳和骑自行车，在一定程度上可以起到增强平衡力的作用。但需要提醒的是，老人骑自行车时，最好选择在一些开阔的场地进行，以免造成危险。

（王蓉蓉）

40岁后别戴隐形眼镜

中国中医科学院眼科医院眼科主任、主任医师谢立科指出，配戴隐形眼镜时，除进行必要的眼部检查外，对年龄也有要求，一般年过40岁后不宜戴隐形眼镜，更不能戴美瞳等彩色软性隐形眼镜。

年过40岁后，人体各器官开始走下坡路，眼睛也不例外，眼部组织会逐渐退化，眼球耐受缺氧能力下降，如果长期戴隐形眼镜，眼角结膜极易缺氧，从而发生角膜炎、溃疡等。如果以前一直有戴隐形眼镜的习惯，40岁后尽量改为框架眼镜或是缩短戴眼镜的时间，一般是4～5个小时后就要取下来，让眼睛休息一下。

隐形眼镜通常分为软镜、硬镜和角膜塑型镜，以及最近流行的美瞳即彩色软性隐形眼镜，因戴上后可使眼睛变色而深受广大女性欢迎。谢立科提醒说，这类隐形眼镜的透氧性比普通隐形镜更差，更有可能损伤到眼角膜。

其实，美瞳等彩色软性隐形眼镜应属医疗器械，同样有度数要求，配戴时应到正规医院先进行相关检查，如果是单纯为漂亮而戴美瞳眼镜，即使没度数要求，也要先让医生检查一下是否适合配戴。

另外，春天是红眼病等急性结膜炎的高发季节，习惯戴隐形眼镜的人要减少配戴时间或是暂时不要戴。患干眼症、角膜炎以及在感冒期都不要戴隐形眼镜。

（李凯菲）

纯棉的就一定好吗

❋ 误区一：纯棉的就是天然的

真相：含有甲醛。由于纯棉制品非常容易起皱，而使用含甲醛的助剂能提高棉布的硬挺度，所以市面上的纯棉制品大都使用了含甲醛的助剂。服装上的图案越大，需要的甲醛越多。

❋ 误区二：白色纯棉制品最健康

真相：白色最危险。纯棉制品的原色并不是纯白的，而是略微显黄的颜色。纯棉之所以接触皮肤时那么舒适，久穿也对人体无害，全都是因为棉花纤维表面天然就有一层蜡质。而多数的生产者为了使白色纯棉制品颜色更为亮白和崭新，在印染和后整理过程中，已经用各种化学物质消除了这一层蜡质。所以我们在选购纯棉制品时反而要避免崭新、白得发亮的产品。

❋ 误区三：浅色纯棉衣服不吸热

真相：化学纤维比纯棉防晒。纯棉衣服的编织密度比较稀疏，也因为是天然纤维的关系，所以棉几乎是最易为紫外线穿透的材质，其次是化学纤维中的尼龙、人造棉、丝，而聚酯（人造纤维的合成纤维）紫外线穿透率最差，也最防晒。

❋ 误区四：纯棉衣物都可贴身穿

真相：反复染色是硬伤。由于棉纤维对碱的抵抗能力比较大，在反复染色的情况下纤维也不会发生破坏现象，所以进行过染色、印花的纯棉制品，碱残留也非常高。

很多女生在选择贴身衣物时会比较关注含棉量的百分比，实际上即使是100% 纯棉， 只要进行过染色，都不宜贴身穿着，我们有必要按照染色和原色区分一下纯棉衣服的内外分别。

（帅 江）

衣物晾晒存放技巧

如何让衣服长时间光亮如新，除了掌握正确的洗衣方法，晾晒和存放也要有技巧，关键点就在于“衣服的正反面”上。衣服洗完后该正着晒还是反着晒，保存衣服时正反挂又有什么区别呢?

（1）内衣正着晒，外衣反着晾　衣服应该正着晾，还是反着晾，与衣服的材质、颜色和晾晒时间的长短有关。对于一般材质和颜色较浅的衣服来说，正着晾晒和反着晒晾区别不大，但如果是丝绸、羊绒、羊毛材质的衣服，或颜色较为艳丽的棉质服装，以及容易掉色的牛仔布材质的服装，洗过后，最好将其反过来晾晒，否则，太阳紫外线的照射强度容易破坏衣服面料的柔软度和色泽度。对于一些贴身的内衣裤来说，最好不要反过来晾，因为空气中的粉尘、微生物等脏东西容易沾染到内衣裤上。建议贴身衣物一干就马上收起来，如果在空气中暴露时间太长，穿上后可能引起发痒等皮肤炎症。

（2）衣服放入衣柜，应该正着挂放　虽说衣柜是储存衣服的地方，但也不能保证不进灰尘，而且一般衣柜的接缝处以及木板贴面的黏合剂最容易吸引小虫子或滋生螨虫。因此，衣服收进衣柜后，最好都是正面朝上叠放或挂放，丝绸、羊毛、羊绒材质的衣物旁要放上樟脑丸，大衣、羽绒服、西服以及浅色的外套，最好用防尘套罩。

（3）公共场合脱下外衣，要正着放　去餐馆、电影院等公共场合，如果要脱外衣，先将衣服正面朝上，再将衣服袖子对折，把里面的面料包起来，搭在椅子上，最好不要将衣服摊开，衣服里子靠着椅背。

（瞿 静）

宝宝穿衣春季要“下厚上薄”

专家提醒，春季给宝宝穿衣，要记住“下厚上薄”。因为宝宝一旦肚子着凉，容易引起腹痛、腹泻等症状。宝宝的腿脚对外界寒冷最为敏感。双脚受寒后，会引起上呼吸道黏膜的血管收缩，抗病能力下降，易患感染性疾病。但如果头部捂得过热，容易头晕头昏、烦躁不安。所以，在室内、风和日丽的天气，要保持头凉，才能使孩子神清气爽。因此，宝宝肚子、背部和腿脚要穿厚一些，头部和心胸口要相对穿薄一些。

杭州市第三医院儿科主任章岚岚说，对于喜欢到处活动的孩子，要适当减一些衣服，以防玩得大汗淋漓后被风吹，反而会感冒。但不要一下子脱得太多，“春捂”要捂好腿脚，脚离心脏最远，血液循环比较差，易受到寒冷空气的侵袭。注意天气预报，在冷空气来临前的一到两天，适当增添衣物。恰到好处的“捂”，可将感冒、消化不良等病拒之门外。此外，“春捂”也不是说衣服穿得越多越好，而是强调衣服要递减，即衣物要视天气的变化情况一件一件地脱。

（久　久）

不能给老人穿软底鞋

北京同仁医院骨科主任、足踝病专科教授张建中指出，如果把人体比作大树，那双脚就是树根。树根出了问题，枝叶不会繁茂，生命也将凋零。足踝病困扰着不少老年人，老年人应该注意保护自己的脚。

（1）老人的脚最怕挤压　人到中老年，足踝病发病越来越多。随着年龄增长，脚的关节、韧带、骨骼都会老化，足弓逐渐塌陷，导致老年性平足，对身体的支撑能力明显下降。很多老人发现，上岁数以后，好像脚每年都在长大，鞋号越买越大，就是这个原因。老人的脚最怕挤压，有的人甚至一次挤压后就会永久地疼下去。因此，老人买鞋要鞋底硬、鞋垫软，千万不能买软底鞋。

（2）从鞋底看足病　足病除了有疼痛感觉，还会影响姿势、步态，大家可以从鞋底来发现问题。鞋跟一般都是外侧磨损比内侧稍严重。但外侧鞋跟磨得过于厉害，就不正常了。若内侧磨损严重，则是异常的足外翻，会影响下肢多个关节。鞋底前面磨损严重，多是跟腱挛缩。前外侧磨损多，是前足内翻；前内侧磨损多，是前足外翻，都需要就诊。

3岁前穿上小内裤

北京大学第一医院保健科的南亚华介绍说，幼儿穿小内裤能在一定程度上防止外伤，防止脐部受凉，也可防止孩子总用手摸。他建议孩子会走路了就可以穿小内裤了。

让孩子学习穿小内裤，最晚不要超过3岁，如果可能，越早越好，尤其是小女孩，能够很好地预防感染。在选择小内裤上要选择纯棉、柔软、透气性好的，并尽可能宽大舒适且不带拉锁，男孩要购买前面有开口的，便于小便时操作，也能促进精细动作发育，特别要注意小内裤的松紧带别太紧。

劣质老花镜易伤眼

一些中老年人为图便宜在地摊处购买老花镜，不久就出现了眼睛易疲劳，且时常干涩，甚至眼花、头痛、头晕等症状。

劣质老花眼镜常存在镜片透光率不佳、光学中心位置偏离、度数不准确、放大倍数不均匀等问题。另外，由于每个人左右眼的屈光度有差异，且每个人眼睛的瞳距不一样，老年人的眼睛适应能力在逐渐减弱，眼部疾病较多，因此在选择老花镜时必须验光检查。

提醒老年人，不要随意配戴老花镜，而应到正规医院验配后合理选用。

（李中国）

有颈椎病外出着高领衣服

寒冷的冬季，颈部的肌肉暴露在外，容易受到寒冷空气的刺激，从而会使颈部皮肤弹力下降，肌肉发生痉挛，小血管收缩，淋巴回流减慢，软组织血液循环发生障碍，产生无菌性炎症，这是颈椎病容易在冬季发病的重要因素。因此，冬季要特别注意颈部保暖。白天为颈部戴上围巾，晚上还可以用热水袋在颈部外敷。

同时，外出时，避免穿过于低领的衣服，尽量穿高领衣服，这样可以避免颈部受寒，消除颈椎病的诱发因素。同时，还能避免头颈部血管因受寒而收缩，使脑部的血液循环减慢，对高血压、心血管病、失眠等患者都有好处。

枕头的选择也很重要。最好选中央略凹、高度为 12 ~ 16 厘米的枕头。睡觉时，颈部应枕在枕头上，不能悬空，使头部保持略后仰。习惯侧卧位者，应使枕头与肩同高。另外，不要躺着看书。

哮喘病人不要戴毛围脖

为了抵挡寒风的侵袭，大家用帽子、口罩、围脖等包裹身体，但专家提醒，有哮喘病的人，千万不要用皮毛制品、毛纤维制品裹着自己，特别是不要使用劣质的皮毛制品。

哮喘是一种以嗜酸粒细胞、肥大细胞反应为主的气道变应性炎症和以气道高反应性为特征的疾病。宠物的唾液、皮毛鳞屑和长毛中存在着许多导致哮喘的物质，患者接触后，很容易诱发哮喘。不但如此，对于动物皮毛、毛纤维制品等做成的保暖制品，患者也需要格外谨慎。很多此类物品会诱发患者旧疾，特别不能在小摊贩处购买此类制品。

（田栓磊）

拍胸片别穿印花衣服

拍片和胸透一样，都是利用X射线成像原理，不过透视是对胸部进行全方位的动态影像检查，检查更为细致，但曝光时间长，接受的X射线更多；胸片是X射线穿过胸部，投影在胶片上而形成的，它图像清晰，曝光时间短，一般在临床上应用更多。

做拍片或胸透时，应脱去影响观察的厚重衣物，不要穿有塑料印花、金属织物的上衣，不得附有金属类的装饰品，如金属扣子、拉链、打火机、硬币、工作牌等，上衣口袋里不能有物件。此外需要注意的是，颈部请勿戴项链、玉石等饰物，皮肤若贴有药膏要清理干净。否则这些都会影响观察或在胸片上留下阴影，影响胸片质量，误导诊断。

（刘前桂）

腿脚疼试试足弓垫

都说“人老腿先老，腿老先看脚”。细心的你是否注意到，年老的父母时常腿脚疼痛，走不了多久就会疲劳?

首都医科大学附属北京同仁医院骨科足踝外科主治医师孙超说，老人由于足部肌肉、韧带、关节等的退变，足弓弹性渐渐丧失，比起年轻人更容易出现足弓塌陷的情况，不仅容易疲劳，还会导致腿脚疼痛。当脚部承受重量过久时，还可能引发腰痛。建议老人可以尝试使用足弓垫，能让脚和腿受力均匀，并有缓冲减震作用。

普通老年人足弓塌陷不太严重时，可以考虑购买成品足弓垫；严重的，可以专门定制。平时生活中以硬式足弓垫为好，能对足弓起到很好的支撑作用；运动和锻炼时，应选择软式或半软式足弓垫。

（官　玲）

口罩还是戴白色的好

寒风凛冽的季节，能防风保暖的口罩受到不少人的青睐。专家提醒，口罩的质量如果没有保证，容易引起皮肤过敏或呼吸道感染。时下常见的口罩上都印有五颜六色的图案，时尚口罩虽然好看，但如果质量不佳，布料中的涤纶纤维容易进入呼吸道，诱发呼吸道疾病。口罩如果掉色，过敏体质的人还会因此感到不适。因此，买口罩应当先看质量后看外观，买回家后最好先进行清洗或晒后再使用。抵抗力较弱的老人和小孩可尽量使用普通的白色口罩。

选鞋垫有大学问

如今，鞋垫的种类花样繁多，仅从材质上讲，有化纤、纯棉、真皮、亚麻及竹炭等多种。一般认为，鞋垫不过是填充鞋子空间，或保护鞋子的。其实，鞋垫的作用远不止如此。而且，不同情况下，鞋垫的选择也是大有学问的。不同需求可以有不同选择。

健康脚，用棉质鞋垫。其实无论选择什么材质的鞋垫，都是为了让脚更健康，让自己走得更舒服。北京大学第一医院皮肤科马圣清教授建议，由于传统的棉质鞋垫，吸汗性、透气性都不错，而且能够很好地增加鞋子的柔软舒适度，所以对于没有脚部疾病的人来说，只要选择普通棉质鞋垫即可。

汗脚，竹炭鞋垫除臭、抗菌。那些有汗脚或脚气的朋友则可按需索求，使用一些有除臭功能的鞋垫。北京鼎新纺织集团的高级工程师张庆祥介绍说，近年来出现的以竹炭为材料制成的鞋垫，能够充分发挥竹炭的优良特性，可吸异味、除臭、防霉、抗菌，脚臭者不妨一试。

干脚，真皮鞋垫舒适优雅。除以上提到的两种鞋垫外，真皮鞋垫和一次性鞋垫也都是消费者青睐的产品。张庆祥说，真皮鞋垫既舒适又优雅，适合脚部出汗较少的人使用；而一次性鞋垫由于不用清洗，工作繁忙或天性较懒的人会对此有所偏爱。

提醒：化纤鞋垫最好不用。无论什么情况，都最好不要用化纤鞋垫。因为它吸湿性差，容易产生静电，对健康不利。此外，马教授提醒说，鞋垫使用不当，还可能造成脚部细菌大量滋生，影响健康。因此他建议，每个人至少要准备两双鞋垫，交替使用。每天晚上将使用一天的鞋垫换下来晾干。最好每隔一周对鞋垫清洗一次。对于那些具有保健功能的鞋垫，因其主要利用按摩脚部反射区进行保健，缺乏针对性，所以只具有一定按摩作用，可以缓解脚部疲劳，并不能对疾病产生明确疗效，治标不治本。要想治病，还要求助专业医生。

（张志锋）

睡前玩手机早晨心情差

一项最新研究发现，人们在睡前玩手机，频繁发送电子邮件和短信，会影响睡眠质量，使第二天情绪变差，易焦虑、沮丧。尤其对青少年来说，这种不良影响更大。

美国新泽西州肯尼迪睡眠中心的研究团队，对 40 位年龄介于 8 ~ 22 岁之间的人进行了问卷调查，以了解他们睡前的手机使用情况。结果发现，那些喜欢睡前躺在床上玩手机的人，白天会出现认知或情绪问题，如多动、焦虑、学习困难等。研究者指出，手机、电脑等电子设备对睡眠的干扰程度令人震惊。睡眠习惯形成于青少年时期，家长应对孩子的睡前习惯进行干预，帮助他们养成良好习惯。

（唐劲松）

冬天穿鞋大一号

俗话说："寒从脚下起"。因此一到冬天，人们总习惯把脚裹得紧紧的，生怕冻着。殊不知，这样做反而不利于保暖。专家提醒，冬天想让脚暖和，别穿太厚的鞋袜，鞋带别系太紧，最好再垫个鞋垫。北京中医药大学东直门医院中医内科主任医师姜良铎解释说，冬天室内温度高，如果鞋袜过厚过紧，就容易出汗。脚汗如果没有及时散出，会被鞋袜吸收，不但会滋生细菌，导致脚气，在低温的室外，鞋内湿气遇冷后，双脚会感到更冷。另外，鞋袜裹太紧，还会影响双脚的血液循环，这也是身体感觉不暖和的原因。

冬天穿鞋，最好能大一号，让踝关节能够活动自如。再垫一双鞋垫，不但能保持鞋内干燥清洁的环境，也有利于脚部的保暖。对于老年人、手脚经常冰凉的人来说，尤为重要。冬天少穿平底鞋，鞋跟最好二三厘米，这样的厚度可以隔绝寒冷。此外，鞋垫和袜子最好每天更换，换下来的鞋垫要及时放在通风处晾晒。如果鞋垫出现变薄、破损、褶皱等情况，应考虑更换。另外，鞋垫垫在鞋内，如果感觉鞋子过紧，穿后脚部出现红肿、水泡等，也提示你要及时更换鞋垫。

（秦　锐）

眼镜两年换一副

卫生部北京医院眼科主任医师夏群介绍，不管是配戴近视镜还是老花镜，都需要定期到医院检查，出现不适要及时更换，普通近视患者通常应该两年更换一次眼镜。

老人戴眼镜看报吃力、眼睛酸胀时，就应更换眼镜。优质镜片使用两三年，仍然质量较好，而劣质镜片，特别是劣质树脂镜片，使用时间难以超过 1 年。

（温思修）

袜子不好伤脚伤身

不起眼的袜子，却可能隐藏着“一箩筐”的健康问题。中国消费者协会最新发布的调查结果给不少人敲了警钟。在 52 个抽检样品中，近七成袜子磨损严重，数个品牌染色牢度仅为最低档的 1 级，同时还检出含有致癌物芳香胺。“虽然市场上袜子的价格相差上百倍，但质量和价格并不成正比。”中国消费者协会消费指导部主任王前虎告诉记者，在检测中他们发现，被检测出存在质量问题的袜子甚至包括鳄鱼男袜、皮尔 · 卡丹绅士袜及七匹狼、特步、李宁男运动袜等百姓熟知的品牌。

袜子里的四大健康问题

（1）不耐磨　北京服装学院轻化工程教研室主任王建明表示，袜子需要在重要部位比如脚趾处、脚跟处加入高强力的纤维，并采用更为科学的织制工艺才能保证耐磨性，而在这次检测的样本中，超过一半的耐磨性都比较差。王前虎表示，耐磨性不好的袜子往往使用的是低档材料，不仅容易穿破，而且也有可能磨伤脚部。

（2）掉色严重　按规定，袜子的染色牢度应该达到4级，即颜色基本不会掉。但是在这次检测中，多个样本染色牢度指标不合格，有的甚至为1级。“1级就是当我拿一件白色的衣物和这样的深色袜子放在一起洗的时候，最后两件物品的颜色会变得难以区分。”王建明说。王前虎说，袜子掉色带来的问题不仅仅是污染其他衣物，更由于纺织产品在印染和后期整理等过程中要加入各种染料、助剂等整理剂，这些化学制剂或多或少都会含有或产生对人体有害的物质。

（3）甲醛、芳香胺超标　检测中，广州艾比保健纺织品有限公司生产的休闲男棉袜，检出对人体有致癌性的芳香胺，实测值高出标准限量值3.5倍。按照流程，出厂前厂家要对袜子进行充分的水洗。因为在整个生产过程中会用到大量的含碱物质，没有充分清洗干净的袜子就会被检出很高的pH值。而甲醛和碱这两种物质都会对皮肤造成一定危害，比如容易引起过敏发炎等。北京化工大学理学院院长万平玉则表示，甲醛出现在袜子里，远比在衣物中更可怕。这是因为，人的脚掌上汗腺、血管、神经系统非常发达，当脚排出一些汗液的时候，这些汗液有可能会造成染料的分解。此外，袜子中的有害物质不易扩散，还会与脚部不停摩擦，加大对皮肤的影响。

（4）袜口紧　近年来，袜厂生产的袜子多是紧口的，常把脚腕勒得紧紧的，甚至勒出了红痕。中国针织协会副秘书长瞿静表示，袜口对脚踝局部的压迫常常会导致血压增高，严重者甚至诱发心脏病。“现代人与以前相比，体型偏胖，脚腕变粗，很难选到合适的袜子，以前袜业的标准已经不适用了，亟须修订新的尺码标准。”瞿静呼吁道。

如何选袜子：①谨记“紧、松、大、光、齐、清”6字口诀。即袜口和袜筒松紧合适，袜底要松，袜后跟大，袜表面光滑，罗口平齐无歪斜，针纹组织清晰，花纹、袜头、袜跟无露针。②颜色尽量和鞋里一致。购买儿童袜子优先选择浅色的，颜色越鲜艳的，里面添加化学成分就越多。③优先选择以棉纤维为主、加上适量弹性纤维的袜子。④考虑其用途和穿着对象。如日常穿着以舒适、透气为主；运动时穿着要以柔软、耐磨为主；汗脚者宜选购既透气又吸湿的棉线袜子；脚干裂者就选购吸湿性较差的涤纶袜和锦纶袜；儿童袜要尽量选择编织结构简单、浅颜色、表面平滑的袜子，不要选择有虚线露在外面的袜品。

在洗涤袜子时，切不可用力揉搓，以防止袜子在强烈摩擦后使袜丝滑出或断丝；洗涤袜子的水温不宜超过40℃，否则会使袜子受热后收缩、袜底变小，甚至还会使袜子硬化、变质。为了保持袜子的原有光泽，最好不要用含碱过多的肥皂，只要用手轻搓后，用清水冲净，放在阴凉通风处阴干。“仅从成本来分析，一双各项指标都合格的袜子，生产成本肯定不只二三块钱。所以，十块钱三双甚至四双的袜子一定不要买。”王前虎强调。

（田　野）

假牙五年换一副

不少老人，一口假牙，能用个十来年，即使有些不适，也不考虑更换，其实这对口腔健康有很大的损害。首都医科大学附属北京佑安医院口腔科主任陈世璋表示，假牙也有寿命，到时间了就得及时更换。

陈世璋介绍说，不同种类的假牙，寿命也不尽相同。假牙分为固定假牙、活动局部假牙和全口假牙三种。固定假牙一般情况下可使用很长时间，如果没有出现大的缺失或不适，一般不用更换。但在特殊情况下，其寿命也会迅速缩短。如烤瓷牙在咀嚼过程中受力过大，很容易折裂而损坏。另外，如果与固定假牙相邻的个别牙齿发生龋蚀，或有牙周炎而发生牙齿松动，那么这个假牙寿命也会缩短。可摘局部假牙一般寿命在3~5年，全口假牙的使用寿命在5~7年，如果使用时注意维护和保养，寿命会更长一些。因为全口假牙是由塑料以及塑料与金属材料混合制成的，所以不耐磨。如果活动假牙镶得不合适，或者长期使用，缺乏科学维护和保养，会导致假牙功能下降。患者在咬东西时不得不加大咬合力度，直接导致假牙与牙龈黏膜的过度摩擦，极易引发创伤性溃疡。如果此类溃疡迁延不愈，最终会诱发口腔黏膜癌的形成，后果非常严重。此外，全口牙齿拔掉后，牙槽骨头便发生进行性吸收，全口假牙的基托与口腔黏膜之间会产生较大的空隙，密合度降低，容易脱落，影响咀嚼，此时应考虑重新更换全口假牙。

戴假牙后应定期去医院复查。一般来说，半年至一年就应检查一次。如果出现不适，可及时调整或修补，以保证假牙的使用效果和口腔健康。

（温思修）

低度近视用电脑不必戴眼镜

很多与眼镜终日为伴的人都会有这样的感受：长时间近距离看东西时，眼睛会很难受。这是什么原因造成的呢？专家表示，对于正常的眼睛来说，近距离看物体时，眼睛需要一定的调节，才能看清楚。而近视眼的特点就是所需的调节力较小，当眼睛近距离看物体时，其实是处于放松状态的。这时，低度数的近视眼患者可以不用戴眼镜，以避免长时间近距离工作产生的疲劳、眼胀、眼痛等不适，以及看东西时出现的重影现象。因此，如果近视不超过 300 度，看近距离东西时，比如看书写字、看电脑，可以不戴眼镜。但 600 度以上的近视，不论是看远距离，还是近距离，都不宜随意摘掉眼镜。

（郑　玲）

老人多穿开衫衣少穿系带裤

老人行动比较缓慢，肩肘活动不利，服装的款式应力求方便穿脱，因此，开衫比套头的衣服更适合老人，在突发疾病时也方便医生抢救。老人还要少穿系腰带或带绳子的裤子，一方面是系起来不方便，另一方面，如果腰带或绳子勒得过紧，不仅束缚腰部肌肉，使腹压增高，导致静脉回流差，供血不畅，加重腰痛，还会影响到胃肠蠕动，导致消化不良。

（云　儿）

最好蹲着系鞋带

哈尔滨医科大学附属第四医院骨外科副教授张捍军指出，由于系鞋带、搬东西时不注意而导致的腰部受伤很常见。人体的关节比较脆弱，容易发生病变，其中最主要的一个原因就是姿势不正确。就拿生活中最常见的系鞋带、搬东西来说，很多人喜欢哈着腰，撅着屁股，殊不知，这是一个对关节伤害很大的错误动作。因为哈腰、撅屁股使用的是腰椎小关节，其接触面相对较窄，容易磨损，也最怕受伤。

系鞋带和搬东西时，首先应保持腰部直立，慢慢下蹲，完成系、捡、搬等动作，然后慢慢起身，恢复直立。这一连串动作使用的是膝关节和髋关节，腰椎关节虽然也参与，但受力小，不容易受损。

（丁真月）

衣服干洗有健康隐患

你知道衣服干洗剂的成分是什么，对于环境和人体健康将产生何种影响吗？高浓度干洗溶剂损伤神经、肝、肾、皮肤。相关调查结果显示，我国90%的洗衣店使用四氯乙烯。四氯乙烯又称全氯乙烯，常温下为无色、略带乙醚样气味的液体。工业上主要用作有机溶剂、脱脂去油剂，也用作化工合成的中间体。由于四氯乙烯常温下容易挥发，可经过呼吸道、消化道和皮肤吸收进入人体。高浓度四氯乙烯有局部刺激和中枢神经系统麻醉作用，可以产生肝、肾损害。皮肤反复接触，可能导致皮炎和湿疹。

相关研究表明，发育中的婴幼儿对于四氯乙烯格外敏感；美国的一项研究证实在人奶中发现了四氯乙烯。因此，从安全防范的角度，婴幼儿和围产期妇女应当尽可能远离四氯乙烯的侵扰。目前，尚没有理想产品可替代四氯乙烯，由于其相对毒性低、热稳定性好、去油污能力强及可回收重复使用的特性，在干洗业已经使用了六十多年，世界各国通常采取强化衣物干洗流程的方式加以应对其副作用。

国内外还没有干洗衣物四氯乙烯残留的卫生标准。对国内30个服装干洗店空气中四氯乙烯测定结果表明，服装干洗店以清渣（毛）工序浓度最高，其次为取衣、投衣和烘干工序，部分洗衣店空气中四氯乙烯浓度达到数百毫克/立方米。研究表明，干洗后的衣物用塑料袋封装后，容易残存较多的四氯乙烯。所以消费者需要利用四氯乙烯容易挥发的特征，将从洗衣店取回的干洗衣物通风晾晒后再穿，贴身衣物，尤其需要注意。

（郝凤桐）

睡凉席最好穿睡衣

天热睡觉时人们若想找寻一丝清凉，凉席则成为不宜吹空调者的首选。目前可选择的凉席种类很多，以草编、竹编的最为常见。但还有一些五花八门的凉席，如麻席、竹片席、塑料席甚至是玉石席等。无论什么材料制成的凉席，都存在着不易吸收汗液，附在身上不易散热，尤其不习惯穿睡衣的人，常会感到身上黏黏的。睡熟后不常翻身的人（尤其婴幼儿）容易起痱子。另外，有些人还可能出现过敏的情况。所以夏季出现过敏现象时，应考虑到是否与睡的凉席有关。为此，应选择天然材料制成、柔软、透气性好、容易清洗的凉席。专家建议，睡凉席时最好穿睡衣或在凉席上面铺上薄床单，解决出汗、黏身的问题。婴幼儿睡着后，大人要主动帮助其翻身。

（李安信）

树脂眼镜不能久戴

树脂眼镜可不能一戴就是七八年，它可不是耐用品。树脂眼镜的使用寿命是有限的，如果发现眼镜片的颜色变黄、有划痕应更换，以免对眼睛造成不良影响。眼镜需要定期检查和维护。原因是不少人使用眼镜时存在错误的方法，比如长期单手摘戴眼镜就会使镜架变形，使眼镜的光心与眼睛瞳距脱焦，影响视力。另外，如果眼镜片发黄、杂质增多、透光性变差，眼睛成像效果变弱，会增加眼睛眩光，类似于夜间路灯产生的光晕，配戴者会出现视觉模糊的感觉。

眼科专家提示，如果好好保养树脂眼镜会延长其使用寿命。建议擦眼镜前先用清水冲洗，之后用专业的眼镜布顺着同一个方向擦镜片，摘戴时要用双手以防镜架变形。除了要对树脂镜片好好保养外，最好每3个月到眼镜店或医院的视光学中心给眼镜检修一下，以防眼镜变形而损害视力。另外，近视者要定期去医院验光查视力，随时调整眼镜的度数。

（杜文明）

布底拖鞋更护脚

为了轻松和保持室内卫生，很多人回到家里，都会换上一双宽松舒适的拖鞋。可是，对于那些已经七八十岁的老年人来说，宽松的拖鞋却很可能导致一些意外发生。拖鞋宽松，鞋底一般都比脚掌长，老人穿起来，很难像绑在脚上的鞋子那么牢靠和跟脚。老年人在选择拖鞋时，长度以刚刚塞满足部为好，不要太长。鞋底材质也要考虑，塑胶的与地面摩擦力小，容易滑倒，所以最好选择布底的。平底鞋让脚部的压力增大后，会影响血液循环，或使足部因神经紧张产生疲劳感。如出现长期的压迫和摩擦，还容易造成皮肤破损，特别是一些患有糖尿病的人，在皮肤破损后很难愈合。为分散足底的压力，最好选择那种后跟高2～3厘米的拖鞋，或者干脆就穿有点跟的拖鞋，因为垫起的鞋跟能减轻足弓压力，起到一定保护作用。

（高丹枫）

平光眼镜也会伤眼睛

不近视却想戴眼镜的人士该如何配戴平光镜等时尚眼镜？带着相关问题，记者最近采访了北京同仁医院的专家。

（1）戴平光镜也应标准配镜　据了解，许多消费者选好镜架后，会通过标准的配镜过程配出平光镜。但北京同仁医院验光配镜中心技术总监唐萍告诉记者说，有一部分不近视的爱美人士，购买美观的眼镜架后不更换镜片，直接戴用，这对眼睛是有一定危害的。样镜中的塑料片是为了保护镜架形状，但塑料片不是光学镜片，光学性能不高，透光率低，会给视觉带来不利影响。无论小孩、成人还是老人，塑料片都容易加重他们的视觉疲劳，进而影响视力。

（2）劣质平光镜有度数　唐萍介绍，平光镜的镜片理论上应该在各个方向上没有度数，但是某些质量不好的镜片虽然中心是平光，但周边会有少量度数存在。同仁验光配镜中心经理助理张华祥认为，这些度数是否有害，要看是否在合理误差范围之内。根据国际惯例和国家标准，平光镜顶焦度允差如果在正负12度之内，都属合理误差范围，一般不会使配戴者产生视觉上的偏差，也不会影响视力或造成视觉上的不适感。偏离标准值越多，对配戴者产生的损害就越大。比如在市面上买的太阳镜，本来应该是平光镜，但是有些质量低劣的商品有度数，消费者戴用这种眼镜一段时间后，会出现头晕、头痛、眼酸胀和流泪、疼痛等症状，长时间戴用会造成视力下降。

（3）防电磁辐射镜片没有国家标准　记者在北京潘家园眼镜市场了解到，很多眼镜店配出的平光镜都是以防紫外线、防辐射、防风沙等卖点吸引非近视消费者。也有的消费者买平光镜戴着看电脑防辐射。唐萍认为，具有100%防紫外线膜层的镜片的确可以阻挡部分电磁辐射。但到目前为止，国家还没有标准确定什么样的镜片可以完全防电磁辐射，而且防紫外线只能通过专门的测试卡在阳光下或紫外线仪器下测试，凭肉眼很难鉴别。

（4）灰、绿、茶色镜片好　唐萍说，镜片颜色以灰色、绿色和茶色为宜。如果镜片颜色过深，最好不要在室内戴用，因为配戴颜色太深的镜片，尤其是在黄昏以及在看电影、电视时也戴着有颜色的平光镜，会加重眼睛调节的负担，引起眼肌紧张和疲劳，严重时会出现头晕眼花、不能久视等症状。

唐萍还提醒，平光镜镜片染色应当均匀，若发现镜片表面有明显的划痕、气泡等，应及时更换，否则会影响视觉效果。

（刘也良　魏孝培）

足跟裂别穿纯棉袜

纯棉袜有良好的透气性和吸湿性，很多老年人都喜欢穿。但是，对于足跟皲裂的老人，穿纯棉袜却会适得其反。

这是因为足跟皲裂说明皮肤很干燥，特别是在干燥的季节，皮肤更容易缺失水分，足部的皮肤像干涸的土地一样，急需外界补充水分和营养。此时，穿上吸湿性良好的纯棉袜子，反而把皮肤内"紧俏"的水分吸走了，这样就加重了皮肤干燥的程度，让足跟裂得更严重。有足跟裂的人可以穿涤纶或尼龙袜子，或在丝袜外面套上一双纯棉袜，这样才会有效地保护皮肤水分不会过度流失，防止足跟皲裂。

穿衣打扮四讲究

（1）年轻化　参照比自己实际年龄小 10 岁的年龄段去穿衣打扮，通过服饰能给自己一个"还年轻"的心理暗示。

（2）舒适性　老年人早、晚活动时宜穿运动装，既舒适、休闲，有利于锻炼身体，又显得健康、活泼、富有朝气。

（3）讲究色彩　如果你是一个性格比较内向的人，在穿衣上应该选择鲜艳一点的，反之，如果性格外向就应选择色调暗淡一点的，这也就是颜色与性格的互补。

（4）注重整洁和搭配　老年人最忌邋遢，服饰一定要整洁干净，同时还应注意一些装饰物的搭配，如帽子、眼镜、鞋子等物品的协调性，在档次上也应尽量统一。

初戴助听器多听新闻联播

日常生活中，老人如果说话突然加大声音，或者经常听错话时，就意味着需要配戴助听器了。老人配戴助听器后，往往需要一段时间进行康复适应训练。此时，不妨多听听新闻联播。新闻联播播音员的发音标准，有助于锻炼老人的听力。由于播音员语速稍快，刚开始听时可能会有一定困难，不妨先听听音乐、娱乐节目等，然后集中收听新闻联播，不要试图捕捉每一个字，只要努力去听播音员的每段概要就行，这样利用助听器的能力会有所提高。中国中医科学院西苑医院老年病中心李跃华主任认为，初戴助听器的时间不宜超过3小时，否则会导致听觉中枢对言语的敏感性和识别率下降。感觉戴累了，可以减小音量或关掉助听器，休息一会儿，渐渐地就能听较长时间，而且很快就可以全天戴用助听器了。

（裴　玉）

儿童不宜穿气垫鞋

7岁以前的儿童都不宜穿厚底的鞋或带气垫的鞋，特别是松糕鞋（鞋底像发糕一样厚的鞋）。因为这类鞋的鞋跟高度有所增加，使孩子的脊椎弯曲也增大，腰椎和颈椎的受力集中，容易形成慢性损伤。而且小孩子喜欢不停地跑和跳，鞋子需要随着其运动不断地弯曲与地面接触，鞋底越厚弯曲就越费力，从而导致脚部疲劳，并影响到膝关节及腰椎的健康。而且厚底鞋往往是鞋跟的高度比脚掌更高，这就破坏脚面的受力平衡。

所以最好给孩子选择鞋底厚度在1厘米以内、鞋跟高度在1.5厘米以内的鞋子，别给孩子穿鞋底过薄和过厚的鞋子。

学生配镜要遵守程序

中国消费者协会近日发布消费警示，提醒开学前需要重新配镜的学生要遵守配镜程序，切勿图便宜省事，对眼睛造成伤害。

消费者经常遇到的配镜质量问题主要有三种：一是顶焦度（俗称度数）不准，即眼镜的顶焦度与配戴者需要矫正的屈光度不一致；二是瞳距不准，即眼镜的光学中心水平距离与配戴者的瞳距不相符；三是柱镜轴位偏差不符合产品标准。

中消协提醒学生消费者，配镜应去正规医院或信誉好的眼镜店，配制眼镜必须验光、试戴。购买眼镜后，要索取凭证，如发现眼镜配戴后长时间（通常超过 1 周）仍有不适反应，应及时咨询眼科医生。

（张昊华）

穿少了易患四种病

许多中青年男性仗着火力大，在寒冷的冬季也穿得很单薄。北京中医药大学养生教研室教授张湖德说，即使年轻、体质好，但如果没有充足的衣物防护，大风和降温也有可能给他们带来四种冻病：①前列腺疾病。裤子穿得少的男性，寒气会使前列腺敏感地发生腺体收缩，造成慢性充血，加剧前列腺液的滞留，导致尿频、尿痛等症状。②头痛、头晕甚至晕倒。在寒冷的户外行走而不戴帽子，头部受冷会导致大脑血流不畅，供氧量少，致使精力下降、倦怠甚至晕倒。③颈椎病。颈部长时间暴露在寒冷的空气中，也会因颈部肌肉痉挛、血流不畅而导致颈椎病发生。④无力。在户外不戴手套能让手冰凉、麻木和冻伤，不仅如此，还可能影响人的活力，让人觉得无精打采。

（周利波　崔培如）

三类衣服不能放卫生球

（1）合成纤维衣服　卫生球接触合成纤维衣服会造成萘油污迹或染上棕黄色斑痕，不容易洗掉。存放合成纤维衣服时，最好洗刷干净，晾干、晾透，不放卫生球。如果和棉、毛等衣物放在一起时，可以选用合成樟脑精或天然樟脑丸等防虫剂，这样就不会影响合成纤维的强力和拉力。

（2）浅色丝绸和绣有金银线的衣服　因为它们与卫生球的挥发气体接触后，容易使织物泛黄，“金”、“银”丝折断。

（3）用塑料袋装的衣服　因为卫生球中萘的耐热性很低，常温下，它的分子不断地运动而分离，由白色晶体状变为气态，散发出辛辣味。如果把它与装有衣服的塑料袋放在一起，就会起化学反应，使塑料制品膨胀变形或粘连，损伤衣服。

（戴姗姗）

口罩最好去药店买

近日，有记者探访了湖北仙桃一次性口罩生产地，发现卫生状况令人堪忧：生产原料无纺布堆积在地上；作坊没有任何消毒程序，甚至卖家具的店铺也做起了口罩生意……北京中日友好医院感染科主任徐潜建议，一定要去正规药店或医院买有国家医疗器械审批批号的口罩。批号一般以“食药监械（准）字2009第××××号”格式出现在包装上。徐主任告诉记者，一次性外科口罩用完就要扔掉，不可多次戴用。而如果选用的是12层棉布的医用口罩，最好定期加热消毒，因为甲流病毒对热敏感。

（刘永晓）

衣物柔顺剂伤害中枢神经

美国环境保护署(EPA)和化学品安全说明书(MSDS)的数据显示，衣物柔顺剂中含有多种危险化学成分，包括乙酸苄酯、苯甲醇、柠檬烯、沉香醇、氯仿等。

乙酸苄酯可能导致胰腺癌，其气体可刺激眼睛和呼吸道，引起咳嗽，并能透过皮肤吸收；苯甲醇可刺激上呼吸道，造成中枢神经系统紊乱，并引起头痛、恶心、呕吐和血压下降等症状。柠檬烯是一种已知的致癌物，刺激眼睛和皮肤；沉香醇有麻醉作用，能造成中枢神经系统失调以及呼吸不畅，在动物实验中，甚至能导致实验对象死亡；氯仿是一种毒害神经的麻醉性、致癌性物质，已被美国环境保护署列入危险废物名单。

研究人员指出，大部分此类化学成分在烘干机里加热时危险性更大。由于柔顺剂会残留在衣物中，致使这些化学成分慢慢释放出来，渗入皮肤或进入空气。更糟的是，大部分衣物柔顺剂中都添加了香味以掩盖化学气味。

眼镜鼻垫也要定期洗

眼镜螺丝和鼻垫处潜藏的各种细菌，对眼睛来说是安全隐患。一旦皮肤或眼睛出现伤口，加之手的搓揉，细菌就很可能趁机而入。万一用手去揉眼睛了，造成角膜的破损，那么这些细菌就很容易造成眼角膜的溃疡。所以，眼镜的螺丝和鼻垫也要经常清洗。

（贺军成）

皮肤过敏不宜盖鸭绒被

鸭绒被又轻又暖，深受消费者喜爱，但鸭绒常常是荨麻疹的致敏原，不少皮肤敏感者盖上鸭绒被，会引起全身过敏，出现红斑和荨麻疹团块，有的人甚至还会发生哮喘和喉头水肿，这在医学上叫羽绒过敏症。因此，医生提醒，对皮毛等有过特殊过敏反应，最好不要选择鸭绒被，可选择蚕丝被或纤维被。而患有过敏性鼻炎、喘息性气管炎、支气管哮喘等过敏性疾患的人，在选择鸭绒被前，要去医院做过敏原的相关检测，看看是不是对鸭绒过敏。

（许惠娟）

穿拖鞋四注意

（1）不宜太大　一般来说，拖鞋的长度和高度应以刚刚能被足部塞满为宜，这样既能让双脚充分放松，也能跟脚，防止摔倒。

（2）鞋面不可窄小　鞋面是细带子形状的拖鞋和人字拖，不能给脚足够的支撑面，每当脚后跟离地时，脚趾必然会弯曲起来试图“钩”住鞋面，这属于不自然的施力。时间过长，会导致小腿前方肌肉酸痛。为了避免掉鞋的尴尬，还要不自觉地缩短步幅，很容易使老人摔倒。所以，要选择一整块鞋面的拖鞋。

（3）鞋底不要太平太薄　人上了年纪后，很多部位的肌肉都会萎缩，脚底会变得干瘪一些。如果鞋底太薄，会硌得脚疼。鞋底太平，走路时，脚掌必须紧紧用力贴住鞋底。这会使脚部压力增大，导致足部因神经紧张产生疲劳感。

（4）保暖性要好　老人经常在家穿拖鞋，若忽视了脚部保暖，寒邪极易通过脚部侵袭人体，损害健康。所以建议老人选择柔软的、鞋底稍厚一点的拖鞋，以隔离寒气。

（井爱平）

水晶眼镜并不好

现在市场上出现了非常廉价的人造石英，许多眼镜店便鱼目混珠，将人造石英镜说成是水晶镜，让不明真相的人上当。其实，水晶既不能养目，也不能阻挡有害光线，无论是天然的还是人造的。炎炎夏日戴上水晶眼镜，之所以有凉爽的感觉，是由于其对红外线、紫外线吸收率低。红外线是有加热作用的，通过率低，镜片温度也相对较低，并非对眼睛有保护作用。此外，水晶眼镜含有不规则杂质，具有双折射作用，会形成双重影像，造成视物不清。水晶还含有少量放射元素，对人的健康有一定损害。所以，水晶眼镜不仅保护眼睛作用远不如普通眼镜，还会对眼睛有一定损害，还是不戴为好。

（韩欣欣）

内衣选择男女老少各不同

男士一般情况下纯棉内裤最好

对于正常上班、出差、休息中的男士来说，纯棉内裤是不二选择。纯棉内裤有不错的吸汗性，但遗憾的是，纯棉吸汗却不易干，一旦完全被汗水浸湿，就会较长时间使男士的私密部位保持湿热状态，不但造成不适，而且还会造成瘙痒、湿疹等问题。我们建议，常开车或体胖汗多的男士尽量穿爽滑型面料的内裤，比如南韩丝、纯棉加木代尔等，此类材料有助于排汗散热，保持私密部位干爽。

❋ 女士文胸最好不加厚

无肩带的文胸对维持女性身姿大有影响，连续穿着时间超过 1 个月，就会造成背部酸痛现象，严重的还会造成含胸、驼背甚至乳房下垂。很多女士会选择能使自己看起来更为丰满的加厚文胸。实际上，加厚文胸只有视觉上的美观，并不利于对胸部的保健。因为垫子厚、支撑体硬，容易造成胸部排汗不畅，同时受到的挤压也比正常文胸更大，反而不利于胸部的自身发育与维持。

❋ 老人内裤选择纯棉加莱卡好

对老年男性来说，内裤不宜过松过紧，更换要勤。而对老年女性朋友来说，在宽松适度的基础上，最好穿白色的棉质内裤。首先，宽松度取决于内裤的款式和质地。老人们最喜欢穿的往往都是纯棉的大号内裤，但这种内裤都是越穿越松，不能保证对臀部和私密部分的正常包裹。建议老人选择纯棉加莱卡的内裤，这种内裤有一定弹性，穿起来更轻便，更贴身。其次，白色内裤意味着染料用得少，安全性比较高，而且有利于疾病的发现。老年人的生理功能处于逐渐下降的趋势，对于 55 周岁以上的妇女来说，通过内裤上白带颜色的变化可以发现多种疾病。

❋ 儿童面料要柔软天然

婴幼儿的内衣一定要注意款式是否安全（婴幼儿的内衣要避免金属装饰和可吞下的扣子等）、染色剂是否安全、面料是否柔软天然。建议给孩子买回内衣后一定要先洗后穿，防止过敏等意外发生。不论男孩女孩，两岁以上还穿着开裆裤会造成生殖器外伤隐患的增加，选择一条质地柔软的小内裤给孩子穿上，让孩子认识自己的身体，学会保护生殖器，也是幼儿性别观念养成的第一步。

（贾　楠）

民以食为天

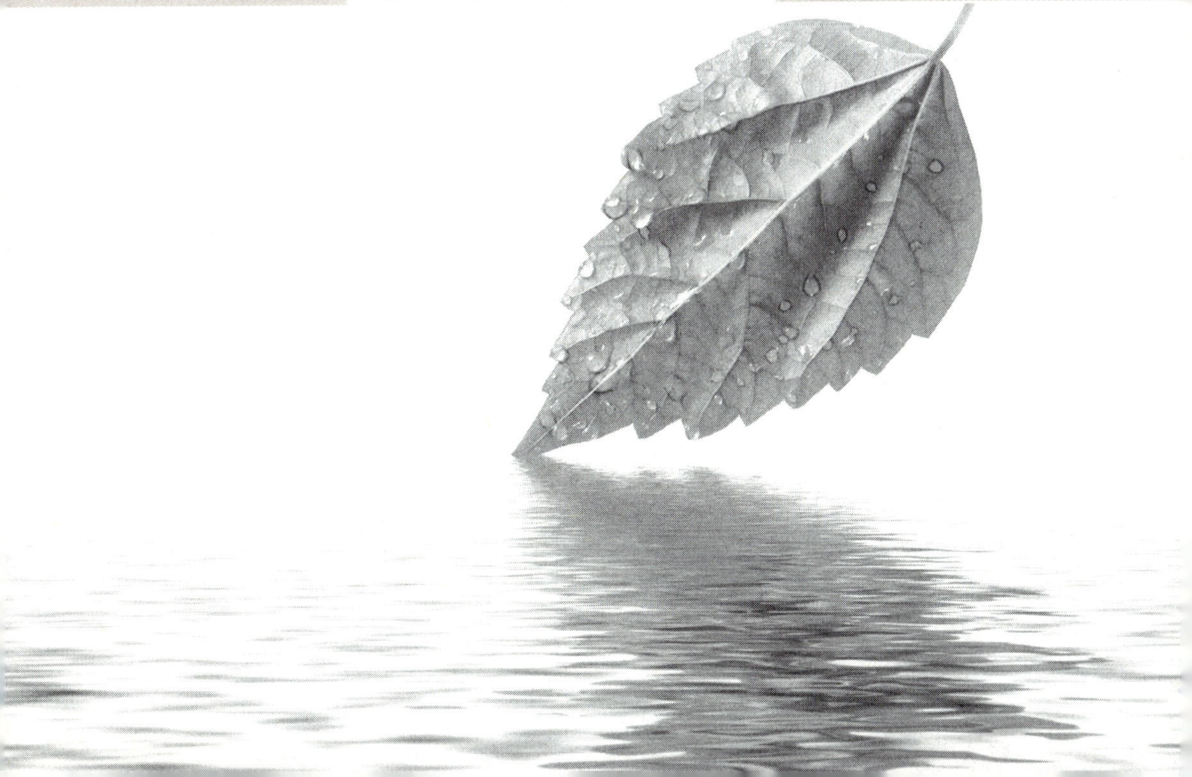

正餐别不吃主食

目前，相当多的白领和青年学生存在的营养误区之一就是主食摄入不足，认为主食没营养，吃了主食会发胖，其实不然。理想的正餐组合应为：主食＋荤菜＋素菜＋汤品。

多吃谷物好处多

中国人以谷物为主体的饮食习惯已经沿袭了数千年。中国营养学会制定的膳食指南明确提出，均衡膳食要食物多样化，以谷类为主，即强调膳食中谷类食物是人体能量的主要来源，应达到一半以上。成年人一般每天应摄入200～300克谷类（指生的米面原料）。其实谷类的营养成分非常丰富，其中碳水化合物含量为75%～80%，蛋白质8%～10%，脂肪1%左右，是人体所需维生素B_1、膳食纤维的重要来源。

米饭做法花样多

我们的祖先素有“世间万物米称珍”之语。米是五谷之首，是中国人的主食之一，尤其是南方人更离不开米饭。米饭富含复合型碳水化合物、蛋白质、B族维生素等。这些营养成分存在于米面的皮层和谷胚中，加工越精细，营养成分损失越多。为了增加主食的品种和营养，可以尝试以下方法：

杂粮饭：如在大米中加入杂粮（如红豆、燕麦、荞麦等），增加膳食纤维的摄入量，有利于增强饱腹感，可有效控制体重。杂粮高钾、高镁、低钠，对预防慢性病也是有益处的。

菜饭：如在大米中加入胡萝卜、青菜、青豆等配菜做成的菜饭，增加了维生素、矿物质、膳食纤维和水分的摄入量，既营养美味又健康。

喝汤吃菜更健康

在吃饭的同时，还应为自己和家人准备一碗汤。这是因为汤里面荟萃了食物的营养精华和风味特色，一来鲜美可口，能促进食欲和消化；二来营养丰富，易于吸收肉、鱼、禽、虾中含有的蛋白质，是人体必需的重要营养成分。但是食物蛋白质必须以氨基酸和短肽的形式才能被人体吸收利用。动物性食品在煲汤的过程中，一部分氨基酸和肽类从蛋白质内分离出来溶于汤中，使汤芳香鲜美，食用后可直接被肠道吸收。汤煮的时间越长，被溶解的氨基酸相对越多，因此煲荤菜汤的时间要长一些，并用小火，使营养物质充分溶解在汤中。

蔬菜、菌菇、豆制品在煮汤的过程中，除了维生素及钾、镁、钙、铁等矿物质能溶解在汤里外，还提高了许多有益健康的植物精华的释放和利用率，比如番茄红素、香菇多糖、生物类黄酮等。这些植物化学物质对于提高人体免疫力、抗疲劳、抗氧化、保护心血管等都有很好的作用。

从营养学的观点来说，汤不光指液态的汤水部分，还包括汤和其中的内容物。超重肥胖人群经常吃汤菜，尤其是蔬菜、菌菇、豆类，有助于控制体重。因为汤菜的体积大，能量密度低，有较好的饱腹感。

（孙建琴　李露茜）

多喝水不如会喝水

地球70%的表面和人体70%的成分，都是由水组成的。这个惊人的巧合充分说明了，水对人类有多重要。但在日常生活中，你可能为吃一顿饭绞尽脑汁，却不会为喝一杯水煞费苦心。大多数人觉得，喝水是件再简单不过的事，拿起杯子“咕嘟咕嘟”一杯水下肚不就完了吗？其实，喝水的学问远不止这些。喝水的时间、量的多少，都会对健康产生重要影响。近期，美国“梅奥诊所网”就撰文，揭露了11个喝水中不为人知的小秘密。

保健水应该怎么喝

（1）感冒：喝更多的水　感冒时多喝些水或纯果汁，对于疾病康复很有帮助，因为有助于稀释呼吸道上的黏液，让人感觉呼吸舒畅。此外，如果发烧了，人体出于自我保护机能的反应要自身降温，这时就会有出汗、呼吸急促、皮肤蒸发的水分增多等代谢加快的表现，需要补充大量水分。多喝水不仅促使出汗和排尿，而且有利于体温调节，促使体内病菌迅速排出。

（2）便秘：大口喝水　便秘的成因简单地讲有两条：一是体内有宿便，缺乏水分；二是肠道等器官没有了排泄力。大口大口地喝水，吞咽动作快一些，这样水就能尽快到达肠道，刺激肠蠕动，促进排便。北京中医药大学东直门医院内科教授姜良铎告诉记者，中医认为便秘的原因之一，是人体缺少津液，大口喝水能起到迅速补充津液的作用，从而刺激肠蠕动，促进排便。上海华东医院营养科主任营养师陈霞飞建议，便秘的人在补充水分的同时补充些膳食纤维效果更佳，所以最好每天喝一杯高纤蔬菜汁。

（3）肥胖：餐前餐后喝杯水　人体内的很多化学反应，都要在“水”里进行。有了足够的水分，才能保证身体的代谢机制正常运转。对于肥胖的人来说，可以在饭前半小时左右喝一小杯水，增加饱腹感，饭后半小时，再喝一小杯水，加强身体的消化功能，有助于保持身材。

（4）呕吐：喝点淡盐水　呕吐是人体吃了不洁食物后，自我保护的一种表现。为避免严重呕吐或腹泻后引起的脱水症状，可以适当喝些淡盐水来补充体力，缓解虚弱状态。

上班族需要四种水

（1）排毒：清晨一杯水　很多人都知道早晨喝杯水对身体有好处。人体经过了一宿的代谢，体内的垃圾需要外力的帮助才能排出，水就是最好的“清洗剂”。此时的细胞像一个干燥的海绵，会捕捉喝进的水，并在40分钟左右排出。这是个重要的排毒过程。淡盐水、蜂蜜水、白开水都非常适合早上喝。姜良铎教授提醒，早上别喝太凉或太热的水，温度以40℃左右为宜。

（2）烦躁：多多喝水　大脑制造出来的内啡肽被称为“快活激素”，而肾上腺素通常被称为“痛苦激素”。当一个人痛苦烦躁时，肾上腺素就会飙升，但它如同其他毒物一样也可以排出体外，方法之一就是多喝水。如果辅助体力劳动，肾上腺素会同汗水一起排出，或者大哭一场，它也会随着泪水排出。

（3）减压：做决定前喝杯水　英国东伦敦大学的研究发现，学生在考试前喝杯水，可以提高认知能力，使他们在考试中的表现更出色。而对于上班族，在压力过大或需要做决定之前喝杯水，可以帮助头脑变得清晰。

（4）不渴：也得喝水　香港卫生署曾做过一项调查，有1/3成年人每天喝水少于6杯。上班族工作忙碌，常常半天也顾不上喝一口水。美国“水健康”网站指出，当人们觉得口渴时，身体已经流失了至少1%的水分。因此，上班族应该形成良好的喝水和排尿习惯，每1小时喝一次水，每2～3小时排尿一次。

✻ 老人要小口喝水

（1）睡前：抿上两口水　当人熟睡时，由于体内水分丢失，造成血液中的水分减少，血液黏稠度会变高。老人临睡前适当喝点水，可以减少血液黏稠度，从而降低脑血栓风险。此外，在干燥的秋冬季节，水还可以滋润呼吸道，帮助人更好地入睡。但要注意，睡前喝水不能过多，老年人有起夜的习惯，如果因喝水而造成睡眠不好，反而得不偿失。

（2）洗澡后：慢慢喝水　很多人洗完澡觉得渴，会端起杯子一饮而尽。北京医院心内科主任医师沈瑾说，老年人体质较弱，心脏承受能力没有年轻人强。特别是洗完热水澡后，身体受热血管扩张，血流量增加，心脏跳动会比平时快些，喝水应特别小心。最好小口慢速喝下一杯温水，否则容易增加心脏负担。

（3）运动后：跟着心跳喝　沈瑾说，老人在运动过后，也不宜一次性大量饮水。因为这时胃肠血管处于收缩状态，需要一个恢复过程。如果立即大量饮水，水分积聚在胃肠道里，会导致肚子发胀，影响消化。最好过几分钟，等心脏跳动稍微平稳后，再接着小口小口地喝些温开水。喝水时，尽量保持速度平缓，间歇式地分多次喝。这样，才能使心脏有规律、平稳地吸收进入体内的水分。

（胡楚青）

给含胆固醇食物排个队

含胆固醇的食物

"冠军"——有4种食物，按食物部分100克计算，猪脑为2571、羊脑2004、鹅蛋黄1696、鸡蛋黄1510（上述单位为毫克）。

"亚军"——有16种食物，按食物部分100克计算，①蛋类：鹅蛋704、咸鸭蛋647、皮蛋608、鸡蛋585、鸭蛋565、鹌鹑蛋515。②肉类：鱿鱼871、白水羊头肉591、猪肝（卤煮）496、虾皮428、鸡肝356、猪肝288、墨鱼226、扒鸡211。③油类：酥油351、黄油296（上述单位为毫克）。

"季军"——有20种食物，按食物部分100克计算，①肉类：牛肉松169、奶油168、羊肉串166、猪大排165、猪肚165、鹌鹑157、鸭肫153、肥羊肉148、猪肥肠137、猪肉135、牛油135、肥牛肉133、牛肉干120、鲜贝116、猪肉松111、肥猪肉109。②鱼类：鲫鱼130、黄鳝126、鳅鱼124、甲鱼101（上述单位为毫克）。

不含胆固醇的食物

日常饮食中其实有许多不含胆固醇的食物，包括硬壳果类（如杏仁、核桃）、五谷类、蛋白、水果类，还有蔬菜类、花生、植物性油脂及人造奶油、面筋、豆制品等。尤其是水果，不仅不含胆固醇，还能降低人体内胆固醇含量。

（张揆一）

换着花样喝牛奶

把牛奶进行适当加工，或和其他食物一起调配，可制成各种食疗牛奶，既增加其营养价值，又可满足不同人群的需求。

（1）奶茶　先用开水浸泡茶叶，然后倒入煮沸的牛奶中，至于加糖或加盐，可根据个人的口味而定。牛奶中加茶叶，两者特有的香味融为一体，营养成分相互补充，抑制了牛奶的腥味和茶叶的苦涩味，饮用时味道更加浓郁、绵长。奶茶可以去油腻、助消化、益思提神、利尿解毒、消除疲劳，也适合于急慢性肠炎、胃炎及十二指肠溃疡等病人饮用。对酒精和麻醉药物中毒者，它还能发挥解毒作用。

（2）牛奶粥　鲜牛奶250毫升，大米60克，白糖适量。先将大米煮至半熟，去米汤，加入牛奶，文火煮成粥，加入白糖搅拌，充分溶解既成。牛奶粥可补虚损、健脾胃、润五脏，适用于虚弱劳损、气血不足、营养不良等症。

（3）鲜奶玉液　粳米60克，炸胡桃仁80克，生胡桃仁45克，白糖12克，牛奶200毫升。把粳米洗净，浸泡1小时捞出，滤干水分，加桃仁、牛奶和少量水搅拌磨细，用漏斗过滤取汁，将汁倒入锅内加水煮沸，加入白糖搅拌，待全溶后滤去渣，取滤液倒入锅内烧沸既成。本品可补脾肾，润燥益肺，适用于咳嗽、气喘、腰痛及便秘等，并可用于病后体虚、神经衰弱、慢性支气管炎、性功能低下患者。

（4）厚奶　把牛奶烧开，加入3%～7%的淀粉或糕干粉、藕粉等，使牛奶变稠，稍加糖即可。本品适用于习惯性呕吐、反胃和需要能量的患者。

提示：加工牛奶时切记不宜采用铜器加热，因为铜可破坏维生素C，还能加速牛奶中营养素的损坏。

（王照林　王俪娟　李世倍）

藕粉安神助眠

武汉大学人民医院营养科谢桂兰教授说，藕粉是以老藕为原料加工而成的粉末。藕粉的碳水化合物含量很高，每100克藕粉大约含90克碳水化合物。碳水化合物能为人体提供热量，而且藕粉很容易被消化吸收，是不错的滋补食品。如果食欲不佳，或者是体质比较弱的人，都可以常吃藕粉。

提示：生藕性味甘凉，加工成藕粉后其性也由凉变温，藕粉具有养血、除烦等功效。睡前冲泡一小碗，吃了之后有非常好的安神助眠作用。

（李　岩）

矿物质对您很重要

矿物质成员：矿物质可分为常量元素和微量元素。常量元素有钙、磷、钠、钾、氯、镁、硫等，微量元素有铁、碘、锌、硒、铜、钼、铬、钴等。

作用：矿物质是构成人体组织的重要成分，其中钙、磷、镁、硫、氯等参与蛋白质的合成，钠、钾、镁等有助于维持体内酸碱平衡，铁为血红蛋白和肌红蛋白、细胞色素A等的成分，碘主要参与甲状腺素合成，锌能促进生长发育和组织再生，硒可增加免疫力，保护心血管。

来源：奶与奶制品含钙高，瘦肉、蛋类、动物肝肾中含磷量多。含镁的食物有小米、荞麦、豆及豆制品、香蕉、坚果及海产品等。含钾食物有香蕉、柑、橙、山楂、鲜橘汁等。含铁丰富的食物有动物血、肝脏等。海带等海产品含碘多。红色食物、海产品富含锌。动物肝肾以及肉类富含硒。

保护措施：人体内的矿物质每天都会随着粪、尿、汗等排出体外，因此必须及时补充。研究表明，不同的烹调方法造成蔬菜中钙、磷、钾、钠等矿物质元素的损失不一，根菜类、鲜豆类、茄果类蔬菜炒后的钙可保留80%以上，叶菜炒后钙保留60%～80%。而经焯后的叶菜、根菜类矿物质保留低于60%。这是因为焯时植物外层被破坏，植物内矿物质随水分浸出流失。蔬菜中的矿物质在炖、煮时损失也较多，冬瓜、丝瓜、茄子等炖煮20分钟后损失在20%左右，而炖煮40分钟后损失达30%～40%。因此，冬瓜、丝瓜、茄子等炖煮不要超过20分钟，特别是叶菜更要大火快炒。

肉类及动物内脏中富含各种微量元素，最好不要炒着吃，因为煎炒过程中微量元素损失达50%；肉类炖煮时微量元素损失平均只有30%。此外，肉类在炖煮时不要切成过小的块，可减少微量元素随汤汁流失。

吃好饭就是补营养

乳腺癌患者每天要保证食用400～800克粮食和水果，其中杂粮占50%以上，红肉不超过80克……被医生量化成一串串数字的营养支持，操作起来可不那么容易。

这是因为，一方面患者担心营养会刺激肿瘤生长；另一方面，又不知道自己是否需要补充营养。对此，北京协和医院营养科刘燕萍表示，营养是否能跟上将直接影响治疗的效果，如血浆白蛋白降低会影响化疗药物吸收、代谢，进而增加药物不良反应。而是否缺乏营养，只需问自己两个问题：第一我是不是变瘦了，第二我是不是吃得少了。

刘燕萍营养师解释说，如果你发现自己瘦了，三个月内体重丢失达 5%，或是饭量减少 1/4，说明你处于轻度营养不良状态。如果这个程度进一步加重，两个月体重丢失达 5%，或者饭量减少一半，可能是中度营养不良。如果三个月内体重下降达到 15%，一周几乎不怎么吃东西，则可能是重度营养不良。

出现营养不良肯定要补，但别急着吃各种营养保健品，因为“吃好饭”才是补充营养的最佳选择。以乳腺癌患者为例，要以植物性食物为主，如果每天吃 250 克主食，其中 100 ~ 150 克应是粗糖和杂豆。因为粗粮中除含有碳水化合物外，还包含人体所需的淀粉、蛋白质、膳食纤维、B 族维生素等营养素，同时保证每天摄入足够的蔬菜和水果。

对于轻度营养不良的患者，刘燕萍营养师建议每天吃 10 ~ 20 克蛋白质粉。处于中度营养不良状态，需医生帮助进行肠内或肠外营养支持。

（李　岩）

生姜防血栓

现代科学研究表明，生姜中含有过氧化物歧化酶，它是一种抗衰老的物质。生姜里还含有一种特殊物质，其化学结构和阿司匹林相似。这种物质，可防止血小板聚集，防止血栓形成的效果十分理想。此外，生姜还可以调节前列腺素的水平，而前列腺素也具有降低血小板聚集的作用。日本学者则认为，生姜中的姜酚有较强的利胆作用，生姜在一定程度上能抑制癌细胞的生长。德国学者则发现，生姜的辛辣成分比目前应用的抗氧化剂——维生素 E 的抗氧化作用更强。

提示：姜中呈辛辣气味的主要成分是丙烯硫醚、丙基丙烯基二硫化物、二丙烯二硫化物等。但是这些香辛味主体成分是在酶或高温下，将姜氨酸氧化分解后才产生的。因此在炝锅时，锅内下入的底油，油温应在30℃至50℃时，下入经加工处理的姜，其香气成分才能充分发挥出来。在炝锅时酶促作用加快，使香气充分溢出而溶于油脂中，因而使油脂具有强烈的香辛气味，对菜肴起到了解除异味、增鲜的作用。

（夏　阳）

植物蛋白肉能替代肉吗

中国农业大学食品科学与营养工程学院副院长郭顺堂介绍，所谓植物蛋白肉是以大豆、花生等为原料，经过磨粉等工艺处理，构建出肌纤维结构，并加入调味品和有机黏合剂，制造出在口感上同动物肉类非常接近的一类蛋白质食品。

✻ 动物肉——更优蛋白质，更多饱和脂肪酸

据武警总医院营养师刘庆春介绍，动物肉同植物蛋白肉相比较有它的优势：首先，虽然都是富含蛋白质的食品，但是动物蛋白是一种比植物蛋白更优质的蛋白，它所提供的人体必须氨基酸比例同人体比例非常接近；其次，动物肉类当中富含了更多的矿物质和微量元素，比如铁、锌等，对于贫血症状很有好处。

✻ 植物蛋白肉——降低心血管疾病风险

刘庆春认为，相比动物肉类，植物蛋白肉当中却不含有胆固醇，可以降低人们因为饮食诱发高脂血症的几率。植物蛋白肉当中所含的脂肪酸是不饱和脂肪酸。不饱和脂肪酸在体内可降低血清胆固醇水平，可转化成具有扩张血管作用、保持血管收缩平衡的前列腺素，可修复损伤的血管内壁，从而起到抑制和防止血栓形成的作用。同时，虽然植物蛋白质不如动物蛋白质，但“植物蛋白肉”大部分是由大豆制成，而大豆蛋白质在植物蛋白质当中属于非常优质的一种。

此外，刘庆春还认为，大部分植物蛋白肉当中都含有“异黄酮”，可以

降低低密度脂蛋白胆固醇，改进血液里胆固醇的平衡，使动脉更有弹性，防止心脏受损，还可以有效地降低患上骨质疏松症和癌症的风险。

专家说法：城市人更适合食用植物蛋白肉

同仁医院营养科主任张谦认为，从目前中国人的膳食结构来看，尤其是北京这样的大城市，人们肉食摄入量常常超过了推荐的每日 2 ~ 3 两摄入量的标准水平，而豆制品的摄入量却常常没有达标，很多人都还非常缺乏这种控制饮食的意识。如果能够在一定程度上用大豆制成的植物蛋白代替肉食，一方面在蛋白质的摄入总量上能够保持稳定，另一方面能够有效降低人们总的饱和脂肪和胆固醇的摄入量，减少人们肥胖和患心血管疾病的风险。

“人造食品”不能超量食用

武警医院营养师刘庆春认为，从营养层面上看用“植物蛋白肉”代替一部分肉类是一个不错的选择，但是在人造食品中，必然也包含一定量的食品添加剂等物质，如果长期大量食用可能对人体产生一定影响。因此这类人造食品也不能超量食用。

（新　京）

酸菜好吃讲究多

酸菜是北方地区冬季常吃的一种菜，它几乎把白菜原有的营养成分都保存下来，特别是维生素保存竟达 90% 以上。酸菜中含有大量乳酸，能直接被人体吸收，并产生出三磷酸腺苷，这是一种人体细胞代谢所需要的物质，对慢性肝炎、慢性心肌病、脑血管意外后遗症均有辅助治疗作用。乳酸还能保持胃肠道正常生理功能，抑制大肠中腐败菌的繁殖。

但是过量进食酸菜易刺激胃酸分泌增多，引起胃酸过多症，甚至发生消化性溃疡。酸菜在腌制过程中酸度较高，所含的草酸进入胃肠后，会与其中的钙质发生反应，产生草酸钙，形成泌尿系统结石。酸菜在腌制过程中，易被微生物污染，使其还原成亚硝酸盐。人食用了含亚硝酸盐过多的酸菜，会使血液中的血红蛋白变成失去带氧功能的高铁血红蛋白，使人体缺氧中毒。

酸菜在腌制过程中，还会产生致癌的亚硝酸化合物，易诱发癌症，特别是霉变的酸菜，其致癌作用更为明显。

因此，吃酸菜时，一定要注意以下几点：一是腌酸菜时放点维生素C。1公斤白菜放4粒维生素C，放入维生素C的作用主要是阻断亚硝酸盐的生成。二是盐要放够量，要腌透。用盐不足，细菌不能被完全抑制，会使菜中硝酸盐还原成有害的亚硝酸盐。三是保证腌制时间。亚硝酸盐的含量在腌制过程中有一个明显的增长高峰，一般情况下，腌制品在被腌制的3～8天内亚硝酸盐含量最高，第9天后开始下降，20天后开始消失。这个时候就可以食用了。四是不要过多和长期食用酸菜。倘若食用酸菜后出现全身乏力、心慌气短、腹胀等症状时，应立即到医院就诊。

（孙淑芝）

鱼鳞补钙美容

解放军总医院营养科高级营养师刘英华说，鱼鳞比海鲜有更好的补钙作用，而且鱼鳞中钙和磷的含量都比较高。

鱼鳞中含有大量胶原蛋白，有延缓衰老和美容的作用。与其他胶原蛋白比，鱼鳞的胶原蛋白更容易被分解，方便消化和被吸收。

提示：可以试着做做鱼鳞冻。把刮下的鱼鳞（最好是大鱼）收集起来，不要用水泡，保存好鱼鳞片的黏液。然后把鱼鳞片放入锅内，倒入比鱼鳞片多4～5倍的清水，再加入各种佐料，放入适量的食盐、味精、酱油和食醋等。鱼鳞用慢火熬一个多小时，起锅，用纱布把汤液过滤出来，再把汤液倒回锅，添加适量的花生油、白糖，将其煮沸，拌匀后起锅，待到汤冷却就做成香甜爽滑的鱼鳞冻了。

（李　岩）

香油促进吸收

香油中富含维生素E，有利于维持细胞膜的完整性和正常的功能，减少体内脂质的积累，具有促进细胞分裂、软化血管和保持血管弹性的效果，从而保护心脑血管。

香油中含有亚油酸、棕榈酸等不饱和脂肪酸，易被人体分解吸收，以促进胆固醇的代谢，并有助于消除动脉血管壁上的沉积物，起到保护血管的作用。

另外，香油中的卵磷脂不仅滋润皮肤，而且可以祛斑，尤其可以祛除老年斑。中老年人久用香油，还可以预防脱发和过早出现白发。再者，香油具有浓郁香味，对消化功能减弱的老年人来说，可增进食欲，促进营养成分的吸收。

提示：食用香油不局限于老年人群体，是老少皆宜的调味品。一般每天食 10 ~ 20 克。

（李惠明）

中国人坚果和鱼吃得不够

（1）抗氧化，人人不可少　我们吃坚果和鱼，不仅是为了获得蛋白质等营养，更重要的是其中的维生素 E、不饱和脂肪酸、虾青素等抗氧化剂。中国工程院院士陈君石教授介绍说，“氧化”与许多慢性病，如心脏病、高血压、糖尿病、癌症等息息相关。

（2）吃了坚果要减肉　北京友谊医院营养科主任洪忠新表示，坚果中富含的精氨酸在体内能分解出一氧化氮，起到扩张血管的作用，非常适合有心血管疾病的人吃。坚果还含有大量维生素 E、锌、可溶性膳食纤维等营养成分。但两位专家一致表示，坚果热量较高，应该被计算进每天的基本膳食中，比如说，吃了 30 克杏仁、核桃，就少吃一两肉，这样不仅保证热量“收支平衡”，抗氧化剂也得到了补充，可谓“一石二鸟”。

（3）越“油”的鱼营养越高　鱼中的抗氧化剂 Ω-3 脂肪酸就隐藏在厚厚的脂肪中，所以，寒冷深海中生长的鱼含量尤其高。中国疾控中心营养与食品安全所研究员张坚认为，如果中国人的餐桌上每天能用一份深海鱼代替红肉，健康状况一定会改善许多。用淡水鱼代替红肉也可以，对心血管也是有益的。

（胡楚青）

炖菜暖身又营养

炖是将经过适当加工处理过的较大形状的原料，放入特定的盛器中，加入适量清水（或鲜汤）和调味品，采取不同的加热方式烹至原料酥烂入味，成菜汤各半的一种烹调方法。炖烧的方法，对土豆、胡萝卜、萝卜、茄子、豆角等比较难以烹熟的蔬菜比较合适，但是应当切较大的块。炖烧蔬菜，最好在肉汤、骨头汤中炖。汤中原来有少量的油，具有保温作用，可以在两分钟之内迅速地把蔬菜烫熟，缩短了炖菜的时间；再炖十多分钟已经十分软烂了，没有必要一炖就是半个小时、一个小时。

炖蔬菜的营养损失较小，此法不是没有道理，但也失之偏颇。一是炖菜时许多营养素溶进汤中，喝汤成为很大的负担，喝不完便是浪费；二是许多富含胡萝卜素的蔬菜适合与油脂同食，若是总是炖食，其中的胡萝卜素虽然没有受到损失，却不能为人体充分吸收，也是一种浪费。炖菜的品种很多，要做出有特色的，就需要根据具体的菜肴去选料、调味、掌握火候，以做到汤鲜味醇，突出原料自身特点。下面，介绍两种炖菜的方法。

❋ 香菇萝卜炖排骨

原料：白萝卜、香菇、排骨、生姜、盐、味精。

烹制方法：①白萝卜用滚刀法切块，香菇泡好，排骨切块，生姜切片；②烧一点水，水开后把排骨倒进去焯一下，去除血水，捞起；③坐锅点火，油热后下生姜煸香，倒入排骨炒两下，速倒水并加香菇，先用大火煮开5分钟，再转小火慢炖15分钟，倒入白萝卜转大火再炖15分钟加调料就可出锅。

特点：色彩鲜艳，肉香不腻。

❋ 牛肉炖土豆

原料：牛腱、土豆、西红柿、洋葱、盐、味精、白糖、白酒、酱油。

烹制方法：①将牛腱切块后加入盐、酱油、白酒腌制10分钟；②坐锅点火倒油，放入牛肉翻炒变色后，加入西红柿煸炒出汁，冲入适量开水炖20分钟，然后放入土豆焖10分钟，再加入洋葱，加盐、味精、白糖调味出锅即可。

特点：色泽酱红，营养丰富。

（于　峰）

柿子既美味又解酒

解酒、醒酒有人用茶，有人用药，其实还有一种水果醒酒效果非常好，那就是柿子。有的老字号的饭店会在客人酒过三巡后贴心地送上一盘柿子甜点，就是这个道理。柿子里含有单宁和酶，维生素C比柑橘要高出3～4倍，这些物质都是醒酒的“好帮手”。

武警总医院营养科主任吕利说，柿子能加快血液中乙醇的氧化，其中单宁和酶可以分解酒精，高含糖量和含钾量以及大量的水分能起到利尿的作用，帮助机体排泄酒精。其丰富的维生素C还能够增强肝脏功能，起到保护肝脏的作用。有机酸和鞣酸可以促进消化，加速酒精分解。所以称柿子为最好的“解酒药”一点也不过分。醉酒后如能吃上两个柿子，还可以缓解第二天的头痛。

柿子好吃，也有好处，但并不是所有人都适合。吕主任提醒，柿子性寒，对于胃寒或有胃炎的人来说，多吃柿子不但会加重病情，还会增加胃结石的风险。尤其是在吃海鲜的饭桌上，醒酒更不能用柿子，否则可引起恶心呕吐症状。

（吴　尧）

笋干营养丰富

笋干，是新鲜竹笋经蒸煮、烘烤制成的。笋干的营养很丰富，含蛋白质、脂肪、钙、铁和维生素B_1、B_2、C等，具有低脂肪、低糖、多膳食纤维的特点。笋干有助食、开胃之功效，能增进食欲、防便秘，更是减肥佳品。

笋干梅干菜做法：①笋干在水中浸泡10分钟，洗净，切成段。梅干菜在水中浸泡10分钟，洗净。五花肉切成1.5厘米见方的块，洗净后沥干水分。②炒锅中倒入少许油，大火加热至七成热时，倒入五花肉块，烹入料酒，煸炒至肉表面变成白色后，倒入老抽和糖翻炒均匀。加入清水（没过肉面即可），放入笋干段、梅干菜、姜片和葱段，加盖煮至水开后，调成中小火，继续炖煮40分钟即可。

提示：由于笋干中的膳食纤维不易消化，一次进食不可过量，特别是肠胃不好的人更应注意，否则容易腹泻。

（文 怡）

富含纤维蔬菜知多少

日本东京女子大学名誉教授池上幸江指出，实际上很多人的食物纤维摄取不足。食物纤维对于改善便秘不可或缺，有助于保持良好的肠内环境，预防发胖。池上幸江教授根据研究列出了富含食物纤维的蔬菜排行榜。

排名第一位的是牛蒡，其纤维含量符合池上教授的理想标准，即摄取1份（100克）牛蒡，可摄取每日所需食物纤维的1/4（约5克）。饶有趣味的是，排行榜除去排名第三的鳄梨，都是可以加热烹饪后食用的蔬菜，不过莴苣之类的浅色蔬菜榜上无名。排名前九位的是牛蒡、花菜、鳄梨、煮过的竹笋、茼蒿、西兰花、菠菜、花茎甘蓝、玉米。

可见，能生吃的蔬菜大都含食物纤维量较少，即使通过吃生的蔬菜沙拉来摄取食物纤维，也往往不能满足人体每天的必需量。

（轲之心）

金橘果皮营养胜果肉

个头最小的金橘是金柑属的典型代表，果肉虽少但可带皮吃。金橘果皮的营养价值令人吃惊，80%的维生素C都储存在果皮中，不仅对肝脏有解毒作用，还能养护眼睛、保护免疫系统等，营养价值在柑橘果类中名列前茅。

金橘果皮厚、光滑，有许多油胞点（即按压会产生有芳香性的气味）。除了带皮鲜吃之外，它还常被用来制作蜜饯、饮料、果酒等休闲食品。

买金橘应挑选新鲜些的。首先闻闻有没有自然的清香。其次用手摸摸，果皮是否下陷，果肉是否结实，最好选有清香且果肉结实的果子。最后，尽量选带果蒂或几个叶片的。

苤蓝富含维生素 C

苤蓝又叫直莲、芥蓝头，是甘蓝的一种，学名叫球茎甘蓝。其叶片光滑鲜嫩，茎鼓大成球形，有明显的叶痕，外皮绿、白或紫色。苤蓝可以拿来清炒也可以凉拌生食，它的维生素 C 含量丰富，每 100 克高达 41 毫克，远高于苹果、梨、葡萄等水果，苤蓝中还含有大量的钾，对人体十分有益。

中医认为它性凉，味甘辛，有宽胸、止痰、化咳、醒酒降火、清神明目的功效。榨其鲜汁长期服用，还能促进胃及十二指肠溃疡的愈合。

买鱼大小有学问

鱼不仅味道鲜美，而且营养价值极高，可是，到底买多大的鱼好呢？河北农业大学海洋学院齐凤生教授和烹饪大师、中国烹饪协会副会长高炳义一起为大家支招。

总的来说，同一种鱼，个头小的更安全。因为它们年龄小，体内有害物质积累得也少。不过，如果鱼的个头太小又会刺多、肉少，吃起来不方便，鲜嫩程度也差一些。综合两者考虑，专家提出了常见几种鱼的理想重量。

草鱼选 3 ~ 4 斤。草鱼便宜，鱼肉也鲜嫩可口。重 3 ~ 4 斤的草鱼，细刺较少，吃起来也容易些。川味酸菜鱼、重庆烤鱼、草鱼豆腐等都是很美味的佳肴。

鲤鱼选 1 ~ 2 斤。这样的鲤鱼，肉质最鲜嫩。鲤鱼鱼腹两侧各有一条细线一样的白筋，去掉可以除腥味；在靠鲤鱼鳃部的地方切一个小口，白筋就显露出来了，将之去掉。红烧鲤鱼、糖醋鲤鱼等味道都很好。

鲢鱼 2 ~ 3 斤。鲢鱼适用于烧、炖、清蒸、油浸等烹调方法，尤以清蒸、油浸最能体现出鲢鱼清淡鲜香的特点。注意清洗鲢鱼时，要将鱼肝清除掉，因为其含有有毒物质。

胖头鱼 4 ~ 5 斤。鲢之美在腹，鳙（胖头鱼）之美在头。胖头鱼头大而肥，肉质雪白细嫩，鱼头火锅、剁椒鱼头等都是时兴的美味吃法。

鲫鱼 0.5 ~ 1 斤。这个重量的鲫鱼肉质最鲜嫩，还略带甘甜。鲫鱼烧、炖、焖均可，但以做汤最为美味。

最后，专家建议，活鱼买回家后，可以用清水养一两天。如果是已经杀死的鱼，建议用清水浸泡 1 个小时左右。鱼千万不要长时间存放。洗鱼时要先去掉鱼鳃部分再充分洗净。

（邹　磊）

转基因食品三误区

误区 1：转基因产品外形有别于常见的蔬菜和水果　所谓转基因产品，是用人工方法，把其他生物的基因转移到农作物中来。而不同品种之间进行杂交，或者用各种条件来促进植物发生变异，都不是转基因。目前，我国还没有哪一种蔬菜、水果是转基因产品。

误区 2：水果和蔬菜不容易坏就是转基因产品　蔬菜和水果都有自己的保存条件，只要按条件储藏，就能保存很久。比如，苹果可以在冷藏库里储存 12 个月之久，这和基因丝毫没有关系，只不过是人们想办法让它进入冬眠状态，降低它的呼吸作用和衰老进程而已。

误区 3：加工食品中没有转基因产品　我国市场上的转基因产品大都是来自加工产品，特别是使用美国进口原料的加工产品。

美国是全球最大的转基因食品生产国。它所产的大豆油 90% 以上是转基因产品，还有菜花油（基因改良过的菜子油）、马铃薯、小麦、玉米等都是转基因产品。同时，美国也是这些农产品的出口大国，只要买它的转基因农产品，就自然引入了转基因成分。例如，快餐店里制作点心用的油，大部分都是转基因大豆油，或者经过氢化处理的转基因大豆油；制作汉堡和热狗用的面粉，也很有可能是转基因小麦制成的面粉。另外，各种美味的饼干很可能也含有转基因油脂、转基因面粉、转基因玉米粉等。

（高　峰）

喝全脂奶降低糖尿病风险

美国一项最新研究表明，摄入全脂奶制品能预防 2 型糖尿病，最多可将糖尿病风险减少 62%。

专家对 3700 多名志愿者长达 20 年的数据进行了分析。志愿者的血糖水平、血脂水平、C 反应蛋白水平、反式棕榈烯酸水平和饮食信息均记录在案。研究结果显示，反式棕榈烯酸水平越高的人，身体脂肪较少，“好胆固醇”的水平较高，总血脂水平却很低。这些人体内反映感染水平的 C 反应蛋白较少，胰岛素抵抗不明显。更重要的是，反式棕榈烯酸水平最高的人，糖尿病风险能降低 62%。

研究者称，反式棕榈烯酸是一种天然的反式脂肪酸，多见于奶制品，如牛奶、奶酪、黄油和酸奶中，它能对 2 型糖尿病起到预防作用。值得一提的是，全脂奶制品中的反式棕榈烯酸含量比脱脂牛奶要高。美国糖尿病学会(ADA) 的苏 · 科克曼博士表示，此项研究表明，全脂奶制品对健康有益，但是鉴于全脂奶制品的热量及饱和脂肪酸含量高，大家不必盲目增加摄取量，还是应该在保证总热量的前提下适当食用。

（新　华）

剩菜剩饭不该吃

老年人爱节俭，往往午饭吃剩下，就留着晚饭热了再吃，还是吃不完，就留到第二天，直到吃完为止。节俭确实是好习惯，但从健康的角度来说，剩饭剩菜对人体危害很大，尤其是老年人。记者在走访北京一些医院门诊时，碰到了好多因吃剩饭剩菜导致胃肠疾病的老年人，轻则头晕、心慌，重则呕吐、腹泻，有的还会因此引发别的疾病。

中国农业大学食品学院副教授范志红表示，加热剩饭剩菜，营养没剩多少，危害却增加了几倍。比如蔬菜中的维生素C经过反复加热所剩无几，却产生了更多的致癌物亚硝酸盐；动物性食品和豆制品营养损失小一些，但易繁殖微生物或产生致癌物。如果剩饭剩菜保存不当，还容易产生大量致病菌。老年人本身免疫力低下，很容易引发胃肠疾病。所以，老年人千万不能把剩饭剩菜当宝，没了营养不说，万一因此患了病去医院就诊，本来的节省也成了更大的浪费。

老人做菜，应该量少份多，一次吃完。如果实在做多了，可以在出锅后直接拨出一部分放入冰箱，这样就大大降低了细菌量。再加热时一定要热透，也就是菜的中心温度要达到72℃以上。如果是被多人翻吃了很久的菜，如宴会上打包的食物，就千万不要吃了。剩饭的保存时间比剩菜要久，但也尽量在6小时内解决。

蔬菜在冰箱中冷藏的温度在2℃左右时，产生的亚硝酸盐会较少增加。建议最好不吃高蛋白、高脂肪的剩菜，因为空气中的有害细菌会在2个小时内附着在剩菜上并开始大量繁殖，蛋白质和脂肪在细菌的作用下，大部分都会产生有害物质。

（嵇叔夜）

八种润肠排毒好食品

（1）黑木耳　清洁肠道的“钟点工”。黑木耳可食、可药、可补，有素中之荤的美誉。黑木耳所含的植物胶质，可在短时间内吸附残留于肠道的毒素，并将其排出体外，起到洗涤肠道的作用。

（2）花生　花生的营养价值比粮食高，可与鸡蛋、牛奶、肉类等一些动物性食物相媲美。花生中含有大量的蛋白质和脂肪，特别是不饱和脂肪酸含量很高。花生入脾经，有养胃醒脾、滑肠润燥的作用。

（3）海带　含有多种有机物和碘、钾、钙、铁等元素，还含有蛋白质、脂肪酸、糖类、多种维生素和尼克酸等。海带有防治地方性甲状腺肿大、显著降低胆固醇的功效。

（4）蜂蜜　蜂蜜中所含的氨基酸、维生素可促进身体的良性循环。蜂蜜中的镁、磷、钙等营养元素可调节神经系统，也可以为肠道提供良好的休息环境。取一勺蜂蜜冲水饮用，有润肠、美容的功效。

（5）糙米　糙米是稻米经过加工后生产的一种米，去壳后仍保留些许外层组织，如皮层、糊粉层和胚芽。上述的外层组织内含有丰富的营养，比起白米更富有多种维生素、矿物质与膳食纤维，所以糙米向来被视为一种健康食品。

（6）猪血　猪血富含维生素 B_2、维生素 C、蛋白质、铁、磷、钙、尼克酸等营养成分。猪血中的血浆蛋白被人体内的胃酸分解后，会产生一种解毒、清肠分解物，能够与侵入人体内的粉尘、有害金属发生化学反应，使毒素易于排出体外。

（7）酸奶　酸奶是一种半流体的发酵乳制品，因其含有乳酸成分而带有柔和酸味，它可帮助人体更好地消化吸收奶中的营养成分。任何酸奶的共同特点都是含有乳酸菌。乳酸菌可以维护肠道菌群的平衡，形成生物屏障，抑制有害菌对肠道的入侵。乳酸菌还会产生大量的短链脂肪酸以促进肠道蠕动，从而防止便秘。

（8）豆腐　豆腐为补益清热养生食品。常食豆腐，可补中益气、清热润燥、生津止渴、清洁肠胃。豆腐更适于热性体质、口臭、口渴、肠胃不清、热病后调养者食用。

（高峰文）

茶水补钾最“给力”

长期在高温环境中进行体力活动的人，由于出汗，钾排出量可高达45%，有可能出现负钾平衡。缺钾时，全身倦怠疲乏、头昏眼花、烦躁不安。此外，低钾会使胃肠蠕动减慢，导致肠麻痹，加重厌食，出现恶心、腹胀等症状。安全且有效的补钾方法是多吃含钾食品，特别是多吃水果和蔬菜。补钾首选是饮茶，茶叶中含钾丰富，所以要多饮茶。

（刘　丽）

您的生活离不开甜味剂

❖ 绝大多数甜味剂不会让人发胖，也不会让人得龋齿。

❖ 使用甜味剂只要不超标，就不会给健康带来危害。

您吃的食品中有哪些甜味剂?

甜味剂按其来源可分为天然甜味剂和人工合成甜味剂，按其营养价值可分为营养型甜味剂和非营养型甜味剂，按其化学结构和性质可分为糖类甜味剂和非糖类甜味剂。

糖类甜味剂主要包括蔗糖、果糖、淀粉糖、L－糖、糖醇以及异麦芽酮糖等。糖醇类的甜味剂主要有山梨糖醇、甘露糖醇、麦芽糖醇、木糖醇、乳糖醇、赤藓糖醇等。非糖类甜味剂包括天然甜味剂和人工合成甜味剂。天然甜味剂主要有甜菊糖、甘草、甘草酸铵、竹芋甜素等。人工合成的甜味剂主要有糖精钠、阿力甜、甜蜜素、阿斯巴甜、安赛蜜、三氯蔗糖、纽甜等。

营养型甜味剂包括除异构糖和L－糖以外的所有低甜度甜味剂，非营养型甜味剂包括高甜度甜味剂和异构麦芽糖醇、L－糖。糖醇类甜味剂多由人工合成，其甜度与蔗糖差不多。

✻ 糖精：安全性曾受质疑

可应用的食品：冷冻饮品、芒果干、无花果干、蜜饯凉果、酱渍菜、烘焙和炒制豆类、坚果、面包、糕点、调料、饮料、配制酒等。但在婴儿代乳食品中不得使用。

甜度为蔗糖的450～550倍糖精是有机化工合成产品，除了在味觉上引起甜的感觉外，对人体没有任何营养价值。一些企业为了追逐利润，在生产饮料和加工食品过程中，超量、超范围使用糖精，但在食品和饮料标签上却不注明含有糖精及其真实含量，使消费者误以为吃的是糖，损害了消费者的身体健康，也严重侵犯了消费者的知情权。

健康提示：糖精吃多了会影响肠胃消化酶的正常分泌，降低小肠的吸收能力，使人食欲减退。

❋ 纽甜：保健型食品首选

甜度为蔗糖的8000～10000倍。纽甜是迄今为止世界上最甜的合成甜味剂，该产品2002年7月通过美国FDA批准。中国卫生部2003年批准纽甜为新的食品添加剂品种。

纽甜的甜味与阿斯巴甜相近，无苦味及其他后味。纽甜不仅可以与包括蔗糖和高果糖浆在内的能量甜味剂混合使用，还可以与其他高倍甜味剂复配使用，提供与现有常规食品和无糖产品一致的口感。大量的研究表明，纽甜适用于包括儿童、孕妇、哺乳期妇女和糖尿病患者在内的所有人群。

健康提示：纽甜对人体健康无不良影响，可供糖尿病患者食用，不致龋齿，可促进双歧杆菌增殖等，不会引起血糖波动，是保健型食品的首选甜味剂。

❋ 安赛蜜：受国际市场青睐

可应用的食品：发酵乳、冷冻饮品、水果罐头、果酱、蜜饯、酱渍和盐渍蔬菜、加工菌藻类、坚果与籽类食物、糖果、八宝粥、面包、糕点、调味品、酱油、饮料、果冻。

甜度为蔗糖的150～200倍。安赛蜜（乙酰磺胺酸钾）是一种健康、新型、高强度的甜味剂，它是以乙酰基乙烯酮为原料合成的一种白色结晶粉末。安赛蜜在人体内不代谢、不吸收、不蓄积，24小时内可完全排出体外。

1988年安赛蜜作为一种低热量甜味剂被允许使用。由于其具有甜度大，性质稳定，口感清爽，风味良好，不带苦味、金属味、化学味等不良后味，价格便宜等优点，同时大量广泛深入的毒理试验结果证实它安全无副作用，因此在国际甜味剂市场备受青睐。

健康提示：安赛蜜不在人体内代谢，因此完全不含热量，特别适用于糖尿病患者和需要低能量健康食品的人群。

❋ 异麦芽酮糖：甜味正，安全性好

可应用的食品：冷冻食品、果酱、糖果、面包、糕点、饼干、饮料和配制酒。

甜度为蔗糖的50%～60%。异麦芽酮糖是近年来国际上新兴的一种功能性糖醇，是蔗糖、淀粉糖及其他糖醇的优良替代品。异麦芽酮糖具有低吸湿

性、高稳定性、高耐受性、低热量、甜味纯正等特点，产品安全性极高，美国FDA给予其GRAS（公认安全）地位，对其每日摄入量不做限制。

异麦芽酮糖非常稳定，不会和食品中其他成分发生化学反应，因此使用异麦芽酮糖生产的产品具有更长的货架期。

健康提示：异麦芽酮糖不会引起血糖上升，所以适合糖尿病病人。口腔内的变形链球菌不能分解利用异麦芽酮糖，不产生酸和葡聚糖，不会造成蛀牙。因为它热量低，特别适合高血压、高血脂、肥胖及怕胖的人。它还是一种优良的双歧杆菌增殖因子，可以被人体肠道中的双歧杆菌所分解利用，促进双歧杆菌的生长繁殖，维持肠道的微生态平衡。

❋ 木糖醇：慢性病人要少吃

甜度基本与蔗糖相当。木糖醇是一种具有营养价值的甜味物质。在自然界中，木糖醇广泛存在于各种水果、蔬菜中，但含量很低。商品木糖醇是用玉米芯、甘蔗渣等农作物，经过深加工而制得的，是一种天然健康的甜味剂。

木糖醇的外表和蔗糖相似，是多元醇中最甜的甜味剂。木糖醇从20世纪60年代开始应用于食品中，在一些国家是很受糖尿病患者欢迎的一种甜味剂。以木糖醇为主要甜味剂的口香糖和糖果已经得到多个国家牙齿保健协会的正式认可。

健康提示：木糖醇过量食用虽不会发胖，但对胃肠有一定刺激，可能引起腹部不适、胀气、肠鸣。由于木糖醇在肠道内吸收率不到20%，容易在肠壁积累，可造成渗透性腹泻。有研究显示，木糖醇吃得过多，可能导致血中甘油三酯升高，因此慢性病人不宜多食木糖醇。

❋ 山梨糖醇：有甜味也有营养

可应用的食品：乳制品、冷冻饮品、酱渍菜、糖果、面包、糕点、饼干、冷冻鱼糜制品、调味品、饮料、油炸小食品、豆制品、制糖及食品酿造。

甜度为蔗糖的50%。山梨糖醇不仅可以作为甜味剂，它还有其他一些功能。山梨糖醇不含有醛基，不易被氧化，加热时不和氨基酸产生美拉德反应，可防止类胡萝卜素、脂肪及蛋白质的变性。山梨糖醇能螯合金属离子，用于饮料和葡萄酒中可防止金属离子带来的浑浊，能有效防止糖、盐等结晶析出，可维持酸、甜、苦味平衡，保持食品香气。用在肉制品中可以改善口味，增加风味。

健康提示：山梨糖醇具有良好的吸湿和保湿性，可防止食品的干裂、老化，保持新鲜柔软及色香味，延长食品货架期限。山梨醇甜度低于蔗糖，可作为糖尿症、肝病、胆囊炎、肥胖症患者所吃食品的甜味剂和营养剂，在人体的代谢过程中不受胰岛素控制。也可加工成各种防龋齿的食品及口香糖。

选购食品三项注意

（1）无糖食品要选含糖醇产品　消费者在选购食品，特别是无糖食品时，一定要看看标签上的配料表。而面对同样含有甜味剂的食品，购买时也应根据甜味剂的种类做好取舍。推荐选择含有低聚糖和糖醇类的产品，因为糖醇类是一种相对健康的糖类。糖醇类甜味剂一般包括木糖醇、山梨糖醇、麦芽糖醇、甘露糖醇等。

（2）有苦涩味和金属味的蜜饯不要吃　大部分甜味剂超标的食品是很难依靠感官鉴别出来的，需用仪器才能检测出来。但对于蜜饯食品，可以做点粗略的鉴别：蜜饯如添加甜味剂适当，含在嘴里甜味绵长，回味性好；但过量添加会有股苦涩味和金属味。

（3）别买“三无”摊贩的饮食　建议大家在购买食品和饮料时，仔细阅读商品标签，尽量选择不含糖精的食品。要购买有良好信誉的商品。学生家长要教育自己的孩子，不买校园周边的“三无”食品和饮料。

❋ 三氯蔗糖：优质功能甜味剂

可应用的食品：调味乳、发酵乳、冷冻饮品、水果干和罐头、蜜饯凉果、焙烤食品、酱醋及各种调料、各种饮料、配制酒及发酵酒、果冻。

甜度为蔗糖的 600～650 倍。三氯蔗糖是唯一以蔗糖为原料的功能性甜味剂，具有无能量、甜度高、甜味纯正、高度安全等特点，是目前最优秀的功能性甜味剂之一。

三氯蔗糖的热稳定性好，温度和酸碱度对它几乎没有影响，在焙烤时比阿力甜更稳定。它适用于酸性至中性食品，可以掩盖涩、苦等不愉快的味道。

健康提示：三氯蔗糖本身无能量，不会引起肥胖和血糖波动，可供糖尿病、心脑血管疾病患者及老年人使用。它不会引起龋齿，对牙齿健康有利。

❋ 甜菊糖苷：天然安全的甜味剂

可应用的食品：蜜饯凉果、坚果与籽类食物、糖果、糕点、调味品、饮料和油炸小食品。

甜度为蔗糖的 200 ~ 300 倍。甜菊糖苷是从菊科草本植物甜叶菊中提取出来的天然甜味剂。甜菊糖苷安全性高，其性质稳定，不易霉变，在食品、饮料等制作中不会发生变化，也易于储运。甜菊糖苷味似蔗糖，又有独特的清凉、甘甜的特点，可用于制作风味食品、糖果等。也可用作矫味剂，抑制某些食品、药物的异味、怪味。

健康提示：它非常适合糖尿病、肥胖症、动脉硬化患者食用。长期食用不会引起龋齿。

❋ 乳糖醇：吃多了可引起腹泻

可应用的食品：各种糖果（如巧克力、硬糖、软糖、口香糖以及冷冻甜食）、焙烤食品、果汁（味）型饮料、冰淇淋、糕点、乳饮料、原味发酵乳、稀奶油、香辛料类。

甜度为蔗糖的 30% ~ 40%。乳糖醇的热量约为蔗糖的一半。它稳定性高，不吸湿。比乳糖稳定，不易分解，煮沸或消毒也不变色。乳糖醇用于焙烤食品，当温度升至 250℃时，可产生黄色。

健康提示：乳糖醇的代谢与胰岛素无关，不会增加血糖浓度，可供糖尿病患者食用，但大剂量食用可引起腹泻。

❋ 阿斯巴甜：甜味与蔗糖最接近

甜度为蔗糖的 200 倍，阿斯巴甜的甜味与蔗糖相近。用于食品中不仅可避免糖精的后苦味，还有助于增强橙、柠檬等水果的风味。

阿斯巴甜的安全性高，被联合国食品添加剂委员会列为 GRAS 级（公认安全）。阿斯巴甜的甜味纯正，具有和蔗糖极其近似的清爽甜味，是迄今开发成功的甜味最接近蔗糖的甜味剂。

健康提示：在食品和饮料中使用阿斯巴甜替代糖，可显著降低热量，也不会造成龋齿。

✻ **甜蜜素：很好的果实催熟剂**

可应用的食品：蜜饯、凉果、酱菜、腐乳、坚果、瓜子、面包、糕点、饼干、饮料和果冻。

甜度为蔗糖的50倍。甜蜜素有良好的稳定性。它不仅可以作为甜味剂替代糖精钠和蔗糖用在食品中，而且在农业生产中把甜蜜素用于苹果、梨、番茄等农作物中，增加果实甜味，缩短果实成熟期，是很有发展前途的果实催熟剂。

健康提示：如果经常食用甜蜜素含量超标的饮料或其他食品，会因摄入过量甜蜜素而对人体的肝脏和神经系统造成危害，特别是对代谢排毒能力较弱的老人、孕妇、小孩危害更明显。

（何　丽）

脂肪肝患者也要适量吃肉

有些人患了脂肪肝后认为不能再吃肉了，其实恰恰相反。患了脂肪肝后每天更应保证摄入80 ~ 100克优质蛋白质，这样反而有利于清除肝内脂肪。

这是因为，高蛋白饮食可以促进肝细胞功能的恢复和再生，可增加载脂蛋白特别是极低密度脂蛋白的合成，有利于将脂质顺利运出肝脏，减轻脂肪肝。而蛋白质摄入不足，反而会加剧肝内脂肪沉积。含有这些优质蛋白质的食物有瘦猪肉、牛肉、鱼肉、蛋白、牛奶等。

（刘启华）

名贵补品平价代

很多人都觉得鲍鱼、鱼翅、海参这些山珍海味保健价值很高，希望通过这些食物滋补身体。其实，并非只有价格不菲的食材才有这样的补养功效，吃平民食物照样养生。

1碗鱼翅≈1小盘肉皮冻

鱼翅：鱼翅是鲨鱼鳍中的细丝状软骨。

营养标签：胶原蛋白。鱼翅最突出的营养是胶原蛋白，可以滋润肌肤、抗老防癌。但鱼翅中的胶原蛋白属不完全蛋白质，很难吸收。

平价替代品：肉皮冻。鱼翅的胶原蛋白含量不如猪皮多。每百克猪皮含胶原蛋白 26.4 克，鱼翅每百克含蛋白质 22.2 克，胶原蛋白则更少。

1 根海参≈ 5 口瘦肉

海参：又名刺参，是生活在深海的软体动物。

营养标签：蛋白质。海参高蛋白、低脂肪，有强健身体的功效。但它性滑利，脾胃虚弱者不适合多吃。

平价替代品：瘦肉。补充蛋白质最简单的办法就是吃瘦肉。鲜海参每百克含蛋白质 16.5 克，牛肉 20.2 克，瘦羊肉 20.5 克，瘦猪肉 23.4 克。

1 个 12 头鲍≈ 10 个蛤蜊

鲍鱼：鲍鱼属海产贝类。

营养标签：蛋白质、矿物质。鲍鱼富含蛋白质，但不易消化。鲍鱼铁和钙的含量也很高，但这是贝类的共同特点，并不是它特有的优势。

平价替代品：蚌、螺类水产。鲍鱼每百克含蛋白质 12.6 克，与其他贝类相当，但钙含量低于田螺，锌含量低于河蚌。

1 碗燕窝≈ 1 盘鸡肉

燕窝：是金丝燕口腔分泌的胶质唾液混合着小鱼等筑成的巢。

营养标签：多种氨基酸。燕窝含多种蛋白质、氨基酸，能促进细胞的生长和再生，所以可美肤养颜，但常吃才有效。

平价替代品：鸡肉。与其他肉类相比，鸡肉蛋白质含量较高，而且其蛋白质中几乎富含了人体必需的全部氨基酸。

1 口鱼子≈ 1 个河蚌

鱼子：鲟鱼或鲑鱼的卵。

营养标签：蛋白质、钙质。鱼子富含蛋白质和钙质，蛋白质有助健硕体魄，钙质能促进骨骼生长。但鱼子偏咸，含钠较高，容易导致高血压。

平价替代品：河蚌。鱼子酱虽然昂贵稀有，但营养其实和普通水产品差不多。鱼子酱每百克含蛋白质 10.9 克，钙 23 毫克。河蚌每百克含蛋白质 15 克，钙 190 毫克。

（付金如）

红豆做汤最补血

红豆富含维生素 B_1、维生素 B_2、蛋白质及多种矿物质，有补血、利尿、消肿等功效。另外其纤维有助于排泄体内盐分、脂肪等，对瘦身有很大帮助。不妨在春季通过以下方法试试其补血功效。

红豆紫米汤：将红豆、紫米各 20 克洗净浸泡过夜，然后将浸泡的水倒掉，加入新水煮熟，再以小火煮至熟烂即可，食用时可加入适量蜂蜜。红豆本身有利尿作用，有助于改善水肿，碳水化合物含量高，可作为日常食物。但紫米较不易消化，一次不宜过量进食。

红绿百合羹：绿豆、红豆、百合各 20 克，浸半小时，以大火煮滚后改慢火煨至豆熟，加入适量的糖或盐，咸食甜食皆可。绿豆所含的维生素有助于淡化黑色素，红豆能清热排毒，而百合则能滋润肌肤。

（廖春梅）

七类人如何吃肉

现在越来越多的人不敢吃肉，“素食主义”者甚至成为追求健康的时髦标签。其实，肉类的营养非常丰富，它们含有丰富的优质蛋白质，能被人体完全吸收和利用。机体的各种组织维护、代谢所需要的各种酶等，都需要蛋白质。同时，肉类还含有丰富的维生素和矿物质，比如铁、锌、B 族维生素等。下面几类人尤其需要吃肉。

（1）儿童和青少年　他们处在生长发育的阶段，机体蛋白质的合成应该大于分解，所以必须要用充足的肉类保证蛋白质供应。

（2）65 ~ 70 岁的老人　他们的肌肉开始松弛，蛋白质可以延缓肌肉流失。如果不喜欢吃肉，不妨用鸡蛋或者奶制品代替。

（3）正在减肥的人　蛋白质能提高饱腹感，因此要适量增加蛋白质的摄入。

（4）孕妇和乳母　她们要为自己和宝宝两个人摄入营养，更应多吃点肉。

（5）经期女性和贫血患者　贫血大多是缺乏蛋白质和铁造成的，而这两种营养素在肉类中都比较多，所以贫血人群必须吃肉，最好是猪肉、牛肉、羊肉等红肉。女性月经期间也应该吃肉。

（6）肿瘤患者　肿瘤是一种消耗性疾病，如果营养不良，就会影响治疗和恢复。放疗和化疗的患者更应增加蛋白质和维生素的摄入量，以保证机体有足够的抵抗力。

（7）外伤或手术患者　这类人因为需要机体组织的生长，所以对蛋白质的需要量非常多，而供应蛋白质最好的方法还是吃肉。

（刘庆春）

“隐盐”六个藏身处

❋ 藏身处一：调味品

“隐盐”代表——味精。平时常用的味精、番茄酱、蚝油、酱油、甜面酱等调味品，都是含盐大户。一勺5～6毫升的酱油中就含有约1克钠，20克黄酱中含有2克多钠。除了汁状调料，像酱菜、咸菜这些菜料就更不用说了。味精的主要成分是谷氨酸钠，它会与血液中的锌结合后排出体外。

❋ 藏身处二：甜品

“隐盐”代表——冰淇淋。在奶酪、糕点成坯后储存发酵前，表面是要抹上一层盐，这是发酵和储存的需要。而且，如果吃正宗的圣诞大餐，会用很多咸味奶酪入菜，不知不觉就会吃进很多盐。为了口味的完美，冰淇淋在制作过程中会添加盐分，只是浓郁的酸甜味把咸味覆盖住了，欺骗了你的味觉。

提示：少吃冷饮的同时，在选购奶酪、糕点时也应仔细阅读盐含量标签。

❋ 藏身处三：快餐

“隐盐”代表——方便面。快餐的油脂含量很高，含盐量也令人咋舌。就拿准妈妈最馋的节日大餐鸡翅、比萨、面包、薯条来说，四样都吃就要摄入一定量的盐。而且快餐还有各种高盐佐料。一包方便面的含盐量能达到约6克。加上各种调味包，这一餐摄入的盐就超量了。

提示：油炸快餐只可用于解馋，偶尔为之，切不可当主食。想吃方便面，尽量不选高盐配料，而用鸡蛋、蔬菜代替。

❋ 藏身处四：熟食

“隐盐”代表——火鸡。香肠、熏肉、火鸡、午餐肉、腊肉等熟食，是餐桌上的“硬货”，它们虽然吃起来简单方便，但却含有大量的盐。南方人最爱吃的腊肉，每25克就含约5克盐。火鸡是圣诞节必吃的大菜，很多欧美家庭还喜欢自己做，将大量甘笋、西芹、洋葱、栗子等塞进火鸡肚子里，再在表层抹上多种香料，放入烤炉中烤。和他们相比，中国人吃的火鸡是最“实惠”的，因为菜少肉多，而且调料丰富。所以，一餐下来，只吃火鸡就至少要吃进去1克左右的盐。

提示：只有一个要求，少吃熟食，非要吃的话一定要选品牌熟食，含盐量会低50%左右。

❋ 藏身处五：小零食

“隐盐”代表——爆米花。爆米花、沙拉、瓜子、话梅、花生、饼干等小零食，制作时都会用食盐来调味，吃起来口感就偏咸。爆米花，是不少人在家“解闷儿”时的吃食，但爆米花的含盐量却超高。一大袋爆米花所含的盐分有5～7.5克，比一天的摄入总量还多。那么多藏盐的东西不能吃，来点沙拉总可以吧？按说，沙拉的主要原料是新鲜蔬菜、水果，绝对是营养的来源，但沙拉的健康与否，关键还要看它的配料和酱料。番茄酱、沙拉酱的含盐量本就不低，若沙拉的配料中加了火腿、熏肉、乳酪等含盐大户，沙拉就变得不那么健康了。

提示：尽量选择无盐或低盐小零食。比如说，相同的热量，油炸花生米含盐量约0.09克，比五香干果花生要低很多。

❋ 藏身处六：含盐饮料

“隐盐”代表——蔬菜汁。碳酸饮料是要“敬而远之”的，那喝点“没汽儿”的运动饮料总可以吧？答案是：不行。这些运动饮料的含盐量很高，是为大量运动后需要补充电解质的人准备的，活动幅度和活动量都不大的人，喝这样的饮料只会给肾脏增加负担，很容易引起浮肿。每天吃5份水果、蔬菜，对健康是非常有益的，但可不要被蔬菜饮料迷惑，每杯成品蔬菜汁的钠含量约为0.7克，多喝两杯，一整天就不用吃盐了。

提示：买个榨汁机花不了多少钱，自己动手做鲜榨水果、蔬菜汁又省钱又健康，想再省点钱，连汁都不用榨，洗洗直接吃。

（陈 伟）

白糖、冰糖、红糖有何不同

（1）白糖　白糖主要分为两大类，即白砂糖和绵白糖。绵白糖在生产过程中喷入了2.5%左右的转化糖浆，而白砂糖的主要成分是蔗糖，故绵白糖的纯度不如白砂糖高。不过吃起来为什么绵白糖比白砂糖的甜度大呢？这是因为绵白糖的颗粒小，水分多，吃到嘴里就溶化，在舌部单位面积的味蕾上糖分浓度高，味觉感到的甜度就大；而白砂糖的颗粒大，水分少，吃到嘴里溶化慢，于是感觉到的甜度就小。另外，又因为绵白糖中含有的转化糖浆甜度大于蔗糖，而白砂糖中几乎不含转化糖浆，这也是绵白糖甜于白砂糖的又一个原因。绵白糖适宜于拌凉菜时调味用，或者用黏米制品直接蘸着吃。

（2）冰糖　冰糖比白糖纯度高。冰糖是以白砂糖为原料，经溶解、过滤、熬制、结晶而成。冰糖味甘、性平，入肺、脾经，有补中益气、和胃润肺的功效。冰糖养阴生津、润肺止咳，对于肺燥、肺虚、风寒劳累所致的咳喘、干咳无痰、咯痰带血等都有很好的辅助治疗作用。

（3）红糖　红糖是没有经过高度精炼、脱色的蔗糖，除了提供热能外，还含有矿物质，如钙、钾、铁、镁及硒等。红糖含有的营养元素较多，所以甜味较复杂，烹饪味道单一的菜肴时，适宜加红糖调味。中医认为，红糖性温味甘，入脾经，具有补中益气、缓中、化食及健脾暖胃的功能。

（王晓猛）

蔬菜营养之最

（1）胡萝卜素之最　除了胡萝卜含很多的胡萝卜素外，黄花菜、红辣椒、菠菜、苋菜、大葱等含胡萝卜素也很多。胡萝卜素是维生素A的前身，在体内吸收后可转化为维生素A，除了促进生长发育、维持正常视力外，也维持人体上皮组织的健康，增强抵抗疾病的能力。流行病学研究还发现，膳食中维生素A能充分保护上皮组织，防止发生癌变。

（2）维生素B_2之最　维生素B_2在自然界里分布不太广泛，只有少数食物如肝、肾、蛋黄、牛奶中含量比较多，豆类、花生也含有一些，但这些食物都不及新鲜蔬菜吃得量多。蔬菜中的维生素B_2含量虽然不多，但仍是我们膳食中维生素B_2的重要来源，没有新鲜蔬菜的膳食容易导致维生素B_2的缺少，产生口角炎、舌炎、唇炎等。含维生素B_2的蔬菜有菠菜、青蒜等。

（3）维生素C之最　新鲜青红辣椒、圆白菜、油麦菜、西兰花等含维生素C最多。有些蔬菜，如西红柿、黄瓜、心里美萝卜等维生素C含量不如深绿色蔬菜多，但因为能生吃，维生素C损失少，所以也是维生素C的一个良好来源。深绿色蔬菜含维生素C较浅色蔬菜多。维生素C能维持骨、齿、血管、肌肉的正常功能，增加机体对疾病的抵抗力，还有防癌的作用。它能阻断亚硝酸盐与胺在体内合成有强致癌性的亚硝胺，从而防止某些肿瘤的发生。膳食中如果缺少新鲜蔬菜，很容易缺少维生素C。

（4）热量之最　总的说来，蔬菜属于低热量的清淡食物，但有些蔬菜热量相对较高，如将100克蔬菜中含热量70千卡以上划为高热量蔬菜，包括百合、山芋、莲藕、土豆、山药、南瓜、豌豆等。

（5）纤维素之最　笋类的纤维素含量高，笋干的含量达到30%～40%，辣椒则超过40%。其他含纤维素较多的蔬菜有蕨菜、花菜、菠菜、南瓜、白菜、油菜。

（高小涛）

粗粮一周最少食两次

什么是粗粮？粗粮是相对我们平时吃的精米、白面等细粮而言的粮食食品，主要包括：谷物类，如玉米、小米、红米、黑米、紫米、高粱、大麦、燕麦、荞麦、麦麸等；杂豆类，如黄豆、绿豆、红豆、黑豆、青豆、芸豆、蚕豆、豌豆等；块茎类，如红薯、山药、马铃薯等。

粗粮与细粮在营养价值上有何差异？粗粮由于加工简单，保存了许多细粮中没有的营养成分，比如食物纤维素、B 族维生素及多种矿物质；很多粗粮还具有药用价值。如美国科学家发现，燕麦麸能够降低血脂、血糖，可有效预防糖尿病。

那么被称为细粮的小麦、稻米等有什么优势呢？首先，它们口感好。其次，与粗粮相比，细粮更容易被身体消化吸收。此外，细粮中还含有较多的氨基酸。大米不仅含有丰富的人体所需的多种氨基酸，而且其蛋白质的含量也高于粗粮，小麦也是如此。

粗粮与细粮怎么搭配才能保证营养互补？从营养学的观点来看，粗粮和细粮各有特色。粗粮能供给人体较多的热量，而且食物纤维，钙、铁等矿物质，维生素 B_1、维生素 B_2 的含量也较多。因此，应该说粗粮具有较高的营养价值。但也不能因此就只吃粗粮，拒绝细粮。因为粗粮和细粮在营养上各具特色，口感上也各有千秋。平时吃主食时，应尽量避免品种单一，最好粗、细粮混合食用或轮流食用。食物要多样化，粗粮和细粮都存在营养成分不全面的弱点，因此，要粗粮、细粮搭配，进行互补。一周最少应吃 2～3 次粗粮。

（李惠明）

鱼皮胆固醇含量低

鱼皮的营养价值及滋补效果与其他的皮类似，但是胆固醇含量却最低。血脂高不敢吃其他皮的人，吃鱼皮倒不用担心。鱼皮的吃法也不少，最受人欢迎的是凉拌鱼皮。此外，红烧鱼皮、酸辣鱼皮、蒜烧鱼皮等也是不错的尝试。做鱼皮的时候，注意汆烫时间不能过长，以免影响它脆爽的口感。胃不好的人不要多吃鱼皮，它不易吸收，若是加点醋能改善一些。

在通过食补获取胶原蛋白的同时，还应多吃一些橘子、胡萝卜、西红柿、葡萄等有抗氧化作用的食物，以减少体内自由基对胶原蛋白的破坏。同时动物皮含有较多的脂肪，搭配洋葱、菜花、芹菜和南瓜等具有降脂作用的蔬菜会更好。

菜篮子里“保健品”多

（1）羊栖菜　有关研究表明，食用羊栖菜可防治高血压、便秘，防止肥胖、衰老、甲状腺机能障碍，对促进儿童发育，增强智力，恢复大脑疲劳，保持毛发光泽、皮肤润滑，增强人体免疫力，促进机体活力等都有很好的保健作用。此外，羊栖菜还对肥胖症、糖尿病、动脉硬化症、大肠癌等有预防作用。

（2）萝卜　胡萝卜汁对癌症患者化疗导致的机体营养障碍等副作用有一定的调理作用。胡萝卜含有丰富的果胶物质，可与汞结合，使人体里的有害成分得以排除，肌肤看起来更加细腻红润。白萝卜含有丰富的维生素 C。维生素 C 为抗氧化剂，能抑制黑色素合成，阻止脂肪氧化，防止脂褐质沉积。因此，常食白萝卜可使皮肤白净细腻。

（3）芦笋　现代医学研究证实，芦笋对白血病、淋巴癌、乳腺癌、肺癌等有一定防治作用，对高血脂、心脏病、高血压、动脉硬化症也有一定的预防效果。芦笋还含有芦丁、维生素 C、甘露聚糖、胆碱、精氨酸等，对维持毛细血管形态、弹性及生理功能有较好的作用。

（4）牛蒡　牛蒡可增强人体内最硬的蛋白质——骨胶原，提升体内细胞活力。牛蒡在体内发生化学反应，可产生 30 种以上物质，其中“多量叶酸”能防止人体细胞发生不良变化，促进体内细胞的增殖，强化和增强白细胞、血小板，促使体内细胞的新陈代谢，防止老化。

（5）山药　山药含有淀粉酶、多酚氧化酶等物质，有利于脾胃消化吸收功能，是一味平补脾胃的药食两用之品。不论脾阳亏或胃阴虚，皆可食用。

（6）仙人掌　仙人掌富含钾、钙、铜、铁、锰等多种矿物质及柠檬酸、苹果酸、磷脂、维生素、纤维素等，具有行气活血、清热解毒作用，可促进新陈代谢，降血糖，降血脂等，特别是它不含草酸，极利于人体对钙的吸收，是儿童及中老年人补钙的佳品。

（7）芦荟　芦荟有清凉泻火、健胃益肠作用，还可以提高人体免疫力。芦荟叶片既可以生吃也可以制成泡菜食用。

伤胃习惯大排行

最近记者采访了解放军总医院消化内科主任杨云生教授、上海华东医院营养科陈霞飞教授、解放军309医院营养科主任张晔，根据他们对各种行为伤胃程度的讲述，排出了一个“伤胃排行榜”，并请专家为我们支支招，如何才能让胃更健康。

✻ 三餐不定、喜吃烟熏食品、吃得太烫可致癌

调查显示，发生胃癌的危险性经常三餐不定时者是正常人群的1.3倍，生气进食为1.5倍，喜食烫食为4.22倍。如果上述因素协同作用，则患胃癌的相对危险性更高。张晔说，胃是一个习惯遵守“时间表”的器官，胃液的分泌在一天中存在生理性的高峰和低谷，以便于及时消化食物。胃酸和胃蛋白酶如果没有食物中和，就会消化胃黏膜本身，对胃黏膜造成损害。饥一顿，饱一顿，经常不吃早餐，有时又暴饮暴食，加之熬夜、生活无规律，让胃癌发病有了“良好”的土壤。

腌肉、熏鱼等加工肉类制品中含有大量亚硝酸盐，极易形成亚硝酸胺，在胃中直接诱发肿瘤。此外，人体的消化道黏膜非常娇嫩，只能耐受50℃～60℃的食物，超过这个温度，黏膜就会被烫伤。如果经常吃过烫的食物，黏膜损伤尚未修复又受到烫伤，反复地烫伤、修复，会引起黏膜质的变化，进一步发展变成癌症。

专家支招：对于不能按时吃饭的人，身边应常备点苏打饼干、速溶燕麦等零食，实在来不及去吃饭也要往肚子里填点东西，对抗胃酸，别让胃“空

转”。但这个方法只能作为偶尔应对，如果长期这样做，对胃一样有伤害。喜欢熏制食品的人，要减少食用频率，偶尔尝尝即可。

❋ 抽烟、喝烈酒、饮食不洁、药物刺激引发胃溃疡

烟碱会经消化道进入胃，直接刺激胃黏膜，引起黏膜下血管收缩、痉挛，胃黏膜出现缺血、缺氧症状，长此以往，很容易形成胃部溃疡。适量饮用低度酒，能增加胃部血液的血流量，但长期或一次大量饮用烈性酒，会直接破坏胃黏膜屏障，引起充血、水肿、糜烂，甚至出血。幽门螺杆菌是引起胃溃疡的重要元凶，感染上这种病菌大多是由于饮食不洁、相互传染所致。很多药品，如解热镇痛抗炎类（阿司匹林、扑热息痛、止痛片）、肾上腺糖皮质激素类（地塞米松、可的松）等可直接或者间接地损伤胃黏膜，增加胃酸和胃蛋白酶分泌，引起炎症与溃疡，严重的会发生胃出血与穿孔。

专家支招：避免大量饮用白酒，不喝劣质酒。喝酒前要适量进食，以减少酒精对胃肠道的直接刺激。分餐制可以降低感染幽门螺杆菌的几率。千万不要滥服药。

❋ 边走边吃、边看边吃消化不良

为了节省时间，很多人的早餐都是在上班路上解决的，而中餐又往往对着书本、电脑屏幕边看边吃，这样会让胃很不舒服。“消化”是一项紧张而繁重的工作，需要大量充足的血液，如果这时人体处于运动中，会大大分流了胃肠道的“电力供应”，必定会影响到它的正常消化功能，最终导致胃炎，甚至出现胃下垂。同理，边看边吃使脑部无形之中和肠胃“争夺”了血液，也会造成消化不良。

专家支招：每天早起 15 ~ 20 分钟，起床半小时之后静心坐下来吃早餐。吃饭时把注意力放在食物上，细嚼慢咽，享受食物。

❋ 汤泡饭、吃太辣胃肠负担重

有人喜欢把饭和汤水混在一起，吃汤泡饭，这样会使食物在口腔内还未嚼烂，就滑到胃里，加重胃肠道负担。此外，吃汤泡饭也会让唾液分泌得少，不利于食物的消化，营养不能被完全吸收。再加上味觉神经没有受到应有的刺激，胃肠道消化液分泌减少，最终会导致胃肠功能紊乱、消化和营养不良。适当吃辣能给健康加分，然而过度吃辣会使消化液分泌过多，引起肠胃黏膜充血、水肿，肠胃蠕动剧增。

专家支招：汤泡饭不适合长期吃，偶尔吃一次则要做到细嚼慢咽，从而减轻胃肠负担。对于胃肠不好或是喜食辛辣的人而言，如果实在拒绝不了辛辣食物的诱惑，可选择一些微辣的食品。

（王　艳）

食物御寒要讲战术

❋ 战术1：首选牛羊肉

性质温热的肉类，是暖身的首选。它们富含优质蛋白质和脂肪，具有益肾壮阳、温中暖下、补气活血之效。吃这些肉可使身体代谢加快，内分泌功能增强，从而达到御寒作用。其中牛羊肉、鸡肉是首选；狗肉的温性更强，可以酌情食用，不过患高血压的人最好少吃。

最佳吃法：涮羊肉、煲汤。烹调方法清淡，食性平和，所有人适宜。

❋ 战术2：增铁耐寒

美国宾夕法尼亚州立大学的研究人员发现，人体血液中缺铁也怕冷。贫血的妇女体温较正常血色素的妇女低0.7℃，产热量少13%，当增加铁质摄入后，其耐寒能力明显增强。因此，怕冷的人可以多吃含铁量高的食物，比如动物肝脏、菠菜、蛋黄等。

最佳吃法：菠菜炒肝尖。菠菜和猪肝中都含有丰富的铁，因此能达到强强联手的作用。同时，猪肝含胆固醇较高，菠菜能减少人体对胆固醇的吸收。

❋ 战术3：多吃根茎类

中医主张，冬天要多吃土里生长的蔬菜，即根茎类蔬菜。它们吸取了土地的温性，不但暖身，还可以温补脾肾。研究人员发现，人怕冷与身体无机盐和碳水化合物缺乏有关，而根茎类蔬菜正好可以大量补充。山药、红薯、土豆、白萝卜等都是冬季的首选。

最佳吃法：萝卜排骨汤、蒸山药、红薯小米粥、土豆炖鸡块。根茎类蔬菜和肉类搭配，可以起到营养互补的作用。若搭配豆类，则暖身效果更好。

✻ 战术4：辛辣“加把火”

带有辛辣味的食物，比如辣椒、花椒、胡椒等，都具有开胃消食、散寒活血的功效，适当吃些可以为冬天的身体点上“一把火”。不过，辛辣食物有刺激性，胃不好的人不适合多吃，高血压、痔疮、肺结核等热性体质，也要少吃点。适量，是吃辛辣食物的首要原则。

最佳吃法：麻婆豆腐、小葱拌豆腐。豆腐偏寒，不会让辣椒的热性过盛，和它是最佳搭配。

✻ 战术5：补碘促循环

海带、紫菜、发菜、海蜇、蛤蜊等含碘食物可以促进人体甲状腺激素分泌。甲状腺激素具有生热效应，它能提高基础代谢率，加强皮肤血液循环，抗冷御寒。

最佳吃法：海带炖排骨、海带红烧肉。如果可以加点黄豆就更好了，补碘的同时还补钙。

（吴 佳）

一锅鸡汤饭菜全有

天气一冷，鸡肉这种温补食材就成了滋补养身的好东西。在所有做法中，鸡汤是不错的选择。但总喝鸡汤，难免觉得单调，这里给您推荐一款集主、副、荤、素于一身的汤——杂粮参鸡汤。

原料：童子鸡1只，党参3根，红枣8颗，枸杞30粒，薏米50克，糯米50克，黑米50克，姜1块。

做法：①去除童子鸡的内脏、头和尾部。倒入清水没过鸡的表面，浸泡1小时。②将薏米、糯米和黑米混合，洗净后浸泡1小时。党参、红枣和枸杞洗净，姜切片。③将浸泡鸡肉的水倒掉，将鸡身内外洗净。沥干杂粮水分，将其从鸡尾部塞入至八分满，其中塞入1根党参、几颗红枣和一些枸杞，装满后用牙签封口。④将鸡放入汤锅中，倒入清水，没过鸡表面，大火煮开后，撇去浮沫。⑤放入姜片和剩余的红枣、枸杞和党参，盖上锅盖，改成小火炖煮1个半小时即可。也可根据自己的喜好加入一些白菜或青笋之类的蔬菜。⑥食用前，放入盐调味。

这道杂粮参鸡汤，汤可以喝，鸡肉和杂粮都可以吃，如果再放些白菜、青笋等蔬菜，既好吃又营养。这样，主、副、荤、素和汤就全有了。

需要提醒的是，煲汤建议用童子鸡，肉质鲜嫩，大小合适，方便炖煮。

（文　怡）

十类食品百姓不放心

第一类：膨化及油炸食品

专家支招：最好别吃。中国农业大学食品学院教授范志红说，我们在选择一种食物的时候，如果营养很好，安全性稍有顾虑的话，可以有选择地吃；但营养很差，安全性也不高的食物就应该坚决不吃，膨化及油炸食品就是个典型。它们多用棕榈油来炸，饱和脂肪酸含量较高；为了让它脆，明矾可能超标；为了让它好看，色素可能过量；为了让它香，盐分和香精可能太多。

第二类：熟肉制品

专家支招：别买太艳的，回家要加热。范志红认为，肉制品的最大隐患是滥用嫩肉粉，可能含有亚硝酸盐。因此不要买颜色过于粉红鲜亮的肉，正常的熟肉应该是暗红色的。另外，肉的口感不能太嫩，能拉出肉丝来才是好的。中国营养学会理事、山东大学营养与食品卫生研究所蔺新英教授说，熟肉买回来蒸 10~15 分钟再吃，才能保证卫生。

第三类：酱腌菜

专家支招：别去小摊买。范志红说，只要不去买小摊小贩的酱腌菜，购买包装正规，有 QS 标识的就能保证安全。但是酱腌菜盐多，营养也较差，还是少吃为好。

第四类：乳制品

专家支招：多买纯牛奶、纯酸奶。范志红建议大家购买营养价值相对高的纯牛奶或者纯酸奶，因为国家监管更严，标准更多。中国农业大学畜产品加工专业李兴民副教授也表示，花样奶会加入增稠剂、香精等添加剂，营养不如纯奶高。

✻ **第五类：鲜肉**

专家支招：要买冷藏的，好肉不渗水、肉馅易成团。李兴民说，鲜肉的危害来自两方面，一类是瘦肉精等药物污染，一类是致病菌等微生物污染。买肉尽量在超市购买有品牌的肉，这样更有保障。而且，在超市里的肉才能保证在4℃左右销售，杜绝微生物污染的危害。范志红说，买肉的时候，一定要注意辨别。首先，鲜肉切开不应该有任何的渗水现象；其次，用手摸肉的切面要稍微有一点点黏手；最后，切碎的肉馅应该很黏很容易起团。

✻ **第六类：罐头**

专家支招：罐盖买微凹的。国家食物与营养咨询委员会委员蔡同一教授说，选购罐头时，首先要注意观察包装是否完整，是否有泄漏，罐盖、瓶盖是否生锈、擦伤，是否商标浸油。其次不买“胖听”的，罐盖、瓶盖微凹的为佳。最后注意商标要完整。

✻ **第七类：速冻食品**

专家支招：买冰柜底层的。天津营养学会理事长付金如说，购买速冻食品的时候，首先不要买散装的：一来不知道保质期，二来也不能保证生产厂家可靠。其次要买冰柜最底部的，那里温度最稳定。再次，不要买已经结冰或结霜的产品，这是融化之后再冻上的，被微生物感染的机会就更大一些。最后，挑选肉类速冻食品时，如果肉的颜色发黄，说明脂肪已经变质了。肉表面应该呈淡红色，发黑、发红的也不要买。

✻ **第八类：食用植物油**

专家支招：多选压榨油。范志红说，在超市里买的品牌瓶装油，就不会出现所谓地沟油的问题。而油脂中查出可能有致癌物，这是在植物油精炼过程中不可避免会产生的。买油最好买压榨植物油，比精炼植物油要好。我们更应该关注的是油不要烧太热，吃油不要过量，自家的厨房才是控制食用植物油安全的最关键环节。

✻ **第九类：方便面**

专家支招：尽量少吃。范志红说，无论从哪个方面说，方便面都是应该尽量少吃的食物，它的维生素太少，热量又比较高。传统的油炸方便面又含有很多的油，附带油料包中的油也有氧化危险，建议油料包只放一半。

付金如说："不要直接把调料包和面饼一起泡，应该先泡面饼，把汤倒掉之后，再重新倒水放入料包。这样能让面饼中的脂肪和防腐剂溶解在第一遍的汤里。"

第十类：蔬菜

专家支招：吃时令菜。国家蔬菜工程技术研究中心研究员何洪巨建议大家多去超市买菜，买一些标签中标明了蔬菜基地的蔬菜。这样的蔬菜在种植栽培过程中都比较规范，安全性更有保障。另外，多吃时令菜，不但农药残留少一些，营养也更丰富，对身体更加有益。

（吴　佳）

"非油炸"未必更健康

配料和营养成分没啥区别

记者走访了北京市多家大型超市。在朝阳区某连锁超市内，不少产品的包装上都用醒目的大字注明"非油炸"，包括小脆系列焙烤薯片、薯愿薯片、上好佳鲜虾条，以及五谷道场、康师傅、白象方便面等。售货员告诉记者，在方便面、膨化食品中，销量最高的都是标有"非油炸"字样的产品。记者询问了几位顾客，他们一致表示，"非油炸"口感好，制作工艺一定比油炸的健康，有害物质少。但记者仔细对比了一部分具有代表性的"非油炸"食品和相应的油炸食品后发现，其实二者的配料、营养成分似乎没什么区别。比如，无论是油炸还是非油炸，无论是薯片、方便面还是饼干，其配料中都含有食用棕榈油或氢化植物油、马铃薯粉、食品添加剂（增稠剂、乳化剂、膨松剂）、白砂糖、食用盐、淀粉等。以"上好佳"下属品种喀得薯片（油炸）与芝士条（非油炸）为例，前者能量为 578 千焦、蛋白质 2 克、脂肪 5.5 克、碳水化合物 20 克、钠 250 毫克，而后者含能量 552 千焦、蛋白质 2.4 克、脂肪 4.4 克、碳水化合物 21 克、钠 257 毫克。说明书上几乎相同的数字，不禁让人疑惑，"非油炸"与"油炸"究竟差在哪里？前者真的更健康吗？

一位业内人士向记者透露，目前市场上常见的方便食品，以淀粉类食品为主。根据这类食品的国家标准，主要有焙烤、油炸、挤压、微波等生产工艺。以方便面为例，油炸方便面需将面饼用沸油炸制干燥，而非油炸方便面则直接用热风烘干。而薯片在制作时，则是先将马铃薯粉和配料拌成糊状，分份并压制成薯片形状，然后再选择油炸或烘焙。记者致电好丽友服务热线获悉，薯愿薯片就是将马铃薯糊放到烤箱中焙烤，再喷淋食用油烘干，以保持口感酥脆。

❋“非油炸”并不等于健康

中国农业大学食品科学与营养工程学院副院长胡小松教授强调，非油炸只是一个卖点，远没有想象得那样健康。首先，无论制作工艺如何，油炸和非油炸淀粉类食品都含有致癌物丙烯酰胺，平均含量高出谷类油炸食品4倍。胡小松领导的一项研究表明，非油炸方便面的丙烯酰胺平均含量在50微克/千克左右，比油炸的多近5～10微克/千克。中国疾病预防控制中心营养与食品安全所专家吴永宁也指出，没有发现油炸方便面比非油炸方便面的丙烯酰胺更多。

其次，方便面、饼干、薯片等，大多添加了精炼植物油、植物起酥油、部分氢化棕榈油或氢化植物油。名称不同，但其本质都是氢化油。近日，氢化油的发明被欧洲某杂志评选为“人类食物历史中十大灾难时刻”之首。因为它在制作过程中，会生成反式脂肪酸，大量摄入会增加患糖尿病、冠心病、代谢综合征等慢性病的几率。福州大学生物科学与工程研究所傅红研究发现，如果女性每天摄入4克反式脂肪酸，不孕几率就会增加70%。而4克反式脂肪酸，只需要一包薯片就足以提供。

再次，无论是不是油炸，膨化类食品都会添加大量调味剂，包括甜味剂、谷氨酸钠、盐等。其中仅食盐一项，长期过量摄入就会增加心血管病风险。此外，这类食品中添加的硫酸铝钾或硫酸铝铵等膨松剂，长期摄入会造成体内铝超标，诱发老年痴呆、骨软化症等。

❋选购食品别迷信概念

非油炸食品也并非一无是处。中国农业大学食品科学与营养工程学院副教授范志红告诉记者，“至少非油炸食品添加的油要少得多，水分含量明显高于油炸，脂肪含量和热量也低一些。再加上烹调温度相对较低，对营养素的破坏较小。”其实，“非油炸”几十年前就有。早先的挂面制作就是采用热风烘干，是典型的非油炸食品。专家表示，消费者在选购食品时不要迷信“非油炸”，而是应多看配料和成分表，尽量选择脂肪含量低、热量低、钠含量低的产品，挑选不含氢化油成分的食品，以减少反式脂肪酸的摄入。

（徐李燕　刘源隆）

护肠食物各有所长

（1）海带：肠蠕动的“加速器”　海带呈碱性，可促进血液中的甘油三酯代谢，有助润肠通便，而且它热量低，膳食纤维丰富，能加速肠道蠕动。海带的最佳吃法是清蒸。这样不会破坏海带中的矿物质，还可有效增加肠蠕动。

（2）猪血：肠解毒“消化酶”　猪血中的血浆蛋白经过消化酶分解，会产生有解毒作用的物质。当肠道内吸收到重金属微粒时，它就会和这种物质发生反应，并缩短其在人体内停留的时间，将其对身体的危害降至最低。喝猪血白米粥，能有效帮助肠道解毒，预防结肠癌。

（3）糙米：肠疏通“管道工”　糙米中含有丰富的B族维生素和维生素E，能促进血液循环，源源不断地为肠道输送能量，可促进肠道有益菌增殖，预防便秘和肠癌。将糙米与排骨、海米一同放在锅内，加入清水同煮成粥，撒上盐和胡椒粉即可。

（4）蜂蜜：肠道的“养颜液”　蜂蜜可以让肠道“和颜悦色”，因为它含的氨基酸、维生素，可促进身体良性循环。蜂蜜中的镁、磷、钙等营养元素能调节神经系统。取一勺蜂蜜泡水饮用能达到润肠、美容的功效。

（5）酸奶：肠动力“添加剂”　益生菌在肠内无声无息地“繁衍”，协助肠道抵抗有害菌。适量补充益生菌，可以维护肠道内的天然防线。两餐之间喝杯酸奶，可使肠内菌群平衡，促进肠道消化分解能力。

（6）花生：肠强健“催化剂”　花生可以强健肠道，这是因为花生入脾经，有养胃醒脾、滑肠润燥的作用。花生中独有的植酸、植物固醇等特殊物质，会增加肠道的韧性。每日吃5～6粒花生，就能强健肠道。用水煮花生，营养不会被破坏，也容易吸收。

（7）黑木耳：肠清洁“钟点工” 黑木耳所含的植物胶质，可在短时间内吸附残留于肠道的“毒素”，并将其排出体外，起到“洗涤”肠道的作用。黑木耳凉拌吃最营养，只需依照个人口味加入调料搅拌均匀即可。

（8）魔芋豆腐：肠轻盈“能量元” 魔芋豆腐中含有凝胶纤维，可大大促进肠道的蠕动，减轻肠道压力。另外，其中的膳食纤维，可在肠壁上形成保护膜，缩短食物的停留时间，清除肠壁上的废物。将魔芋豆腐切片，在盐水中煮 2 分钟后捞出，加入鱼汤或鸡汤，小火慢炖，其中的营养元素会全部释放出来，汤中的营养物质容易被人体吸收。

（李惠明）

饭前喝汤半碗就够

民间有句俗话：“吃饭先喝汤，强似开药方”。许多人喜欢用完餐后再喝汤，就是下饭馆也是最后才上汤品，这种习惯要改一改。一是空胃时直接吃食物，对胃的刺激比较大，长此以往容易发生胃病或者消化不良症。饭前喝点汤，就像给胃做准备活动似的，能使整个消化器官提前活跃起来，促使消化腺分泌足够的消化液来消化食物，也有利于食物中的营养物质更充分地吸收和利用。二是因为从口腔、咽喉、食道到胃部这一食物必经之路，犹如一条传输通道，吃饭之前，先喝上几口汤，就等于给这一条通道加注了润滑剂，可以使食物顺利下咽，不至于过激地刺激和摩擦脆弱的食道。

“吃饭先喝汤”在做法和喝法上也要有些讲究。为了能快速润滑食道，又要刺激消化道开始工作，汤不能太稠也不能太稀，以中等偏稀为最佳；口味要稍微偏淡，不适合选择酸、辣味重的汤。

饭前的“开胃汤”不能一次喝得太多，一般中等大小的饭碗喝上半碗就可以了。

（朱东漫）

多酸少咸能补水

冬季气候干燥，人体内的水分流失也随之加快。尤其是北方地区供暖后，不少人感觉口干舌燥、声哑干咳、皮肤干燥、尿少便秘，这些都是身体发出的缺水信号。除了多喝水，该怎样通过日常饮食来缓解干燥呢？

军事医学研究院营养研究室教授王冬兰介绍，首先，要多吃酸味的水果。因为甘酸清润的水果通常富含维生素 C 和 E，可以滋润皮肤，促进人体新陈代谢。研究表明，口感越酸的水果，所含的维生素 C 往往也越多，如猕猴桃、山楂、苹果、梨、柑橘。酸味水果还含有鞣酸、有机酸、纤维素等物质，能起到刺激消化液分泌、加速胃肠蠕动的作用，可以滋阴润燥，而且水果的含水量一般超过 70%。干燥的冬季，一天吃个水果，是补水的理想选择。其次，“白色食物”能润肺。北京中医药大学中医饮食营养学教授周俭介绍，中医认为，“燥易伤肺”，而五脏中的肺，对应五色中的“白色”，因此，吃些“白色食物”可以润肺补水。冬季可常吃白萝卜、白菜、冬瓜、百合、银耳、莲藕、莲子等。其中，白菜、萝卜这两种“大众化蔬菜”功效最好，经济实惠。白萝卜含有多种维生素和矿物质，其中维生素 C 的含量比梨和苹果高出 8 ~ 10 倍。白菜富含维生素 C 和 E，可防止因燥热导致的皮肤干燥，其中的纤维素还可促进肠蠕动，预防体内火气导致的便秘。可煲些冬瓜汤、白萝卜汤、大白菜汤等，补水的效果都远远超过只喝白开水。

最后，需要提醒的是，冬天更要少吃盐。干燥的气候对呼吸系统伤害较大，容易诱发上呼吸道感染。如果饭菜中含盐量太高，会导致唾液分泌减少，使各种细菌在上呼吸道中更易存活。高盐的饮食还可能降低黏膜抵抗疾病的能力，使细菌、病毒乘虚而入，诱发炎症。

（鲍　捷）

五种食物含维生素 D 多

维生素 D 不但能健壮骨骼，还能预防多种癌症。那么，什么食物含维生素D多呢?

（1）三文鱼　美国自然健康联盟数据显示，在所有天然食物中，三文鱼的维生素D含量最高。除了三文鱼，金枪鱼中的维生素D也很丰富。不管是新鲜的、冷冻的，还是罐头的，含量都很高。

（2）牛奶　美国莱纳斯·保林营养研究所发现，无论全脂还是脱脂，牛奶都含天然维生素D，而且市场上许多牛奶都已经强化了维生素D。

（3）鸡蛋　美国莱纳斯·保林营养研究所发现，鸡蛋是强大的营养库。蛋黄含有非常多的维生素D，蛋白中的优质蛋白质也很多。

（4）蘑菇　美国的一项新研究发现，圆白蘑菇接受紫外线照射几小时后，其中维生素D会增加4倍。烹制蘑菇前，让它晒晒太阳吧！

（5）虾　美国农业部全国自然营养数据库数据显示，虾富含的Ω-3脂肪酸、蛋白质很高，饱和脂肪酸和热量却很低。

（陈宗伦）

蘑菇顶饱不输牛肉

如果有一种食物既美味，又能吃得饱，还不会摄入过多能量，你是否会欢欣鼓舞呢？近日美国“吃好”网站登出一则研究结果：研究人员找到一种和牛肉一样顶饱，能量却很低的食物即蘑菇。

研究人员介绍，蘑菇富含膳食纤维，其中的蛋白质和氨基酸还比普通蔬菜多很多，因此，吃蘑菇能和牛肉一样有很强的饱腹感。多吃蘑菇不仅能够让人减肥、保持苗条的身材，还可以预防便秘、肠癌、动脉硬化、糖尿病等疾病。另外，蘑菇鲜味十足，不用加一点味精或鸡精就可以做出许多味道不输给牛肉的美味佳肴。

蘑菇做汤味道鲜美，不加盐也十分美味，炒菜或红烧都可以。不过需要注意的是，蘑菇一定要彻底加热熟透，否则会有食物中毒的危险。推荐一道胡萝卜炖蘑菇：先将胡萝卜和蘑菇翻炒数次，加入清汤，然后下入黄豆、西蓝花，放入盐、糖等调味品，煮透即可食用。

（贾丽立）

冬天多吃“地下蔬菜”

生长在地下土质环境的蔬菜，如土豆、山药、各种萝卜、芦笋、藕、薯类、牛蒡等，在中国农业大学蔬菜专家杜相革看来，既美味又营养。

（1）接触农药少　这些地下蔬菜都是应季蔬菜，按季节的特定环境生长，顺应了自然规律，所以抗击病虫害的能力强，用的农药少，更何况是在打不到农药的地下。

（2）蓄积营养多　它们是属于秋季成熟冬季进食的越冬蔬菜。俗话称：春生夏长秋藏冬存。这些敛天地之精华慢速成熟的地下蔬菜，接触阳光少，温差相对小，生长时间比较长，所以蓄积的营养也多，更何况根茎是能量的居所。

（3）天然助御寒　这第三个优势就是更有趣，因为这些靠根茎生长的蔬菜，储藏了淀粉，淀粉富含维生素 A，是天然的耐寒营养剂，可以帮助人体在冬季抗击寒冷。

（4）“身怀绝技”　像土豆，纤维素含量比芹菜还高，尤其适合容易便秘的老人和孩子；萝卜是去火开胃的佳品，生嚼上两片白萝卜，不仅嗓子舒坦了，还能清热消炎；长期胃口不好，牛蒡就是个好帮手；芦笋就更是了得，它富含的甘露醇可以抗癌、抗氧化、防早衰；山药益肾家喻户晓，保健营养的功效也是非凡，有助预防冬季感冒；红薯的营养就更不用细说了，它好处多多，尤其可以防癌。

（叶　依）

芋类食品富含矿物质

现在，市场上能买到多种芋类的农产品，如芋头、菊芋和魔芋。据专家介绍，芋类蔬菜含有的淀粉品质最好，维生素和矿物质含量也最丰富。

（1）芋头含氟防龋　芋头是一种很好的碱性食物，它所含的元素中，氟的含量较丰富，具有洁齿防龋、保护牙齿的作用。芋头中有一种天然的多糖类高分子植物胶体，有很好的止泻作用，并能增强人体的免疫功能。

中医认为，芋头有益胃宽肠、通便解毒、补益肝肾等功用。因此，芋头可作为防治癌瘤的常用药膳主食，对乳腺癌、甲状腺癌、恶性淋巴瘤等患者有辅助食疗功效。

（2）魔芋提高免疫力　魔芋含有大量的维生素、植物纤维及一定量的黏液蛋白，具有预防动脉硬化和防治心脑血管疾病的作用。吃魔芋还能提高机体免疫力。魔芋所含的甘露糖苷和优质膳食纤维有防癌作用，并且能防止便秘和减少肠道对脂肪的吸收。

（3）菊芋调节血糖　菊芋俗名洋姜，又叫菊姜、鬼子姜。菊芋中含有一种与胰岛素结构非常近似的物质，有助于降低血糖。同时，当人出现低血糖头晕时，含一块菊芋在嘴里，能够马上得到缓解。

（冯立中）

红色柿子椒含维生素 C 多

提到维生素 C（简称维 C）含量高的食物，不少人脑海中都会浮现出柠檬、橘子等柑橘类水果。近日，美国《预防》杂志刊载的文章打破了人们固有的概念，美国营养学家发现，虽然柑橘类水果富含维 C，但红柿子椒中维 C 含量才是果蔬中最高的。

众所周知，维 C 对皮肤和免疫系统都有好处。研究显示，维 C 能帮助人体更快地恢复健康，提高免疫力。英国的研究者对 4025 名服用维 C 的女性进行跟踪调查后发现，服用维 C 的女性皮肤更加光滑细腻，皱纹也少。因此，想要从天然食物中获取维 C，红柿子椒是优先之选。

血脂高吃柚子

第四军医大学西京医院营养科副主任医师李敏介绍说，柚子含有三种活性强、含量高的元素。一是柚皮苷：在 100 克柚子肉中含柚皮苷 357 毫克，有稀释血液，疏通血管，促进血液循环，阻止血脂生成的作用。二是钾元素：100 克柚子肉中，钾的含量为 257 毫克。钾是钠的克星，可防止钠的升高，它能将体内多余的钠排出体外，确保血脂稳定。三是抗坏血酸：对血管中的斑块、氧化物有较好的“清道夫”作用，防止血管老化。柚子的食用方法有很多，除直接当水果食用外，还可以采用以下方法。

汁饮法：将柚子去皮后，取其肉放入榨汁机内榨成汁液，滤渣后食用，每天一杯（50 克）。

茶饮法：在柚子未成熟前（呈青绿色）摘下，加工成特制的“柚子蜜饯茶”，每次 10 克，用开水泡后当茶，经常饮用。

汤饮法：柚肉 150 克，童子鸡 1 只，把鸡内脏去除洗净后，将柚肉放入鸡肚内，配上调料，清炖喝汤。

需要提醒的是，因柚子性寒，胃肠功能不好的人，不可过量食用。

（吴一福）

不发酵的茶叶含茶多酚高

研究人员发现，不发酵茶叶也就是绿茶，它的茶多酚含量高，半发酵茶（乌龙茶）和发酵茶（红茶、普洱茶等）在制作过程中都会降低茶多酚的含量。高档绿茶的茶多酚含量高于低档和中档绿茶。检测显示，绿茶中茶多酚含量分别比红茶和乌龙茶高出 144.8% 和 59.53%，高档绿茶中茶多酚含量分别比中档和低档绿茶高出 13.01% 和 23.20%。普洱茶在发酵过程中，可溶性茶多酚的含量会越来越低。绿茶在收藏过程中茶多酚的含量也会下降，而且茶多酚下降 5% 时，即能引起茶叶汤色、滋味、香气的明显改变，当下降达到 25% 时，茶叶质变严重，失去原有饮用价值。

（吴晓晓）

木须肉营养最均衡

联合国粮农组织曾提出一个口号：21 世纪最合理的膳食结构就六个字“一荤一素一菇”。荤菜一吃，优质蛋白质有了；素菜一吃，纤维素、维生素、矿物质也有了。再吃上菌类，还有了降血脂、提高免疫力、延缓衰老的功效。

“木须肉就是很好的例子，一个菜里，瘦肉、鸡蛋、木耳、黄花菜都有了，营养配比很合理。”北京大学人民医院原大内科常务副主任兼心内科主任徐成斌教授对此很是赞同。中国烹饪协会美食营养委员会委员、北京军区总医院高级营养配餐师于仁文也说，木须肉营养非常丰富且均衡，蛋白质、维生素、矿物质、膳食纤维，一个都不缺。“从原料上来讲，木须肉的确很健康，可是一般炒制时用的油很多。”于仁文说，“炒鸡蛋用油，肉也要过油滑炒，再加上其他菜的油，这整道菜的油必然少不了。”

那么如何减油减盐还能不影响菜的口感呢？做木须肉这道菜时，可以将锅内倒入油，让油均匀沾满锅壁，然后将油倒出留做备用。用锅壁上的油炒熟鸡蛋。“鸡蛋特别吸油，但是油少也能炒熟。”于仁文很肯定。“其次，滑炒里脊肉时用水滑，80℃ ~100℃的水绝对可以把肉弄熟。”最后再适当放油把其余菜炒熟、勾芡即可。于仁文说:“至于减盐，就是按照老北京的一道菜式醋熘木须来制作，制作时放些醋，可以增咸，自然就不必放太多盐了，而且风味也别具一格。”

（刘源隆）

黑巧克力护心脏

许多科学研究已显示，食用黑巧克力对心脏有利。黑巧克力为何具有这一特殊的功能？瑞典研究人员最近发表论文，对此进行了详细阐释。

瑞典林雪平大学研究人员的报告称，黑巧克力含有的可可黄烷醇等有益成分能抑制血管紧张素转化酶，从而起到保护心脏的作用。研究人员解释说，血管紧张素转化酶是人体激素系统不可缺少的物质，起到调节血压的作用。血管紧张素转化酶水平过高易导致动脉硬化和其他心血管疾病。当血管紧张素转化酶被抑制后，血压会随之降低。

（高　原）

白天吃瘦肉晚上喝牛奶

中老年人随着年龄的增长，很容易出现骨折、骨质疏松等病症，因此需要合理补充钙、锌等食物。但是，由于钙和锌的吸收原理很相似，补充时两者容易竞争，使二者的吸收受到制约。同时，钙在体内的含量远远大于锌，也比锌活泼，补充钙会影响锌的吸收，因此，这两种微量元素最好分开补。

（1）补充顺序先锌后钙　郑州市第三人民医院营养科主任张素革说，补充这两种微量元素的顺序最好是先锌后钙。比如说，白天多食用瘦肉、牡蛎等食物补锌，晚上多吃豆制品、喝牛奶补钙，会更利于钙的吸收和利用。而且牛奶还有助于睡眠，晚上喝杯牛奶是最合适的补钙方式。

（2）瘦肉、鱼类含锌高　日常生活中最好的补锌办法是通过食物补锌，牡蛎、瘦肉、猪肝、鱼类、蛋黄、虾皮、紫菜、芝麻、花生含锌较高，可以常吃这类食物。张素革说，蛋黄、干贝和木耳是食物中补锌的高手，可用这几种食材做成银丝羹，味美又有营养。

（3）其他食物也含钙　张素革说，食物中钙的来源很多，如果选择得当，每日从中摄取足量的钙是不成问题的。除了牛奶和豆制品外，虾皮、海鱼等也含钙，可以适量吃一些。

（陈锦屏）

低钠盐有益健康

低钠盐是以氯化钠、碘酸钾或碘化钾为原料，再添加一定量的氯化钾和硫酸镁，从而改善体内钠、钾、镁的平衡状态，可预防高血压。因此，低钠盐最适合中老年人和患有高血压、心脏病的患者长期服用。普及和推广食用低钠盐，是防控高血压最简单有效的方法之一。

食用低钠盐可降低高血压、心血管疾病的风险。但由于低钠盐是高钾低钠，钾离子的摄取量相对增加，因此，患有肾脏病、肾功能不全者不宜多用。肾病患者，尤其是排尿功能出现障碍（例如尿毒症）的患者，不宜吃低钠盐。因为低钠盐中钾含量较高，而肾功能不全者不能将钾有效排出体外，易造成高血钾，出现心律不齐等副作用，严重时可出现心力衰竭。

食用低钠盐也要有量的限制。若烹饪时用了太多的低钠盐，不仅钠的总摄入量没减低，同时还增加了钾和镁的摄入量。这样，既增加了肾脏的负担，又失去了减盐（低钠）的意义。另外，有多种基础病的老年患者，最好在医生的指导下选用食盐种类和用量。

（洪忠新）

美食中的"滋补状元"

❃ 状元菜——莲藕

推荐理由：民间早有"荷莲一身宝，秋藕最补人"的说法。秋令时节，正是鲜藕应市之时，此时天气干燥，吃些藕，能起到养阴清热、润燥止渴、清心安神的作用。

最佳吃法：七孔藕淀粉含量较高，水分少，糯而不脆，适宜做汤；九孔藕水分含量高，脆嫩、汁多，凉拌或清炒最合适。

❃ 状元坚果——花生

推荐理由：花生有"长寿果"之称。中医认为，花生性平，味甘，入脾、肺经，可以醒脾和胃、润肺化痰、滋养调气、清咽止咳。

最佳吃法：新鲜花生最好连壳煮着吃。煮熟后的花生不仅容易消化吸收，而且可以充分利用花生壳和内层红衣的医疗保健作用。

❃ 状元补品——山药

推荐理由：秋季最佳的进补食物是山药。中医认为，秋吃山药有健脾益胃、滋肾益精、益肺止咳的功效。

最佳吃法：蒸着吃、做汤喝、炒菜均可。蒸着吃，营养损失最小。

❃ 状元饮品——黄酒

推荐理由：民谚有"菊花开，饮黄酒"。黄酒含有人体必需的18种氨基酸。中医认为，黄酒性热，味甘苦，有通经络、行血脉、温脾胃、润皮肤、散湿气等治疗作用。

最佳吃法：黄酒温饮，暖胃祛寒。黄酒的传统饮法是放在热水中烫热或隔火加热后饮用，以35℃～45℃为佳。

❋ 状元肉——墨鱼

推荐理由：秋天吃墨鱼，对女性尤其滋补。墨鱼具有益血补肾、健胃理气的功效，秋吃墨鱼能养阴生津。

最佳吃法：红烧、爆炒、熘、炖、凉拌、做汤均可，但为防秋燥，墨鱼做汤是比较合适的。

❋ 状元水果——梨

推荐理由：秋季空气干燥，水分较少，若能每天坚持吃梨，能缓解秋燥，生津润肺。不同种类的梨性寒程度也不完全一样，如我们常吃的天津鸭梨、香梨和贡梨寒性差不多，而皮粗的沙梨和进口的啤梨，则寒性更大一些。

最佳吃法：吃生梨能明显解除上呼吸道感染患者出现的咽喉干、痒、痛、声音哑以及便秘、尿赤等症状；将梨煮熟或蒸熟吃，如冰糖蒸梨可以起到滋阴润肺、止咳祛痰的作用。

❋ 状元粥——百合粥

推荐理由：百合有润肺止咳、清心安神等功效，是秋季食物之上品。百合味甘微苦，性平，对抑制癌细胞增生有一定作用。

最佳吃法：煮粥。百合与糯米制成百合粥，放上一点冰糖，不仅可口，而且安神，有助于睡眠；还可以用百合、莲子和红枣共煮成羹，可补益安神。

（凤　凰）

大米硬度大蛋白质含量高

一般来说，大米的蛋白质含量越高，硬度越大，其透明度也会越好，色泽也会更亮。尤其是和陈米相比较，随着米储藏时间越长，米的硬度会下降，蛋白质含量也会下降，色泽则会逐渐转黄。从品种来看，北方的粳米比南方的籼米蛋白质含量稍低，因此籼米更硬、更脆。判断米粒硬度的方法是用牙咬一下米粒，易断裂的大米硬度更大，其蛋白质含量也更高。

值得注意的是人体对大米蛋白质的消化吸收率比动物蛋白质低，蛋白质含量过高，不仅不被吸收，还会给肾脏增加负担。因此建议肾病患者选择食用低蛋白质含量的新鲜大米，如华北产的粳米。

（洪　杰）

巧吃发芽食物

萝卜芽：消化好

萝卜发芽 2 ~ 3 厘米时含有芥子油，能促进胃肠道蠕动，排出肠道中有害物质，还可预防上消化道癌变。

怎么做：将 50 克白萝卜子浸泡后放入容器内，表面蒙上一层纱布，5 小时洒一次水。萝卜子发芽后常用阳光照射，芽长至 2 ~ 3 厘米时洗净凉拌生吃。

小麦芽：听得清

老年性耳鸣多由耳部动脉硬化所致，小麦芽长至 3 厘米时富含维生素、膳食纤维，有助于降低血液黏稠度，防治耳部动脉粥样硬化。

怎么做：将小麦洗净浸泡 12 小时后，放入容器内，表面蒙上纱布并保持湿润，小麦芽长成 3 厘米时，凉拌生食。

玉米芽：睡得香

玉米出芽后 72 小时色氨酸含量可提高 106%。如果大脑中色氨酸减少，会导致失眠、情绪低落等。每天生食玉米芽 50 克，两周后睡眠质量可有所改善。

怎么做：选择饱满的黄色玉米，浸泡后放入容器内，表面放一层纱布并保持湿润，发芽 72 小时效果更好。

黄豆芽：能降压

黄豆发芽 48 小时后 γ 氨基丁酸突然增加 7 倍，可有效促进血管扩张，达到降低血压的目的。

怎么做：从黄豆洗净发胀，初露嫩芽算起，48 小时后（芽长到 1 厘米）

炒熟食用。

❋ 豌豆芽：降血糖

豌豆芽萌发出 2 ~ 4 片叶时，富含铬，有利于糖的代谢，维持胰腺的正常功能。

怎么做：将长出 2 ~ 4 片叶的豌豆芽捣烂榨汁，每次饮半杯，每天两次，有明显的降糖作用。

❋ 糙米芽：软化血管

糙米发芽时，米内酵素会“醒”来，对软化血管、预防动脉硬化有益。

怎么做：将糙米浸泡 6 小时后置盆内盖上湿毛巾，每日洒水 2 ~ 3 次，3 ~ 5 天后会发出 1 厘米长的嫩芽。发芽糙米与白米 1 ：3 比例煮饭食用。

（马艳玲）

“长寿菜”蘑菇的最佳吃法

蘑菇素来被誉为“长寿菜”，因为其富含蛋白质、多种维生素和矿物质及低脂肪、低热量，一直备受百姓青睐。不过，现在市场上，蘑菇的品种越来越多，不同蘑菇适合的吃法也不尽相同。在这里，给您推荐几种蘑菇的最佳吃法。

（1）干香菇适合炖肉　香菇香气沁人心脾，能益胃气，还有抗癌作用。市场上常见的香菇，主要有干品和鲜品两种。干香菇香味浓厚，适合与肉类一起烹调。而鸡肉最容易入味，用干香菇炖鸡，香菇可给鸡肉提鲜祛腥，味道最好。干香菇烹调前，需要用 30℃ ~40℃的温水浸泡 20 分钟。浸泡过香菇的温水不要倒掉，炖鸡时加入一些味道更香浓。

（2）鲜香菇要搭配蔬菜　新鲜的香菇没有干香菇味道浓，口感比较清爽，适合搭配蔬菜吃。鲜香菇扒油菜，融合了香菇的清香爽滑，加之油菜的嫩绿清脆，使此菜色香味俱佳。

（3）草菇适合爆炒　草菇能解暑降温，养阴生津。草菇最适合爆炒，以减少维生素 C 的破坏。将草菇切片，投入锅中用旺火炒 10 分钟，加盐、味精、酱油等翻炒，这样更能保留其固有的鲜味。

（4）平菇适合素炒做汤　平菇可追风散寒，舒筋活络，其口感鲜嫩，适合清炒，只需加入少许葱、姜、盐调味。此外，平菇还可做蛋花汤，关火后加入少许青蒜末调味，味道更鲜。

（5）金针菇适合凉拌　金针菇味道鲜美，氨基酸种类齐全，能促进儿童的智力发育，有“智力菇”之称。金针菇最常见的做法是凉拌。拌前，最好煮6分钟以上，避免食物中毒。

（6）茶树菇、杏鲍菇适合炒　新鲜的茶树菇清香可口，可以和豆角一起清炒。杏鲍菇肉质肥嫩，口感很好，如与荷兰豆、火腿肠一起炒的“三色杏鲍菇”就是道经典佳肴。

（7）口蘑最适合做汤　口蘑味道较清淡，与新鲜豆苗一起煮汤，口感更清爽。需要注意的是，做菜时尽可能把蘑菇切得小点，因为它的纤维素不易消化。另外，还要将蘑菇在制作前焯一下水，以减少其所含的生物碱。

（于　鑫）

根据年龄段确定饮食量

北京中医药大学东直门医院主任医师姜良铎说，有相当一部分人因长期饱食或过食而患病，这些人只要控制饮食，就可以达到立竿见影的效果。人进入成年，生长发育的使命已经完成，人对食物的需求仅仅是维持新陈代谢的平衡。如果摄取过多的营养物质，超出人体需要的部分就会堆积在体内，有的营养物质就成了“毒物”。现代医学证明，经常饱食，尤其是暴饮暴食，不仅影响肠胃功能，引起消化不良，导致胃炎、胰腺炎，还会使体内的脂肪过剩，血脂增高，造成动脉粥样硬化等疾患。另外，过量进食后，肠胃血液增多，大脑供血被迫减少，长期下去还会使记忆力下降、思维迟钝、大脑早衰。

姜良铎建议，要根据不同的年龄段确定饮食量，基本上是随着年龄的增长，饱食程度是随着递减的。40岁以前可以吃九分饱，40岁后吃八分饱，50岁吃七分饱，60岁后吃六分饱。当然，不同的人应根据自己的活动量，合理确定进食量。其原则是保持平衡，保持相对稳定的体重。对于老年人以及患病的人，尤其是患消化系统疾病者，强调每一次进食不能过多。这是因为老年人和患病的人，胃肠道的消化能力很弱，每次仅能消化少量食物，通过适当增加进食次数，可以保证营养的需要。

维生素含量水果比不上蔬菜

夏秋是各种水果大量上市的季节。水果因其诱人的颜色、芳香的气味、酸甜的口味，深得人们的喜爱。同时，水果本身含有大量的人体必需的维生素、矿物质、膳食纤维，因而深受消费者的青睐。但是并不要认为水果营养价值高，多吃对人体就有好处。吃水果应该避开一些“雷区”和“误区”。

苹果中含有糖分和钾盐，吃多了会加重心脏负荷，冠心病、心肌梗死、肾炎等患者就不应多吃苹果。柑橘性凉，素体虚寒的老人不可多吃，以免诱发腹痛、腰膝酸软等症状。梨子含糖较多，糖尿病患者吃多了会引起血糖升高。柿子含有单宁和柿胶酚，胃肠不好或便秘的人应少吃，否则容易形成柿石。而菠萝中含有蛋白酶，有些人吃后会出现过敏反应。因此，吃菠萝前最好用盐水浸泡，破坏蛋白酶成分。另外，胃溃疡等胃病患者和凝血功能障碍者，也要尽量少吃菠萝。

有些中老年人喜欢用水果代替蔬菜，这也是不对的。尽管水果富含丰富的维生素，但其含量远低于蔬菜。就维生素C的含量来说，白菜、菠菜要比苹果、桃、梨等果品高出10倍左右，而辣椒甚至高近20倍。正确的吃法应该是每顿吃蔬菜，每天吃水果。

（王桂照）

一把瓜子补足维生素E

茶余饭后，人们常嗑点葵花子解闷，但您有没有想过葵花子还有护肤的功效呢！美国专家指出，葵花子中富含的维生素E，有益肌肤健康。维生素E作为一种抗氧化剂，具有很强的保护皮肤的能力，这也是很多化妆品公司经常把维生素E作为皮肤乳霜添加剂的原因。而每天吃把葵花子，就能满足人体每日维生素E需求量的90%。也可以将葵花子加入沙拉或是燕麦粥中。

美国研究者发现，如果饮食中富含维生素 E，还能降低由于各种疾病引起的死亡率。吃葵花子的时候，最好和富含维生素 C 的水果和蔬菜一起吃，这样能使护肤防病的作用加倍。

（臧恒佳）

五种海鲜“Ω-3”最多

Ω-3 脂肪酸对心脏有益，还能增强记忆，改善情绪。这种脂肪酸，特别是 EPA 和 DHA，在深海鱼的鱼油中最普遍。以下五种鱼中含 Ω-3 脂肪最多。

第一名，沙丁鱼。细长的银色小鱼，可鲜食、干制或熏制、腌制等，番茄沙丁鱼、洋葱沙丁鱼都非常美味。每 85 克含有 1950 毫克 Ω-3 脂肪酸。

第二名，三文鱼。鳞小刺少，肉色橙红，属于肉质细嫩鲜美的鱼类，是生鱼片的经典。野生三文鱼含有的 Ω-3 脂肪酸更丰富，85 克就含有 1060 毫克。

第三名，金枪鱼（罐头装）。金枪鱼的鱼肉呈紫红色，颜色和牛肉相似。其中血红素含量很高，低脂而高蛋白。金枪鱼常用来做馅、做面条、拌沙拉等。每 85 克含有 900 毫克 Ω-3 脂肪酸。

第四名，淡菜（贻贝）。也叫壳菜或青口，味道鲜美，富含多种氨基酸，可炒、拌、做汤等。每 85 克含 Ω-3 脂肪酸 700 毫克。

第五名，虹鳟鱼。颜色比三文鱼浅，口感较脆。最常见的吃法是烤、炖、烧等，也可以做生鱼片。每 85 克含 Ω-3 脂肪酸 630 毫克。

（刘　昂）

杏桃李营养知多少

（1）水果类的特点是含水分多。每 100 克的杏、桃、李中含的水分接近 90%；杏和李中含的能量是一样的，都是 36 千卡，桃要高一些，为 48 千卡，也许这是桃“饱人”的原因之一。

（2）含有丰富的维生素。杏中的胡萝卜素最高，是李的3倍，是桃的20多倍，但是这三种水果中B族维生素含量都差不多，含的维生素C也不高，100克中不超过7毫克。

（3）含有多种矿物质，其中含钾丰富。杏含的钾最高，为226毫克，其次是桃和李，在150毫克左右；但钙、铁、锌的含量都比较低。

（4）含有丰富的膳食纤维，三种水果中果胶含量为0.3%~1.3%。

（5）杏、桃和李中的有机酸含量为0.2%~3.5%，其中主要为苹果酸。

（6）桃、杏和李中的单宁含量为0.074%~0.127%。单宁是多酚类化合物的总称，我们常见的水果切开后过一段时间会变褐色或黑色，这就是单宁被空气中的氧氧化所致。另外，还含有胡萝卜素、儿茶酚、黄酮类等。

（7）杏、桃、李中还含有黄酮类物质、芳香物质、香豆素等植物化学物质，它们具有特殊生物活性，有益于机体健康。

（8）桃、杏、李果仁中含有苦杏仁苷，在体内代谢过程中可产生氢氰酸，食用后可能发生中毒。

《中国居民膳食指南2007》中推荐我国成年人每天吃水果200~400克。

（马冠生）

菜吃深色的，肉挑浅色的

（1）深色蔬菜的营养更丰富　深色蔬菜是指深绿色、红色、橙红色、紫红色的蔬菜。中国营养学会推荐，每天应该吃一斤蔬菜，其中深色蔬菜应占到一半以上。为什么强调要保证一定量的深色蔬菜呢？不同品种的蔬菜间，营养成分不完全相同，但是同种蔬菜中，深色品种的营养更好。比如西兰花中的β胡萝卜素含量要比白菜花高很多，黑豆与黑木耳中的铁明显高于黄豆与银耳。这样的差异在富含花青素的紫色蔬菜中体现得最为显著，常见的有深紫色茄子与浅绿色茄子，紫色洋葱与白色洋葱，紫甘蓝与卷心菜，紫薯与红薯、白薯，都是前者的营养价值显著高于后者。

即便是同一棵菜，也是颜色越深的越好。比如油菜的深绿色叶子与浅绿色菜帮相比，大葱的葱叶与葱白相比，大白菜绿色的外帮与白色的菜心相比，都是深色的营养高于浅色。

（2）肉类颜色越浅，营养越高　比如鱼、虾、蟹、贝等接近透明色的肉，营养最高。它们含有人体所需要的全部蛋白质，氨基酸组成与人体需要的十分接近，并且最易于胃肠消化吸收。一般的肉中饱和脂肪酸含量较高，而海鲜中“透明肉”的脂肪多为不饱和脂肪酸，尤其是EPA能预防血栓的形成，对预防动脉硬化和高血压有较好的功效，而DHA对提高智力、判断力，预防大脑衰老有特殊作用。水产海鲜类普遍含有较多的各种维生素，以及丰富的钙、磷、钾、铁、碘、硒等矿物质，这些微量营养素正是现代人容易缺乏的。

比海鲜肉颜色略深的是鸡、鸭等禽类的肉，呈淡红色。它们的营养仅次于海鲜。它们的氨基酸组成与鱼类相似，虽然不饱和脂肪酸和矿物质的含量不及“透明肉”，但仍然值得推荐。肉类中颜色最深的鲜红色的肉，是肉类中营养最差的，如猪肉、牛肉、羊肉等。它们因为饱和脂肪较多，胆固醇较高，应该少吃。

（宁　莉）

奶酪提高免疫力

一项新的研究发现，奶酪可以作为一种益生菌载体，帮助维持和提高老年人的免疫反应。每天食用含益生菌的奶酪有助于解决由于年龄增加而带来的免疫系统退化问题。

芬兰土尔库大学凡迪·易卜拉欣博士的团队招募了一部分72~103岁之间的志愿者参与实验，这些人都住在一起，连续4周的早餐，一部分人吃含益生菌的奶酪，另一部分人作为对照组，吃不含益生菌的奶酪，之后进行血液测试来检验包含在奶酪中的益生菌对免疫系统的作用。结果显示，吃含益生菌奶酪的志愿者通过激活某些淋巴细胞的吞噬功能，使先天和后天的免疫力得到明显增强。

（陈海欧）

水果热量大比拼

（1）苹果：50 卡路里 /100 克　苹果含有丰富的果胶，可帮助肠胃蠕动和排除体内毒素，还可以降低热量吸收，再加上苹果含钾很多，可以防止腿部水肿。

（2）香蕉：125 卡路里 /100 克　香蕉含有丰富的纤维素、维生素 A、钾和果胶等，所以可以有效地调整肠胃，帮助排便。香蕉也有排除水分的效果，是最佳瘦身水果。不过香蕉的热量较高，吃多了会有变胖的可能。

（3）菠萝：32 卡路里 /100 克　菠萝也属于酸性水果，可以清理肠胃和助消化，加上菠萝富含酵素有助毒素分解，促进排水。不过吃菠萝最好不要在餐前吃，因为它会伤胃，所以一定要先吃点东西才能食用。

（4）葡萄柚：28 卡路里 /100 克　葡萄柚含有丰富的维生素 C，可以消除疲劳。葡萄柚的热量和含糖量少，是最佳减肥水果。

（5）奇异果：50 卡路里 /100 克　奇异果，又称猕猴桃，甜美多汁，又含有丰富维生素 C，成为受欢迎的水果之一。带点酸甜滋味的奇异果，能防止便秘，帮助消化和美化肌肤，即使拿来当减肥餐，也会让人吃得津津有味，而它也是属于低热量高营养成分的优质水果。

（6）柠檬：24 卡路里 /100 克　柠檬以柠檬酸为主，能促进热量代谢，加上它维生素 C 的含量很高，热量又低，所有爱美想瘦的人，都喜欢柠檬的酸味儿。记住，少少吃点就行，要不然也会伤胃，空腹时也不能吃。

（7）番茄：35 卡路里 /100 克　番茄除了含有丰富的维生素 C、E、K 外，还富含番茄红素、叶酸、类胡萝卜素、酚酸和纤维素，是近来热门的保健水果，常常也被拿来做减肥水果餐的好食材。

营养提示

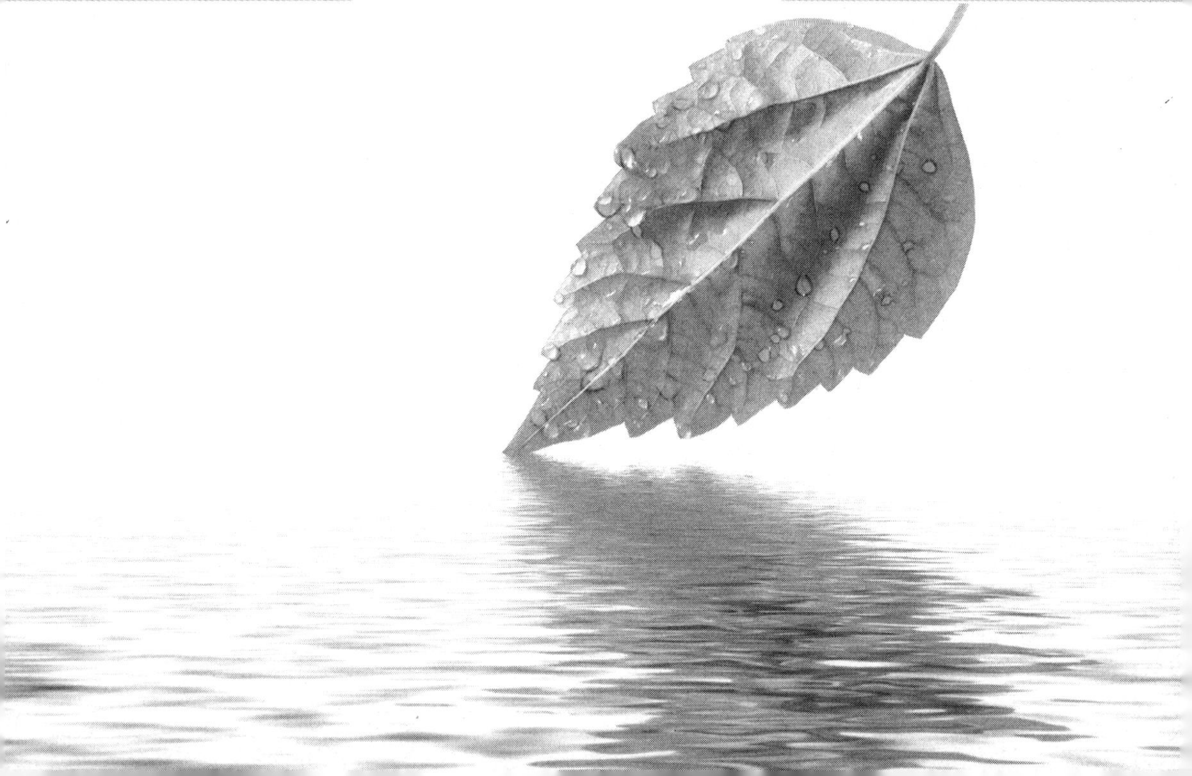

大嚼无糖口香糖会腹泻

德国医学专家近日指出，过多嚼一些无糖口香糖可能引发肠道问题。引起这些问题的无糖口香糖含有甜味剂山梨糖醇，过量摄入山梨糖醇可能引发腹痛、腹泻、体重下降等问题。

山梨糖醇是从植物中提取的一种白色晶体，一些无糖口香糖将山梨糖醇作为甜味剂代替糖分。但山梨糖醇同时还是一种药性温和的泻药，摄入过多会引起腹泻。

德国医学专家巴迪茨说，很少有人会把口香糖中的山梨糖醇和肠胃不适联系起来，但“我们的案例显示，过量摄入山梨糖醇不仅会带来慢性腹泻、腹痛等症状，还会带来意想不到的体重下降，下降幅度可达病人原有体重的20%左右。”

早餐也要吃点蔬菜

许多老年人早晚都习惯吃大饼油条、蛋糕、馒头、豆浆、稀饭，也有人吃鸡蛋、牛奶等。虽说这些食品含有丰富的碳水化合物及蛋白质、脂肪，但均属于酸性食物，唯独缺少了人体所需的碱性食品。如果再吃点蔬菜补充一下，就能做到酸碱平衡了。因为蔬菜不仅含有丰富的胡萝卜素和维生素，还都属于碱性食品。若早餐搭配不当，会出现缺钙症，从而使老年人容易患血压增高、动脉硬化、胃溃疡、便秘等。因此，每天早晚一定要搭配一些新鲜蔬菜或喝点果汁。

（忠　方）

食品影响肠道健康

肉类：不是富含纤维的食物。如果没有充分咀嚼，肉类就不易消化，导致肠内有害细菌繁殖。统计表明，在肉类消费大国，结肠癌的发病率不断上升。

饱和脂肪：饱和脂肪是指动物脂肪和人造脂肪奶油。饱和脂肪的聚集改变了肠道内的菌群状况，增加了那些促使胆汁酸盐变为致癌物质的细菌含量。

谷蛋白：谷蛋白（存在于谷物中的一种蛋白质）会形成一种糊状的黏性物质，附着在肠道内壁上，它延缓了食物的通过，容易引发食物在肠道腐败，而且妨碍维生素 B 族的吸收。

白糖：有利于细菌在肠道内迅速繁殖，特别是大肠杆菌，它易形成草酸，是风湿病的诱因。

精制面粉：容易使大便变硬，特别是在食物结构中缺乏水果和蔬菜时，食用者的情况会变得更加严重。

小儿慎吃深海鱼油

一些年轻父母喜欢给新生宝宝补充营养，常喂其吃深海鱼油。然而，这一做法并不科学。专家对此解释说，由于鱼油中富含的 EPA 会对孩子的体格及血管的发育造成损害，且某些鱼类含汞，极易损害婴幼儿正在发育的神经系统，因此婴幼儿应慎吃鱼油，可以从其他途径摄取 DHA。

DHA 属于人体必需脂肪酸之一，它以很高的浓度集中存在于人体的几个关键部位，如大脑的灰质、眼睛的视网膜以及母乳，对增进婴幼儿智力及视力发育有重要作用。

专家指出，DHA 一般有两种来源：一是来自鱼类，即人们一般所说的鱼油；二是来自深海藻类，其成分及功效也有很大不同。藻类中的 EPA 含量仅为鱼油的二十分之一，DHA 含量却是鱼油的四倍。

空腹吃泡菜腹胀

泡菜是由各种蔬菜自然发酵而成的，泡菜发酵过程中会产生对人体有害的亚硝酸盐。如果经常食用亚硝酸盐含量较高的泡菜，可能会引起头痛、头晕无力、胸闷气短、恶心呕吐、腹痛腹泻及口唇、指甲、全身皮肤发紫等症状的发生，严重者还会出现烦躁不安、精神萎靡、反应迟钝、呼吸衰竭甚至死亡。另外，平时最好不要空腹吃太刺激的开胃小菜，如泡菜、辣椒、生洋葱等，以免出现腹胀。

（朝　阳）

口蘑保护肝脏

口蘑富含微量元素硒，是良好的补硒食品。喝下口蘑汤数小时后，血液中的硒含量和血红蛋白数量就会增加，并且血中谷胱甘肽过氧化酶的活性会显著增强，所以，口蘑能够防止过氧化物损害机体，降低因缺硒引起的血压升高和血黏度增加。

口蘑可抑制血清和肝脏中胆固醇升高，对肝脏起到良好的保护作用，它还含有多种抗病毒成分，对病毒性肝炎有一定食疗效果。

口蘑还是一种较好的减肥美容食品。它所含的大量膳食纤维，可以防止便秘。

提示：最好吃鲜蘑。市场上有泡在液体中的袋装口蘑，食用前一定要漂洗几遍，以去掉某些化学物质。另外，用口蘑制作菜肴时不宜放味精或鸡精，以免损失原有的鲜味。

生吃甘蓝预防膀胱癌

美国纽约州的罗斯韦帕克癌症研究所专家发表研究成果指出，每月吃3次以上紫甘蓝、卷心菜等十字花科的蔬菜患膀胱癌几率会降低40%左右。

这是研究人员对 275 名膀胱癌患者和 825 名健康人调查后得出的结果。不吸烟且每月吃紫甘蓝类蔬菜多于 3 次的人，患膀胱癌的几率减少 73%；烟民每月吃紫甘蓝等蔬菜多于 3 次，患膀胱癌的几率也会降低 40%。研究人员表示，紫甘蓝所含的化合物有可能从膀胱内部保护着膀胱。不过研究人员也提醒，煮熟的紫甘蓝没有抗癌效果，因为烹煮会破坏紫甘蓝中 60% ~ 90% 的异硫代氰酸盐成分，最好是凉拌或做沙拉吃。

食醋之后要漱口

食醋作为日常生活中的调味品，为人们所喜爱。最近研究表明，食醋中的发酵糖经微生物发酵产酸后可引起牙釉质脱矿，损伤牙齿，且使牙齿容易发生龋齿、釉质剥脱等。值得注意的是，国内外关于可乐等饮料对牙齿脱矿作用的研究已在进行，一些结果显示，碳酸饮料对牙齿也有脱矿作用。为避免牙齿的损伤，在佐食醋或饮用饮料后，一定要漱口，最好每口反复鼓漱四十下，漱三口以上。

（史祥云）

苦味葫芦条不能吃

葫芦条是甜葫芦（即食用葫芦）的干品，含有大量营养成分，如糖、蛋白质、胡萝卜素、钙、铁、锌、钾、锰、磷、铜等。微量元素含量要高出一般蔬菜许多倍，保证了人体骨骼、牙齿和脑的生理活动；粗纤维含量高，能加速胆固醇的分解，降低心脑血管疾病发生率，同时增强肠道蠕动能力，清理消化道，防止便秘。

葫芦切成条状经烘干及自然晾晒即成为可长时间保存的葫芦条（葫芦干），可做成各种炖菜、炒菜、汤菜、炝拌菜吃。

外形与甜葫芦相似的苦葫芦含有一种毒素，这种毒素即便受热也不易破坏分解，误食后会中毒，若发现葫芦条有苦味切勿食用。

老人晚饭早点吃

现在的老人喜欢等儿女回来吃团圆饭，而儿女们的下班时间都在五六点，到家吃完饭都要到七八点了。这样的生活习惯非常不利于老年人健康。

人老后，对食物的消化功能衰退。老人七八点才吃完饭，九十点就会上床休息，一两个小时的时间根本无法将食物彻底消化，老人上床后就会感觉肚子胀、胸口堵等症状，有时水分消化快，需要起夜两三次，睡眠自然不会好。

老年人的晚饭一定要在七点之前吃完，这样才能利用晚饭后的时间散散步、活动活动，让食物多消化一些。至于和儿女吃团圆饭，可以考虑在周末休息时，将晚饭时间提前，这样既享受亲情又不影响健康。

晚饭吃得晚，还会导致结石。吃得太迟还有一个更大的危机，容易伤及心脑血管。

（孙为立）

咳嗽不宜吃橘子

不少家长认为橘子是止咳化痰的，于是让患咳嗽的孩子多吃橘子。实际上，橘皮确有止咳化痰的功效，但橘肉反而生热聚湿生痰。因此，孩子患咳嗽时，最好不要多吃柑橘。

一般来讲，寒凉食物非咳嗽患儿所宜。咳嗽多因肺部疾患引发的肺气不宣、肺气上逆所致。此时如饮食过凉，就容易造成肺气闭塞，症状加重，日久不愈。此外，过多进食寒凉食物，就会伤及脾胃，造成脾胃功能下降，聚湿生痰，不利于疾病的康复。

肥甘厚味更要禁忌。咳嗽多为肺热引起。日常饮食中，多吃肥甘厚味可产生内热，加重咳嗽，且痰多黏稠，不易咳出。对于哮喘的患儿，过食肥甘可致痰热互结，阻塞呼吸道，加重哮喘，使疾病难以痊愈。对患病的孩子，千万不能溺爱而让他随便吃过于油腻、辛热的食物。否则，无原则的爱成了残害孩子健康的元凶。

吃热喝凉间隔三分钟

朋友围在一起热火朝天地吃火锅无疑是一大快事。吃完热菜、喝下热汤之后马上畅饮冰饮，就更“够劲儿”了。不过，这种饮食习惯，却很可能会引起肠胃和血压的“强烈抗议”。

北京大学人民医院心内科主任医师孙宁玲说：“喝完热汤后血管会扩张，在这种情况下，如果大量饮用冰水，血管会急剧收缩，血压增高，导致出现头痛、头晕甚至恶心等症状。即使在夏天，喝冰饮时也不能太快，这样有可能引起胃肠道的反应，甚至引起消化道的全部血管收缩，使高血压进一步恶化。”

专家建议，最好不要把过冷或过热的食物放在一起吃。即使吃完了热的想喝点冷饮解渴，也最好间隔三分钟以上，这样可以减小对胃部的刺激。

（冀晓萍）

鸡汤补身忌盲目

许多老年人习惯喝老母鸡汤补身体，专家提醒说，老年人，特别是患病的老年人，盲目以鸡汤进补，反而会加重病情。

专家说，鸡汤中含有一定的脂肪，患有高脂血症的病人多喝鸡汤会促使血胆固醇进一步升高，引起动脉硬化、冠状动脉粥样硬化等疾病。高血压患者经常喝鸡汤，除引起动脉硬化外，还会使血压持续升高。鸡汤中含有较多的嘌呤，会导致高尿酸血症，从而会引起痛风病。肾脏功能较差的病人也不宜多喝鸡汤，因为鸡汤内含有丰富的含氮浸出物，会增加肾的排泄负担。消化道溃疡的老人多喝鸡汤，会刺激胃酸分泌，加重病情。

专家建议说，老人喝鸡汤时，最好一次只喝 200 毫升，一周喝 1 ～ 2 次。因为鸡汤所含的营养比鸡肉要少得多，老年人可以适当地吃些鸡肉。

乌梅促进消化

乌梅含维生素 B_1、B_2、C 和蛋白质、脂肪、碳水化合物、柠檬酸、苹果酸、琥珀酸等，还含有铁、磷、钙、钾等矿物质，突出的特点是钾多钠少。柠檬酸等有机酸有以下两个作用：第一是刺激唾液腺和胃腺分泌消化液，促进消化。第二，它本身就呈酸性，可以使胃的酸性增加，有效地抑制细菌繁殖，促进肠道对钙离子的吸收，对健康有利。

提示：制作冰糖话梅方法，取乌梅 250 克，冰糖 250 克（打碎），白糖适量，将乌梅洗净放入锅中，加水适量浸泡发透，再用文火加热，煮至五成熟时捞出去核，把果肉用刀切成丁，再放入原液中，加碎冰糖继续煎煮，至七成熟烂，收汁即可。待冷却后外部再蘸上一层白糖，装瓶，可随时取食。冰糖话梅具有开胃、生津，帮助消化的作用，可用于慢性胃炎、萎缩性胃炎、胃酸缺乏者。

买食品要看清标签

（1）食品类别　标签上会标明食品的类别，类别的名称是国家许可的规范名称，能反映出食品的本质。例如，一盒饮料上注明“咖啡乳”，但它究竟是一种饮料还是一种牛奶产品？如果看见标签上的“食品类别”项目，注明“调味牛奶”，就是在牛奶当中加了点咖啡和糖，而不是水里面加了糖、增稠剂、咖啡和少量牛奶。如果是后者，在食品类别上就属于“乳饮料”，而不属于牛奶了。

（2）配料表　食品的营养品质，本质上取决于原料及其比例。按法规要求，含量最大的原料应当排在第一位，最少的原料排在最后一位。例如，某麦片产品的配料表上写着米粉、蔗糖、麦芽糊精、燕麦、核桃等，说明其中的米粉含量最高，蔗糖次之，其中的燕麦和核桃都很少。

（3）营养素含量　对于以口感取胜的食物来说，要小心热量、脂肪、饱和脂肪酸、钠和胆固醇含量等指标。例如，购买一种豆浆粉产品，显然是为了获得其中的蛋白质和其他营养成分。那么，通常蛋白质含量越高的产品，表示其从大豆中带来的成分越多，健康作用也就更强。

（4）产品重量、净含量、固形物含量　有些产品看起来可能便宜，但如果按照净含量来算，很可能会比其他同类产品反而昂贵。例如，一种面包的价格可能令你心动，体积也差不多大。但一种产品的净含量为 120 克，另一种为 160 克。实际上，前者可能只是发酵后更为蓬松，但从营养总量来说，显然后者更为合算。

（5）生产日期和保质期　保质期指可以保证产品出厂时具备的应有品质，过期品质有所下降，但仍然能够安全食用；保存期或最后食用期限则表示过了这个日期便不能保障食用的安全性。

（6）认证标志　很多食品的包装上有各种质量认证标志，比如有机食品标志、绿色食品标志、无公害食品标志、QS 标志等，还有市场准入证明。这些标志代表着产品的安全品质和管理质量，消费者可以在网上查询其具体意义。在同等情况下，最好能够优先选择有认证的产品。

（范志红）

干贝不可过量食用

干贝是水产制品，是海八珍之一。古人曰："食后三日，犹觉鸡虾乏味。"可见干贝之鲜美非同一般。干贝别名很多，各地的称法也不同，如扇贝、江珧、马甲柱、瑶柱、甲带子等。干贝的蛋白质含量很高，相当于牛肉、鸡肉、虾仁的三倍；矿物质含量也远在鱼翅、燕窝之上。干贝味甘咸，性平，可滋阴补肾，下气调中，利五脏，治消渴，消腹中宿积，治肾虚腰痛。

与新鲜扇贝相比，干贝腥味大减。干贝的鲜味特点是甜鲜，因其富含谷氨酸、甘氨酸、丙氨酸、酰胺酸等多种呈鲜物质，堪称凝聚甘味、美味于一身的食物。

（李光福）

咸蛋黄蒸完再炒菜

用蛋黄炒出的菜咸鲜可口，酥软浓香，如咸蛋黄焗南瓜、金沙玉米、咸蛋黄炒排骨，但这类菜肴也隐藏着胆固醇过高的问题，这就需要从烹调方法上改进。

蛋黄本身就含有较多的胆固醇，再加上烹制这类菜肴时，一般都需要将咸蛋黄提前煸炒半分钟到 1 分钟，才会使其香气浓郁。而在煸炒过程中，蛋黄富含的胆固醇在高温和空气中非常容易氧化，形成氧化胆固醇。研究发现，氧化后的胆固醇对心脑血管的损害更大。

那么，如何才能充分发挥蛋黄的好风味，又不损害健康呢？可以先把咸蛋黄捏碎，装小碗加葱、姜、水和几滴料酒浸没，使其与空气隔绝。上屉蒸 10 分钟，然后用其汁烧豆腐、南瓜或排骨，最后在菜肴出锅的前 1 分钟，再放入碎的咸蛋黄烧制入味，勾芡收汁即可。这样蒸完再炒，减少了让咸蛋黄接触高温和空气的机会，能减少其氧化率，降低对健康的损害。

（于仁文）

黄豆芽一寸左右最佳

黄豆芽的微量元素含量优于绿豆芽和其他芽类蔬菜，可谓是早春第一菜了。建议最好自己发豆芽，这样可以掌握好“火候”，因为豆芽并不是越长越好，“一寸左右长最佳”，此时所含的维生素最高。对成年人，多吃些黄豆芽可减少体内酸性物质的堆积，有助于消除身体疲劳。

另外，自己发豆芽很简单，先把漂在水上的坏豆了和瘪豆子挑出去，然后用清水把豆子泡上一天或一宿，待豆子膨胀起来，把它过清水，并沥干放入盆中，豆子上盖个分量较轻的盖子，这叫给豆子压力，便于豆子的芽拱出来。接下来，每天用清水冲两遍，沥干水分，待芽萌出一寸即可食之。

（孙树侠）

食物伤身速度不同

研究发现，食物在人体内起效时间不同，有些伤害甚至“立竿见影”。

糖果：2分钟。嘴里的细菌在2分钟之内会把糖分解成酸性物质，腐蚀牙齿表面的珐琅质。糖还会立即升高血糖水平。

酒精：6分钟。酒精能伤大脑，但适度饮酒损伤可逆转。

盐：30分钟。吃一顿太咸的食物在半小时内就能使动脉“硬化”，降低其对全身的输血能力，从而损伤心脏和心血管系统。

咖啡因：30分钟。它会刺激神经细胞释放肾上腺素，升高心率、血压，增加肌肉的血流量，并减少皮肤和器官组织的供血。

饱和脂肪：45分钟。富含饱和脂肪的食物在1小时之内就会增加血凝几率，将“好”胆固醇转化为“坏”胆固醇，增加中风和心脏病风险。

（冯振坤）

炼乳不是浓缩奶制品

很多人以为炼乳就是浓缩精炼的奶制品，可以代替牛奶，其实不然。市场上卖的大都是甜炼乳，也就是经过稀释的炼乳，其蛋白质和脂肪的浓度比新鲜牛奶下降了一半。所以平时不可以甜炼乳替代牛奶。炼乳每次吃一小勺即可，因为炼乳不是发酵制品，其营养成分不太容易被人体消化和吸收。

（徐　静）

有毒野菜不可采

喜欢吃野菜的人很多。春季大自然中郁郁葱葱、无处不在的野菜使人们馋涎欲滴，可许多有毒的野菜也往往会在这时混杂在可食野菜里面，给采食者带来极大的生命危险。所以，想采点野菜尝鲜的人可要小心了。吃野菜最起码要知道野菜有毒无毒，一定要会识别以下这些毒性强且分布广的常见有毒野菜。

野芹菜（又名毒人参、白头翁）：生长在潮湿地方，叶像芹菜叶，夏天开白花，全株有恶臭，有毒，花的毒性最强。误吃后会出现恶心、呕吐、手脚发冷、四肢麻痹，严重的可造成死亡。

狼毒草（又名断肠草）：高 0.5 ~ 1 尺，根浅黄色，有甜味，叶线形，花白色或黄色，也有紫红色，全棵有毒，根部毒性最大。误吃后可引起呕吐、烧心、腹痛，严重的可造成死亡。

蛇床子（又名野胡萝卜、老公银）：叶柄白色，根在幼苗时为灰色，长大后成浅黄色，像胡萝卜。蛇床子叶和根都有剧毒，误吃后会造成死亡。

野生地（又名猪妈妈、老头喝酒）：春天开紫红色花，有的带黄色，花的形状像唇形的芝麻花，叶上有毛，有苦味。误吃后可引起呕吐、腹泻、头晕和昏迷等症状。

曲菜娘子：冬季根不死，春天出芽，长出小苗；叶狭长较厚而硬，边有锯齿，大部分叶子贴着地面生长，秋后抽茎，高 0.5 ~ 1 尺；籽很小，上有白毛。幼苗容易和曲菜苗相混，但曲菜叶较宽而软，锯齿也不明显。误吃了曲菜娘子脸会发肿。

苍耳棵：生长在田间、路旁和洼地。三、四月份长出小苗，幼苗像黄豆芽，向阳的地方又像向日葵苗；成长后粗大，叶像心脏形，周围有锯齿，秋后结带硬刺的种子。全棵有毒，幼芽及种子的毒性最大。

此外，还有乌头，它的幼茎与山芹菜叶极为相似；藜芦，它的嫩叶像山菠菜叶；天南星，它的幼株像山捞豆。这三种毒草极易被误认为是野菜，不论误食了哪一种，即会出现口吐白沫、呼吸困难等症状。还有曼陀罗（山茄子）、毛莨（猴蒜）、牛舌棵子、石蒜（野大蒜）等，都绝对不能食用。

（李玉娜）

猪肉脂肪不足 1 厘米别买

为避免误食“瘦肉精”，天津大学甘一如教授告诫，在购买猪肉时要注意三点：一是看该猪肉是否有脂肪，如该猪肉在皮下就是瘦肉或仅有不足 1

厘米的脂肪，则该猪肉就存在含有“瘦肉精”的可能。二是喂过“瘦肉精”的瘦肉外观和皮肤特别鲜红，后臀较大，纤维比较疏松，切成二三指宽的猪肉条不能立于案上，瘦肉与脂肪间有黄色液体流出，脂肪特别薄；而一般健康的瘦猪肉是淡红色，肉质弹性好，瘦肉与脂肪间没有任何液体流出。三是购买时一定看清该猪肉是否盖有检疫印章和检疫合格证明。

（赵 雪 李 颖）

蒜泥变绿了也能吃

刚买回的大蒜捣成蒜泥，在室温下放置三四个小时后变绿了，是不是大蒜添加了防止发芽的化学药剂，还能不能吃?

大蒜变绿是正常的化学反应，而不是添加了化学药剂，其现象是和洋葱皮变红是一样的道理，颜色的变化并不会影响食用。捣碎后的大蒜比完整的大蒜更易变成绿色，是因为大蒜含有蒜氨酸酶、氨基酸和谷氨酰转肽酶，一旦把大蒜碾碎，其细胞壁被破坏后它们就会互相接触，从而形成大蒜素。变绿的大蒜是大蒜细胞中含硫化合物在大蒜素的作用下产生的一种现象，同时低温环境可激活蒜酶，促使大蒜泥发生绿变。

长锈斑的生菜不能买

挑选生菜，先看菜叶的颜色是否青绿，然后看茎部。茎部呈干净白色的比较新鲜。越新鲜的生菜叶子越脆，叶面有诱人的光泽。在叶面有断口或褶皱的地方，不新鲜的生菜会因为空气氧化的作用而变得好像生了锈斑一样，而新鲜的生菜则不会有。

储存时，将生菜的菜心摘除，然后用湿润的纸巾塞入菜心处让生菜吸收水分，等到纸巾较干时将其取出，再将生菜放入保鲜袋中冷藏。

三法喝蜂蜜解燥又排毒

蜂蜜的主要成分是葡萄糖和果糖，两者的含量达 70%，此外，还含有蛋白质、氨基酸、维生素 A、维生素 C、维生素 D 等。具有强健体魄、提高智力、增加血红蛋白、改善心肌功能等作用。

（1）蜂蜜雪梨水　取雪梨 1 ~ 2 个，削皮去核切块，放入炖盅内，加少许水，置锅内用文火隔水炖约 1 小时，取出待凉后加入 2 勺左右的蜂蜜搅匀即可喝水吃梨肉，可达到润肺润燥的功效，缓解秋燥引起的口干、口渴、咽干等症。

（2）蜜奶饮　取蜂蜜 50 毫升，牛奶 50 毫升，黑芝麻 25 克。黑芝麻捣烂，同蜂蜜、牛奶调和，早晨空腹温开水冲服。适宜于产后血虚、肠燥便秘、面色萎黄、皮肤不润等。

（3）香蕉蜂蜜粥　用大米 50 ~ 100 克，香蕉 200 克，蜂蜜适量。将大米熬粥后，加入切成小段的香蕉，待凉后加入蜂蜜食用，可润肠通便、滋阴养颜。

纤细的韭菜更安全

韭菜的主要害虫是韭蛆，它们专门咬食韭菜的根部，致使韭菜的根部腐烂、断裂，无法生长。所以韭菜除害虫是采用灌根的方式，农药是施在韭菜根部的。

现在有很多菜农使用的去蛆农药是一种有机磷内吸剂农药。这种农药不仅有去除害虫的作用，还有着肥料的效果，所以会让韭菜长得茎粗叶宽。而那些叶看起来比较纤细的、个头矮小、叶片有些发黄的韭菜，才是韭菜的真正本色。

所以为了保证安全健康，最好选择那些身段比较瘦小的韭菜。

（闻丽萩）

“糖友”吃猕猴桃要适量

糖尿病患者吃香蕉时有顾忌，不敢多吃，可一提起猕猴桃，顾虑就消失了，因为“猕猴桃是酸的，可以随便吃”。天津市第一中心医院营养科副主任谭桂军提醒，医学上的“糖”和老百姓说的“糖”不完全相同。在医学概念里，“糖”指的是碳水化合物，包括多糖（如淀粉类）、单糖（葡萄糖、果糖）和双糖（蔗糖）等。包括猕猴桃在内的很多水果中所含的糖类都是单糖，容易使血糖升高。猕猴桃的升糖指数与香蕉等同，仅双糖略低，高于柚子、樱桃、李子、梨和苹果。

米饭蒸比煮保存营养多

做米饭可采用煮或蒸两种方法，煮时因为水有溶解作用，所以米汤中存在相当多的营养物质，如维生素 B_1、维生素 C 及矿物质等。又由于煮饭时间长，随着水温升高和水分的蒸发，溶于水中的营养物质会部分溢出，这样就导致了米饭中营养物质的流失。而蒸米饭可以保护营养素不被破坏。用带盖的碗加水上锅蒸，可以保证碗内水蒸汽只在碗内周围“盘旋”，无法带走碗内米的营养，这是一道保证营养的做法；或者把米煮到半熟后，再捞出隔水蒸熟，然后把米汤喝掉，这样米汤加热时间不长，营养保存的更多，也是一道保证营养的做法。

（王　超）

炒菜最好别“掂勺”

厨师炒菜大多都会使用“掂勺”这一招。许多人觉得这种做法特别酷，在家里也勤学苦练地效仿。殊不知，炒菜“掂勺”并不会增添多少美味，反而会增加致癌物的产生。

普通食用油加热的时间越长、温度越高，产生的有害物质和致癌物就越多。之所以说油炸食品可能含有致癌物，原因就在此。而比起油炸来，油都“着火”了，温度当然更高，甚至会超过300℃，极易产生致癌物苯并芘。它们附着在菜肴上，严重危害人体健康。除了致癌物，炒菜“掂勺”还会产生反式脂肪酸。

另外，炒菜全过程中油温都不能太高。有种方法可帮你判断油温是否合适，扔一小片葱花到锅里，如果葱花周围冒出大量的泡泡，就说明可以炒菜了。如果葱花变色了甚至变焦了，则说明油温过高。

（范志红）

鸡蛋煮久了影响铁吸收

通常你会花多长时间煮一个鸡蛋？你是否因为担心鸡蛋不熟而煮得过久呢？小心了，鸡蛋煮久了会影响铁的吸收。因为，鸡蛋烧煮时间过长，蛋黄中的亚铁离子会与硫离子产生化学反应，形成硫化亚铁的褐色沉淀，妨碍人体对铁的吸收。

煮鸡蛋妙方：将鸡蛋洗净后，放在盛水的锅内浸泡1分钟，用小火烧开后，改用文火煮8分钟即可。此法可以防止鸡蛋在烧煮中蛋壳爆裂。

蜂蜜制品与蜂蜜有别

由于蜂蜜在润肠通便、润肺止咳、软化血管、改善心脑血管、养颜安神等方面具有一定功效，越来越受到各年龄层人士的喜爱。不过，有关专家提醒，购买蜂蜜应学会辨别蜂蜜和蜂蜜制品。

一般蜂蜜礼盒上著有“蜂蜜”字样的，是以“蜂蜜”作为产品名称的蜂蜜产品，应该是在蜂蜜中不添加任何其他成分的纯蜂蜜。

在蜂蜜中添加了其他成分的属于蜂蜜制品，一般在配料表中明示添加物，并在产品名称邻近的明显位置标明蜂蜜含量。蜂蜜制品的名称按国家相关规定，应以“调制（配）蜂蜜膏（汁）”作为产品名称。一般来说，蜂蜜制品的价格会比纯蜂蜜的价格低很多，但也要看蜂蜜制品中的蜂蜜含量，蜂蜜含量高的价格应高一些，蜂蜜含量低的则相反。

（胡安仁）

牛奶要避光储藏

牛奶一定要避着光线储藏。光线不仅能杀菌，也会“杀死”牛奶中的营养素。研究发现，牛奶直接暴露在阳光下4分钟营养物质就会减少。在超市冷藏柜的灯光下，其“最佳保鲜期”也只有4小时左右。

牛奶中的维生素B_2对光线非常敏感，在灯光下会急速损失。光线还会让牛奶中的脂质氧化，导致维生素A、D、B_6、B_{12}等其他营养素慢慢受损。其中，尤以玻璃罐或塑料罐装的牛奶最易受影响。另外，逛超市买牛奶时，最好挑藏在货架最后排的；牛奶倒在杯子里后，在4分钟内喝完；买牛奶时选纸盒包装的，回家后最好马上将牛奶放在2℃～6℃的冰箱冷藏室中。

能量饮料可加重心血管异常

美国和澳大利亚的研究人员发现，能量饮料含有高水平的咖啡因。他们警告说，一些敏感体质的人可能因饮用这些饮料而对他们的血压、心率和大脑功能带来危险或致命的影响。

研究者说，能量饮料中较高的咖啡因含量，对曾出现心血管异常的人尤其有害，并且如果同酒精混合，这些饮料可能造成灾难性结果。对从事剧烈运动的运动员来说，能量饮料中大量的糖可能妨碍水分的吸收并导致脱水。咖啡因在很多体育竞技中都被禁止使用。因此，在赛事临近之际饮用能量饮料还可能导致运动员失去比赛资格。

高纤维饼干热量高

在超市里有很多种类的谷物饼干，如玉米、燕麦、米糠饼干等。这些饼干都冠以“高膳食纤维”之名，并成为它的卖点，每100克饼干含膳食纤维

5克左右，有的含量高达10%。看看这些饼干的热量，往往比普通饼干还要高，吃这样的饼干，不仅不能减肥，还可能发胖。

粮食中主要含的都是不溶性纤维，它们的天性是“粗糙”，3%的纤维已经能带来扎嗓子的感觉，而我们吃到的高纤维饼干并没有这种感觉。这是因为加进了油脂，而纤维的特点是吸油之后就变软。某些高纤维饼干的热量高于普通饼干就是因为油脂添加得多。通常制造商就是用含大量反式脂肪酸的氢化植物油或者黄油、猪油、牛油等动物油加入饼干中（因为这些油类软化纤维的作用较强）来改善口感。

（张　攀）

当心食品增稠剂升血糖

现在很多食品中都添加了增稠剂，而增稠剂可升高糖尿病患者的血糖，所以在选择食品时应特别留意。

增稠剂就是让食品变黏稠的食品添加剂，我们最常接触的添加了增稠剂的食品有麦片、酸奶、肉制品、含乳饮料、甜点、雪糕、蛋黄酱、奶酪、果酒等。虽然目前有关增稠剂的相关技术大多都是从国外引进的，但是中国人很早以前便开始在烹调菜肴时用淀粉来勾芡，使得菜肴的汤汁更浓厚、黏稠，这其实就是最早的增稠剂。

目前食品中添加的增稠剂有淀粉水解产生的糊精、改性淀粉等，它们本身无毒无害，但和白糖一样容易升高血糖，甚至可能导致较剧烈的血糖变化。有的人喝了无糖酸奶后血糖反而升高，很可能是由增稠剂引起的，而不是因为酸奶中的半乳糖成分。因为半乳糖并不会造成血糖快速升高。有的增稠剂是明胶。明胶是一种无脂肪的高蛋白，且不含胆固醇，属于天然营养型的食品增稠剂，食用后有利于消化。还有的是果胶、纤维素、半纤维素、木质素，这些是从天然植物中提取和加工出来的膳食纤维增稠剂，它们不能被人体消化和吸收，不升高血糖。

建议大家，在选购食品时注意看食品营养标签，一般简单标注为增稠剂的，消费者难以判断是何种来源，最好少选择。

（李　莉）

玉米煮熟后再榨汁

香甜的玉米汁不但有粗粮的营养，还有顺滑的口感，美味又健康。外面卖的玉米汁价格不便宜，其实只要学会小窍门，在家做玉米汁也很简单。

一般榨果汁或蔬菜汁都直接用生的榨，可玉米却不一样，得“熟榨”。要将洗净的玉米粒扒下来，加水煮开，这一步非常重要。因为，直接用生玉米榨汁味道青涩，就算榨好后再煮开，味道还是不能去掉。另外，玉米粒一定要煮透，如果煮的时间不够，榨出来的玉米汁会渣水分离，喝起来就没有浓稠顺滑的口感了。煮好的玉米放凉后就可以榨汁了。加水要掌握分寸，不要太多也不要太少，一般三勺玉米粒搭配四勺水。

最后需要提醒的是，榨玉米汁一定要用甜玉米，否则口感不够清新自然。

（张　亮）

虾酱做菜时莫加盐

虾酱是一种发酵食品。它是用小虾加入盐，经发酵磨成黏稠状后，做成的酱类食品。经过发酵，虾肉中的蛋白质会分解成氨基酸，使之具有独特的清香，滋味鲜美，回味无穷。而且小虾所含钙质分解后成为易于人体吸收的钙，脂肪转化为脂肪酸，因此虾酱是人体优质蛋白质、钙和脂肪酸的最佳来源之一。

虾酱的吃法很多，既可用作各种烹饪和火锅调味料，又可做出许多独特的美味小菜，如虾酱炖豆腐、虾酱蒸辣椒等。需要注意的是，虾酱含盐量比较高，一般在30%左右，炒菜时就不要再加盐了。另外，需要限制食盐摄入的人，如肾病、高血压患者等也要少吃。

荞麦吃多了不消化

荞麦营养丰富，含有其他粮食作物所缺乏的特种微量元素及药用成分，对现代“文明病”及中老年心脑血管疾病均有一定的预防和治疗作用。

此外，经常食用荞麦不易引起肥胖，因为荞麦含有营养价值高、平衡性良好的植物蛋白质，这种蛋白质在体内不易转化成脂肪，因此不会导致肥胖。荞麦中所含的食物纤维，能刺激肠蠕动增加，加速粪便排泄，维护胃肠道健康。另外，荞麦富含的维生素，尤其是芦丁（维生素 P）等类黄酮物质，具有清除体内自由基和抗氧化功能，同时能降低微血管脆性和渗透性，可改善血清脂质，降低血液黏稠度，对脑血管硬化、心血管病、血栓形成及增进视力等具有很好的预防和治疗作用。

荞麦虽好，但并非多多益善，正常人每次以 50 ~ 100 克为宜，如食之过多，不利于消化。

（陈日益）

哮喘患者不宜食腰果

腰果是人们节日期间喜欢的零食，但对于哮喘患者来说，食用后可能引起致命的危险。腰果的果实和果壳均能分解出漆树酸，容易导致水肿、瘙痒、斑疹、恶心呕吐等过敏性反应。特别是对支气管哮喘患者，腰果内的某些成分可引起细胞改变，释放大量组胺和其他活性物质，导致过敏性休克，救治不及时甚至会危及生命。哮喘患者和有过敏史的人，应尽量避免吃腰果。若吃腰果最好先吃一两粒，如不出现过敏反应第二天再吃。

（姜　峰）

海带最好别吃根

海带营养丰富，做法简单，家家爱吃。用海带红烧或炖汤时，许多人格外爱吃又软又糯的海带根，可是这样却给自己身体埋下了健康隐患。

据测定，虽然海带根的营养比海带叶要高，但其中铝的含量也较高。每 100 克海带根含铝 135 微克，而海带叶则为 5.7 微克。铝虽是一种低毒金属元素，一般不会导致急性中毒，但如果长期食用会对人体造成危害。因为人体摄入铝后仅有10%～15%能排泄到体外，大部分会在体内蓄积，与多种蛋白质、酶等人体重要成分结合，而影响体内多种生化反应，长期摄入会损伤大脑，还可能出现贫血、骨质疏松等病症。尤其对身体抵抗力较弱的老人、儿童和孕妇的危害更大，可导致胎儿发育迟缓、儿童发育障碍、诱发老年痴呆。

所以，吃海带时，根部3～6厘米那段最好别吃。

（李惠明）

发面莫用含铝泡打粉

为改善外观、口感，很多食物在生产过程中均需要使用膨松剂、苏打、泡打粉等添加剂。目前，市场上泡打粉分为含铝和无铝两种。含铝泡打粉虽然也是国家允许使用的添加剂，但用量有限定，且价格仅为无铝的三分之一。一些企业为了降低成本，选用价格低廉的含铝泡打粉，致使糕点铝含量超标。铝是一种低毒金属元素，它并非人体需要的微量元素，虽然不会导致急性中毒，但食品中铝的含量超过国家标准就会对人体构成危害。人体摄入铝后，仅有10%～15%能排泄到体外，大部分会在体内蓄积，并与多种蛋白质、酶等人体重要成分结合，影响体内多种正常的生化反应。长期摄入铝会损伤大脑。所以，家庭做蛋糕之类的食品时，尽量不加添加剂，可以使用酵母发酵的方法，这样安全又健康。

（袁淑萍）

“糖友”喝酒伤眼伤肾

对健康人来说，偶尔喝点小酒有益身心。但美国科学家认为，对2型糖尿病患者而言，喝酒百害而无一利。

英国剑桥代谢科学研究院李持亭（音译）博士分析了1239名55~81岁2型糖尿病患者的病例。在长达5年半的跟踪调查中，研究人员发现，和不饮酒者相比，每周适量饮酒的人，出现糖尿病眼病的几率虽然没有改变，但视力下降幅度更大、速度更快。中国医师协会内分泌代谢科医师分会常委、山东省青岛市内分泌糖尿病医院董砚虎主任医师说，酒精的热量明显高于同重量的碳水化合物，容易导致患者血糖波动，继而加重血糖代谢紊乱，加速各种并发症的进程，如糖尿病眼病、糖尿病肾病、糖尿病周围神经病变。此外，酒精对某些降糖药物有干扰作用，服药前后饮酒会削弱药效，增加不良反应风险。尤其是血糖控制欠佳、合并肝胆疾病者，或在接受胰岛素治疗的患者，应严禁饮酒。

糖尿病患者饮酒应严格遵照美国糖尿病学会推荐的标准：血糖控制良好，无急、慢性并发症，肝、肾功能正常，不胖的糖尿病患者，可在医生指导下，限量饮酒。所谓限量，即男性每日不超过两个“酒精单位”，女性不超过一个“酒精单位”。不同酒的“酒精单位”不同：啤酒 360 毫升，葡萄酒 150 毫升，白酒 45 毫升。此外，必须避免空腹，应选酒精浓度低、含糖量低的酒类。饮酒前后最好测一下血糖，以便及时发现血糖波动。

（徐李燕）

胃寒者常吃些孜然

中医认为，孜然气味甘甜，辛温无毒，具有温中暖脾、开胃下气、消食化积、醒脑通脉、祛寒除湿等功效。在《普济方》中，就有用孜然治疗消化不良、胃寒、腹痛等症状的记载。因此，胃寒的人平时可在炒菜或烤肉时放点孜然，以祛除胃中寒气。

孜然生吃、熟吃均可。一般来说，香气浓郁的熟孜然适合用食物蘸着吃，而炒菜、煎烤时宜用生孜然，以避免重复高温导致香味消失。在吃法上，除了烤肉外，炒土豆丝、青椒等素菜时，都可以放一点孜然。

烹调时既可用整粒的孜然，也可将它磨成半整半碎的，或直接买孜然粉。整粒孜然在食用前，应先去除杂质，再用清水反复淘洗，然后晾干或烘干。存放时应放入瓶、罐中，以防时间过长香味挥发。

（祝建材）

卤菜味美莫忘安全

卤菜是将初步加工和焯水处理后的原料放在配好的卤汁中煮制而成的菜肴，分为红卤、黄卤、白卤三大类，其中最常见的是红卤。卤菜色泽鲜艳诱人，味道香醇，荤素皆有，即买即食，方便快捷，受到百姓的青睐。但这些卤菜是否健康呢?

(1)配方安全堪忧　卤菜的主要安全问题在于卤水配方，里面到底添加了何种调味品不得而知。除了常见的生姜、八角、桂皮、茴香、花椒、胡椒、肉豆蔻等多种香料的应用外，一些小作坊为牟取暴利还使用化工合成香料、色素及亚硝酸盐等添加剂，成为卤菜的重大安全隐患。

(2)香料过量　现代医学研究显示，当调味香料大量使用时，也可能对健康造成威胁。如生姜含有黄樟素，在大量添加时可引起肝脏病变，诱发肝癌;鼻咽癌的诱因也与长期大量食用药用天然香料有关。大量食用香料还会带来口干、咽喉痛、精神不振、失眠等副作用。香料大多性燥，阴虚火旺人或患有慢性肝炎、痈肿疮疖、肺炎、胃溃疡、痔疮等疾病的人，不宜过量食用卤菜。

(3)含盐量高　食盐摄入过多，容易引起高血压，对心血管有危害。高血压、心脏病患者不宜多食卤菜。

那么，中国传统的卤菜美食，人们是该接受还是放弃呢?当然不是放弃，人们要学会安全健康地吃。

(1)购买途径正规　购买卤菜一定要到正规的卤菜店，以保证菜品的质量。

(2)掌握合适的量　少量食用卤菜，对身体并无害处，还可活血祛寒。但大量食用，频繁食用，则对健康无益。香料对人体潜在的危害作用取决于“用量多少”，以及时间长短，并与食用者的健康状况和免疫力有关。

(3)加吃水果蔬菜　在食用卤菜的同时，最好多吃些水果和蔬菜，以保证有充足的维生素和矿物质摄入。因为水果蔬菜中的维生素C是亚硝酸盐转变为亚硝胺的天然阻断剂，能在一定程度上阻断亚硝胺的形成，对身体起到良好的保护作用。

(刘烈刚)

姜老嫩用法各不同

姜可分为两类：嫩姜和老姜。嫩姜一般指新鲜带有嫩芽的姜。姜块柔嫩，水分多，纤维少，颜色偏白，表皮光滑，辛辣味淡薄。老姜外表呈土黄色，表皮比嫩姜粗糙，且有纹路，味道辛辣。

挑姜时，需要注意三点。首先，别挑外表太过干净的，表面平整就可以了。其次，用手捏，要买肉质坚挺、不酥软、姜芽鲜嫩的。最后，还可用鼻子闻一下，若有淡硫黄味，千万不要买。

老姜和嫩姜用法也不同。嫩姜辣味小，口感脆嫩，一般用来炒菜、腌制成糖姜等。比如生姜炒牛肉丝，牛肉鲜嫩爽滑，嫩姜淡淡的辛辣味恰到好处。而老姜味道辛辣，一般用作调味品。熬汤、炖肉时用老姜再合适不过。

燕麦片和麦片不是一回事

超市琳琅满目的货架上摆满了各种麦片和燕麦片，除了生产厂家不同之外，名称也不一样，加锌燕麦片、加钙燕麦片、核桃燕麦片、红枣燕麦片、南瓜燕麦片、纯燕麦片、营养燕麦片等十几种燕麦产品，使人眼花缭乱！那么燕麦片和麦片是不是同一种食品呢？

当然不是！既然不是同一种食品，那食用麦片有没有降血脂、控制血糖和肥胖的作用呢？其实，燕麦片因为含有大量的 β 葡聚糖，所以具有降血脂、控制血糖和肥胖的作用，而麦片因为 β 葡聚糖的含量比较少，所以没有燕麦片所拥有的这些保健功效。

麦片是由小麦、大米、玉米等磨成浆，再加上糊精、香精、奶精等混合制成的。比较了它们的制作过程，是纯燕麦片好，还是复合燕麦片好，还是麦片好，一目了然！如果想健康，最好选择纯燕麦片！

如何挑选燕麦片？营养专家支招：如果配料表中排行第一的是燕麦，但是后面还有比如白砂糖、红薯、菠萝等添加成分，那么这就是以燕麦为主的复合燕麦片；如果配料表中排行第一的是小麦，后面又有很多大米、玉米、大豆等其他主要原料，这样的产品就不是真正的燕麦片而是麦片。所以您在购买的时候，最好挑选配料表中只有燕麦这一种成分的燕麦片，才是真正的纯燕麦，才能真正起到降血脂、控制血糖和肥胖的作用。

即使是在选择纯燕麦片时，我们也会经常犯难，你看，这是即食的、快熟的，还有需要煮上几分钟的，哪一种的营养价值更高、降血脂的效果更好呢？即食，就是直接用开水冲泡，除此之外，还有快熟燕麦片和需要烹煮的燕麦片。营养专家支招：即食和快熟最大的不同，就是燕麦片薄厚的差异，即食的燕麦片更薄更碎，而需要煮的燕麦片相对比较厚实。需要煮的燕麦片在煮的过程中燕麦里的营养成分容易被人体充分消化吸收，相对比较好。

别吃大白菜最外层的帮子

大白菜的帮子吃还是不吃，是很多人关心的事。从营养角度来说，白菜帮子含有的叶绿素、膳食纤维等营养素的含量，远远高于白菜内叶、菜心。但吃不吃白菜帮子还要考虑以下这些问题：

有位患有胃溃疡的73岁老人来找我，他说，他听说菜帮子营养丰富，就坚持多吃，可一吃胃就疼，食欲食量也大受影响。这件事告诉我们，食物再好，也要根据自己的体质来选择。对于有胃溃疡的患者来说，大量吃含粗纤维高的食物就不好。想吃也可以，要尽量切碎后再烹制。

白菜帮子还存在另外一个问题。日本学者发现，大白菜外层叶子残留的农药比内层高3倍。因此，吃大白菜应该把最外层的帮子剥下扔掉。里面的叶子虽然含农药会少一些，但仍需要一片一片地清洗。

什么样的大白菜好吃、更安全？那些叶尖紧紧卷着，紧密程度高的要好吃一些。切开白菜看，颜色略黄的要比白色的好。

（王　宜）

吃火锅喝白酒伤胃

寒冬时节，人们都爱喝点白酒，觉得暖烘烘、热腾腾。不过，四川省第四人民医院消化内科主任医师常玉英提醒，不是吃什么都适合喝白酒，尤其涮火锅时不要喝，否则容易伤及肠胃。

在冬季干燥气候下，经常吃火锅，尤其是麻辣锅会对身体有损伤。常玉英介绍说，过浓的辣味物质会刺激肠胃扩张，造成消化道的过度充血，损伤肠胃黏膜，那些患有胃炎、胃溃疡的人可能会因此加重病情。如果此时再饮用白酒，其中高浓度的酒精也会破坏胃表面的黏液保护层，并让胃壁蛋白质受损，出现类似“烫伤”的现象。此外，吃火锅时不少人暴饮暴食，会加重肠胃负担。这几种不良影响会产生“叠加效应”，对肠胃造成更大的伤害，极易引发消化系统疾病。临床上因吃火锅同时喝白酒引起的肠胃不适、急性胰腺炎乃至胃出血，都时有发生。

大连营养学会副秘书长王兴国也表示，吃火锅时再摄入酒精会对胃部产生较大的刺激，因此最好不要饮酒，尤其是酒精含量较高的白酒。可喝一两杯啤酒，有助于消化，但一定注意不要过量。火锅汤中的嘌呤在体内会转化为尿酸，而啤酒则会把尿酸输送到人体关节或软组织，导致痛风，严重时还会引起肾结石和尿毒症等并发症的发生。此外，冷热混食的食用方式，也容易使胃肠道受损。更需要注意的是，涮火锅时，海带和白酒不能混食，因为海带遇白酒后会硬化，引起肠胃不适。常玉英指出，吃火锅时最好喝白开水，这样可及时补充水分，不会破坏消化道的酸碱度平衡，也不会刺激消化道而引起不良反应。也可喝点酸奶，因其含有乳酸菌，能抑制腐败菌生长，减弱其在肠道中产生毒素的作用，可以保护胃肠道，预防因火锅的油腻以及其他因素引起的腹泻、腹痛等。

菜花炒太软抗癌效果差

菜花是抗癌的好蔬菜。许多人做菜花，都是软烂了才起锅，觉得这样更好吃。可是，却不知道炒软的菜花抗癌成分几乎都被破坏了，所以菜花还是吃脆的好。

研究发现，想让菜花最大限度地发挥抗癌功效，最直接的方法就是尽可能多地得到其中的抗癌物质“莱菔硫烷”。当菜花加热到花团开始变软，而茎还依然脆的时候，抗癌物质含量最高。此外，菜花切好后不能久放。在空气中放置 6 个小时，抗癌成分的损失率可达 75% 之多。而完整的菜花在冰箱中储藏一周后，抗癌成分只会有少量损失。

需要提醒的是，菜花最好不要煮着吃，否则会让活性成分损失在水中。蒸、炒的方法传热快，也更健康。

（雪　心）

蜂王浆质量辨

（1）颜色　一般鲜蜂王浆呈乳白色或淡黄色，不易流动，有光泽感，无气泡。如果颜色偏黄，无光泽，则该蜂王浆保存时间过长或是质量稍差，如蜂王浆中出现密密麻麻的小气泡，则该蜂王浆已发酵，活性酶已分解，失去其营养价值。如果蜂王浆中有冰状结晶体，且吃时有沙沙的感觉，则说明该蜂王浆中水分过多，营养价值较低。

（2）气味　鲜蜂王浆有一种特殊的香气，但绝不允许有奶味、甜味或无味。如出现以上味道，说明该蜂王浆已不新鲜或掺入了其他物质。

（3）口感　鲜蜂王浆尝在嘴里，感觉先是酸，后是涩，同时咽喉有一种热的辛辣感觉。如尝后立即觉得有少许苦味，则证明该蜂王浆已不新鲜。

代可可脂做出假巧克力

曾几何时，巧克力是价格昂贵的甜品，往往一小块就要十多块钱。可是许多人发现，现在市面上的巧克力越来越便宜了。超市里促销的时候，常常一大块巧克力才一块钱。为什么突然变得这么便宜了呢？

其实，这些廉价货，并不是真正的巧克力。仔细看看包装，你就会发现，旁边用小字写着“代可可脂”。什么是代可可脂呢？中国农业大学食品学院副教授范志红介绍，所谓代可可脂就是“替代可可脂”的东西，并不是真的可可，而是用大量氢化植物油制成的。虽然代可可脂做的“假巧克力”长得和真巧克力一模一样，闻起来、吃到口里都差不多，但仔细品尝还是有区别的。首先，熔点不一样。真的巧克力熔化的温度比代可可脂低，只有 30℃出头。因此，如果把巧克力握在手里，时间稍长就会熔化。而代可可脂做的假巧克力在手里是不会熔化的。其次，仔细品尝，味道和口感也不一样。真的巧克力吃起来没有那么肥腻，且香味浓厚；代可可脂吃起来比较腻，香味淡。最后，还可以看巧克力是否“结霜”。真正的巧克力如果放在温度较低的地方，就会在表面产生白霜，这是巧克力中脂肪结晶的正常现象。而代可可脂做成的巧克力，则不会结霜。

饮茶之不宜

茶叶中含有多种生物碱，其中的主要成分是咖啡碱，茶叶的含量为 2% ~5%。所以，饮茶应注意以下几个方面：

（1）饮茶不宜过浓　由于茶叶中含有咖啡因，连饮几杯浓茶后，大量咖啡因被吸收进入血液，就会使人头昏、头痛、神经兴奋，甚至出现肌肉震颤、心律紊乱、惊厥抽搐等现象，即“醉茶”。特别是那些平时多以素食为主、少食脂肪的人，如果大量饮用浓茶，就更容易出现“醉茶”现象。如果发生“醉茶”，不要紧张，应立即吃些饭菜、甜点或糖果，可以起到解醉的作用。

（2）饮茶不宜过多　茶叶中含有多种维生素和氨基酸，饮茶对于清油解腻、增强神经兴奋以及消食利尿具有一定作用，但并不是喝得越多越好。如果饮茶过多，茶水积聚在肠道内，就会妨碍膈肌活动，影响正常吸收。另外，大量水分进入人体，容量迅速增加，会加重心脏负担，引起心肺功能异常，特别是会给心脏功能不良的年迈体弱者带来危险。一般来说，每天 1~2 次、每次 2~3 克的饮茶量较为合适。

（3）不要空腹饮茶　因空腹时胃中含有大量胃酸，茶能稀释胃液，降低消化功能。

（4）并非人人皆宜　对于患有神经衰弱、失眠、甲状腺机能亢进、结核病、心脏病、胃病、肠溃疡的病人都不适合饮茶，哺乳期及怀孕妇女和婴幼儿也不宜饮茶。

（王海亭）

酸奶现买现吃

中国科学院微生物研究所教授郭兴华指出，酸奶保存越久，口味越酸。有的消费者认为酸奶越酸，说明乳酸菌发酵力越强，产品中含活菌数越多。其实这是个误区。酸奶的酸度太高，一会产生刺激口感，二会使肠道内不耐酸的有益菌受到抑制，这样反而起不到保健作用。另外，酸奶放得越久，口感会越酸，但乳酸菌活性反而降低。保存越久，酸奶的品质越难保证，所以，酸奶不要一次性买很多，尽量现买现喝。

（李颖慧）

豆制品吃前要加热

真空包装的豆腐干美味方便，许多人觉得干净卫生，但没想到食用不慎竟也会有中毒的危险。在台湾就曾发生过多起因误食真空包装食品，尤其是豆制品而引起的疑似肉毒杆菌中毒事件。

肉毒杆菌是一种生长在缺氧环境下的细菌，因此，在真空包装的食品中也能存活。它是目前毒性最强的毒素之一，其毒性比氰化钾强 1 万倍，仅 0.1 微克就能杀死一个人。肉毒杆菌中毒的病人会出现视物模糊、咀嚼困难、吞咽困难等症状，严重者会因呼吸麻痹死亡。

中国农业大学食品学院姜微波教授介绍，大陆地区也曾发生过这样的事件，大多是因为误食被污染的豆制品引起的。不过，并没有数据说明大陆生产销售的真空包装豆制品常温贩卖不安全。另外，在气温偏高的地方，出现这一问题的几率更大。姜微波提醒，虽然大多数企业生产是安全的，但难免会有小企业出现不规范操作。因此，真空包装食品最好冷藏，在吃的时候，还是先隔水蒸 10 分钟，把毒素彻底破坏，确保饮食安全。

（邓晓瑛）

小注意预防心脑血管病

天气骤降易引发血压升高，导致老年患者突发脑血栓。患有高血压、高血脂、糖尿病的人，一旦出现胸闷、胸痛、心慌、烦躁、出冷汗等症状，或者出现上腹部不明原因的疼痛，伴恶心呕吐、头晕等症状时，就应该警惕了。

（1）冬季别忙进补　我国民间素有秋冬季进补的习惯，冬季人们运动本来就少，加之大量进补热性食物和滋补药酒，很容易造成血脂、血压增高，诱发心脑血管疾病，因此秋冬季进补一定要根据个人的体质进行。有心脏病史患者及中老年人进餐要适量，不可过度饱餐，尤其晚餐应进食易消化的低脂食物，避免饱餐及高脂肪食物，还要注意测量血压、经常复查，保持相对的动态平衡。

（2）睡觉前后喝点水　预防心脑血管疾病，要做到生活有规律，根据气温变化增减衣服；夜晚入睡前和早晨起床后，喝下约 200 毫升的白开水，以降低血液黏稠度。

此外，还应经常吃菠菜、芹菜、大白菜等富含粗纤维的食物。另外，就是要保持情绪稳定，冠心病、高血脂患者尤其要放宽胸怀，不要让情绪起伏太大。心血管病患者要适当运动，尤其既往有心肌梗死、心绞痛、心力衰竭的患者，应在病情允许的情况下，在医生指导下运动。

（宋本华）

鱼丸脂肪含量高

一些贡丸、鱼丸的营养价值虽然比不上新鲜鱼肉，但吃起来却特别鲜，这是因为速冻食品中都加入了不少味精和高鲜调味料。它的钠含量很高，对高血压、心脏病、肾脏病患者的危害不言而喻。另外，要维持肉制品最起码的适口性，其脂肪含量不能低于 20%。因此贡丸、鱼丸的鲜嫩度、多汁性和香味都是用高脂肪换来的。研究表明，6 颗鱼丸吃下去，等于一碗饭的热量。

（王尚源）

植物油都不含胆固醇

现如今，“胆固醇”成了一个可怕的字眼。于是，许多产品，比如植物油就在标签上打出了“不含胆固醇”的宣传词。其实，胆固醇只存在动物性食品中。在植物油、膨化食品，甚至油炸土豆片的标签上标上“不含胆固醇”，实在没什么值得夸耀的，甚至有误导消费者之嫌。说这种看似毫无意义的话，是有意无意地利用消费者这方面知识的欠缺，暗示其他油脂产品可能会含有胆固醇，有不公平竞争之嫌。

不含胆固醇，并不代表这种油对血脂有什么特殊好处，更不意味着吃这种油不会让人长胖。比如说，棕榈油不含胆固醇，但它的饱和程度比猪油还要高。含有胆固醇，也不一定就对健康不好，比如鱼油、鱼肝油里就含有胆固醇。无论含不含胆固醇，少吃或不吃那些加热很多次的油，才是最要紧的。

（范志红）

冰箱放置食物窍门

适合放在保险盒里的有：排酸冷藏肉，半化冻的鱼、海虾等海鲜类。由于水产品中的细菌往往耐低温，温度稍高容易加速其繁殖，而保鲜盒可起到隔离作用，又具有保温功效，避免频繁开关冰箱门产生的温度波动。

适合放在下层后壁处的有：没有烹调熟，但又需要低温保存的食品，如水豆腐、盐渍海带丝等，以及有严密包装不怕交叉污染的食品，还有等着慢慢化冻的食品。

适合放在下层靠门处的有：各种蔬菜及苹果、梨等水果，而且要用保鲜袋装好，以免因温度过低而导致冻坏。

适合放在上层后壁处的有：剩饭菜、剩豆浆、包装豆制品等。由于这些食物容易滋生细菌，稍低于零度的温度最适合。

适合放在上层靠门处有：直接入口的熟食、酸奶、甜点等。储存这些食品时，应避免温度过低，并防止生熟食品交叉污染，所以不宜放在下层。

适合放在冰箱门架上的有：包装但开了封、本身不会在 1~2 天内变坏的食品，如番茄酱、沙拉酱、芝麻酱、海鲜酱、奶酪、黄油、果酱、果汁等，以及鸡蛋、咸鸭蛋等蛋类食品。

不能进冰箱的食物有：香蕉、面包、鲜荔枝、蛋黄酱、土豆、胡萝卜、豆腐、西红柿、火腿、巧克力等。

（魏岳江）

五类食品别买散装的

军事医学科学院营养研究室教授王冬兰说，人们很难了解散装食品确切的生产日期，以及在运输和在货架上摆放的时间，以致给自己招来健康问题，所以一定要当心。特别是保存时间不宜过长的食品，更要注意。

（1）谷物类　散装粮食容易滋生病菌，且营养素损失也较大。因为谷物含有水分，相对潮湿的环境会导致病菌滋生。其中对人体危害最大的是一种致癌物——黄曲霉毒素。谷物中，最不能买散装的就是糙米，它虽然营养丰富，但保质期很短，通常只有半年。特别是其中的维生素 A 和维生素 C，在空气中放置 3 个月左右就会被完全氧化，保健功效就会丧失。

（2）食用油　散装食用油大多没有包装标志，是无厂名、厂址，无生产日期、保质期，无质量标准的“三无”产品，存在严重卫生隐患，千万不要买。特别是一次性购进大量食用油更不可取。这是因为，其一，开盖的油通常会被保存在厨房里，温度高，湿度大，易滋生细菌；其二，油中的油脂极易氧化酸败，会增加致癌风险。因此，王冬兰建议，食用油应买小包装的，开盖后 3 个月内吃完。

另外，需要提醒的是，食用油的保存时间还和油的种类有关。比如橄榄油只能保存 6 个月，花生油开封后只能保存 3 个月。

（3）坚果　因为含油脂量大，很容易变质。散装坚果直接与空气接触，不仅会加速其变质，所含的矿物质营养素，如钙、锌、铁也更容易流失。因此，买坚果最好买短期内就能吃完的小包装。

（4）冷冻食品　冷冻食品的保存期限实际上也只有一两个月。超市冰柜里品种繁多的冷冻食品，在运输和储存上花费了多长时间，不容易判断。因此，冷冻食品最好也是现买现吃。

（5）调味品　不论是散装的花椒、孜然，还是瓶装的辣椒酱，一般半年左右味道就会变淡，调味能力减弱，且很容易滋生细菌，对健康危害很大。因此最好别买散装或大瓶的。

（鲍　捷）

用碘盐须知

碘是一种很活跃的物质，性质极不稳定，容易挥发。因此，在储存和食用碘盐时应注意如下几点：

方法得当：高温能加速碘的挥发。烹调开始时不要先把碘盐放在锅里炒，更不要放在油锅里煎炸，而应在食物快熟时放入，以减少碘的挥发。实验证明，动物油易使碘挥发，因此，应尽量使用植物油烹制食物。

掌握用量：正常情况下，人每天每公斤体重需碘 1 微克。按我国碘盐的标准，成人每天摄入标准碘盐 6~8 克即可获得 120~150 微克碘，完全可满足大多数成年人的生理需求。要额外补充碘，则可从食物中摄取，不妨多吃些海带、紫菜、虾皮等含碘量高的食物。但碘摄入量也不宜过多，如果成人日摄入量超过 1000 微克，则会导致高碘性甲状腺肿大、甲状腺功能亢进等疾病。

注意禁忌：对于甲状腺功能亢进、碘过敏体质者应避免补碘。服用某些药物时要忌吃碘盐。如果服用含汞类的药物如朱砂时，不宜同时食用碘盐。因为汞与碘结合会生成碘化汞，不仅具有毒性，而且还具有腐蚀作用，对胃肠道有刺激，甚至造成药物性肠炎。

密封保存：因为碘盐在热、光、风等物理因素的作用下，容易氧化分解而使碘损失。所以家庭储存的方法是将碘盐放在密封加盖的器皿中。器皿放在远离灶台的阴凉干燥处，避免受阳光暴晒和高温的影响。另外，要随吃随买，一次不要买很多。

（王海亭）

泡茶技巧

美国《预防》杂志刊文称，研究发现，红茶泡得时间越长，越有益健康。美国塔夫斯大学的营养学教授杰弗里・巴伦博格表示，茶泡的时间长有利于其中有益健康的黄酮类物质充分溶解，最好泡够5分钟。

国家一级品茶师沈红说，对于其他种类的茶叶，冲泡时间也有讲究，以下就介绍几种常用茶叶的冲泡方法。

碧螺春芽叶小而细嫩，如冲泡时间恰到好处，才能清汤绿叶，口感香醇。如泡得时间过长，不仅汤色会变黄，而且新鲜度也大打折扣。冲泡时，先倒开水再放茶叶，泡两三分钟即可。

冲泡龙井茶、黄山毛峰前，先给杯子里倒点开水，把茶叶浸泡一下，闻到淡淡的清香后，再加水，盖上盖子泡4分钟。泡够这个时间，茶叶口感更好，其中的有益成分也能有效溶出。喝的时候，不要等杯里的水全喝完再加水，喝一半时就加满水，这样可以保持浓郁的口感。

普洱茶属于黑茶，一般泡5分钟，香味就出来了，与茶饼相比，散茶更容易出味。“越陈越香”被公认为是普洱茶区别其他茶类的最大特点，也正因如此，冲泡普洱茶最重要的步骤是洗茶，即先把茶叶放入杯中，倒入开水，过一会把水倒掉，再倒入开水，盖上杯盖。这样，第二道茶既没有了茶叶上的杂质，而且更香醇。

（瞿　晟）

水果玉米糖尿病人慎食

黑龙江省农业科学院的副研究员邢哲说，“水果玉米”是一种可以生吃，也可以熟吃的超甜玉米，在乳熟阶段采收是生吃的最佳时机。与一般玉米相比，乳熟阶段的“水果玉米”皮薄、汁多、质脆而甜，可直接生吃。薄薄的表皮一咬就破，清香的汁液溢满齿颊，生吃或熟吃都特别甜、特别脆，像水果一样，因此被称为“水果玉米”。这种玉米富含维生素A、B_1、B_2、C、矿物质及游离氨基酸等，易于人体消化吸收。但其总糖量大约为 33.6%，是一般水果的 2 倍左右。所以，“水果玉米”又称“甜玉米”、“超甜玉米”，是一种菜果兼用的新型食品。但糖尿病人要谨慎食用。

目前我们能够买到的“水果玉米”有中国农业科学院所属研究机构研究开发的，也有外国进口的（主要是从美国进口的），大多是转基因玉米。就是说，把水果的基因转移到玉米中去，使玉米具有了水果的某些品质。

（谭敦民）

味精要买无盐的

味精，只要在烧菜中加入少许，就能增加菜的鲜度而引起食用者的食欲。然而，有消费者发现，现在很多包装上标注“鲜味十足”、“鲜度 99％”等字样的味精，烧出来的菜味道偏咸。近日，工商部门在一例消费投诉引发的商品质量检测中发现，检测的味精中，谷氨酸钠含量为 29%，氯化物含量为 39%。依据国家相关标准，这包无盐味精的谷氨酸钠低于标准值 70 个百分点，含量不达标；而其食用盐含量却严重超标，是标准值的 390 倍。为何会盐含量超标？执法人员说，以 200 克袋装味精为例，进价为 2 元，经销商的销售价为 2.5 元，如果不掺入食盐将毫无利润可言。所以，低价格的味精一定有问题。

买味精小窍门：取少许味精放在舌头上，合格味精，舌头会感到冰凉，且味道鲜美，并带有鱼腥味；若感到苦咸味，又无鱼腥味，则是掺了食盐；若是掺了木薯或石膏，不仅难于溶化，且有冷滑、黏糊之感。

（高丽莎）

猪肝做成汤才补铁

猪肝被称为营养宝库，其优质蛋白、维生素和微量元素的含量通常比肉类更胜一筹。不过，需要注意的是，通过查《中国食物成分表 2002》可知，100 克生的新鲜猪肝含铁 22.6 毫克，而 100 克煮卤好的猪肝含铁只有 2

毫克。这是因为猪肝的组织结构比较特殊，血管十分丰富且蕴含较多血液，在煮卤过程中“血水”大部分流失，导致铁含量大幅度下降（约减少 90%）。所以，用猪肝补铁时一定要讲究烹调方法，最好避免煮卤，可用熘肝尖或做猪肝汤等可“保全”铁的烹饪方法。

（王兴国）

变质食物的毒素蒸煮也难分解

夏季气温特点是高温高湿，很适合各种细菌、霉菌的生长，食物很容易变质腐败造成食物中毒。但也有很多市民不以为然，认为只要把要吃的食物煮熟煮透了吃就没有关系。对此，南京市疾控中心有关专家警告说，由于有的细菌如金黄色葡萄球菌、霉菌如黄曲霉菌等易产生毒素，被它们污染了的食物，即使煮熟煮透也很难分解掉已产生的毒素，吃了也会发生食物中毒。

金黄色葡萄球菌、霉菌在自然界中广泛存在，在合适的温湿度、营养条件下会大量繁殖和产生毒素，如霉菌在气温 20℃ ~28℃、相对湿度 80%~90% 环境下比较容易生长。当金黄色葡萄球菌污染了含淀粉及水分较多的食品，如牛奶和奶制品、肉、蛋等，在温度条件适宜时，经 8~10 小时即可产生相当数量的肠毒素。而肠毒素可耐受 100℃煮沸 30 分钟而不被破坏，它引起的食物中毒症状是呕吐和腹泻。而霉菌主要生长在花生、谷物、果仁等食品原料上，即使是高温也很难分解，一般的清洗、烧煮也不能清除，可以引起急性中毒、慢性中毒和致畸、致癌以及使遗传物质发生突变等。

家里的食物如蛋糕、牛奶、肉、蛋等易腐败变质的食物一定要及时冷藏；粮食、面粉、干香菇、木耳、笋干、坚果、干辣椒、干萝卜、干咸鱼、海米等一定要密封保存，或放入冰箱等低温保存，可以减缓霉菌繁殖。一旦发现食物变质、霉变，坚决不能食用，否则会对人体造成很大危害。

（丁　昊　于丹丹）

泡过的豆子“坏因子”少

在蛋白质、脂肪、总糖等方面，经过 8 小时浸泡后的大豆，与未浸泡的大豆相比，没有显著差异。蛋白质、脂肪含量仅分别下降 1.8% 和 0.7%，而总糖、游离氨基酸的含量则分别上升了 0.9% 和 1.0%。而浸泡过的大豆与未浸泡的大豆相比，其抗营养因子含量有较大程度下降。随着浸泡时间的延长，抗营养因子含量逐步下降。抗营养因子不但会影响人体对大豆营养的吸收，还会阻碍人体对其他食物中营养成分的吸收利用，比如蛋白质、矿物质等。

果汁摄入过多会腹泻

果汁饮料含有多种维生素、糖类。宝宝适当喝果汁饮料可补充体内维生素和无机盐，但对于消化系统还不太健全的宝宝来说，喝果汁饮料过多就会诱发疾病。果汁在制作过程中损失了一些营养素，特别是膳食纤维。每天大量饮用果汁，并用果汁替代蔬菜和水果，可能造成宝宝缺乏膳食纤维。果汁饮料是高渗液体，越喝越觉得口渴。另外，果汁饮料中主要成分是糖，而摄取过多的糖会扰乱宝宝的消化吸收功能，抑制食欲，影响蛋白质等营养素的吸收。

因此，一旦宝宝养成了喝果汁的习惯，可能导致营养不良，阻碍正常的生长发育。果汁饮料中含有过量果糖、山梨酸等难以消化的成分，宝宝长期过多地摄入，容易导致慢性腹泻，造成营养流失。糖分从肾脏排出时，会使尿液发生变化，尿糖值增高，时间长了还会引起肾脏病变。宝宝补充水分还是应喝白开水。如果宝宝想喝果汁，最好由家长动手为其榨一些鲜果汁喝。

（马　帅）

厨房小窍门

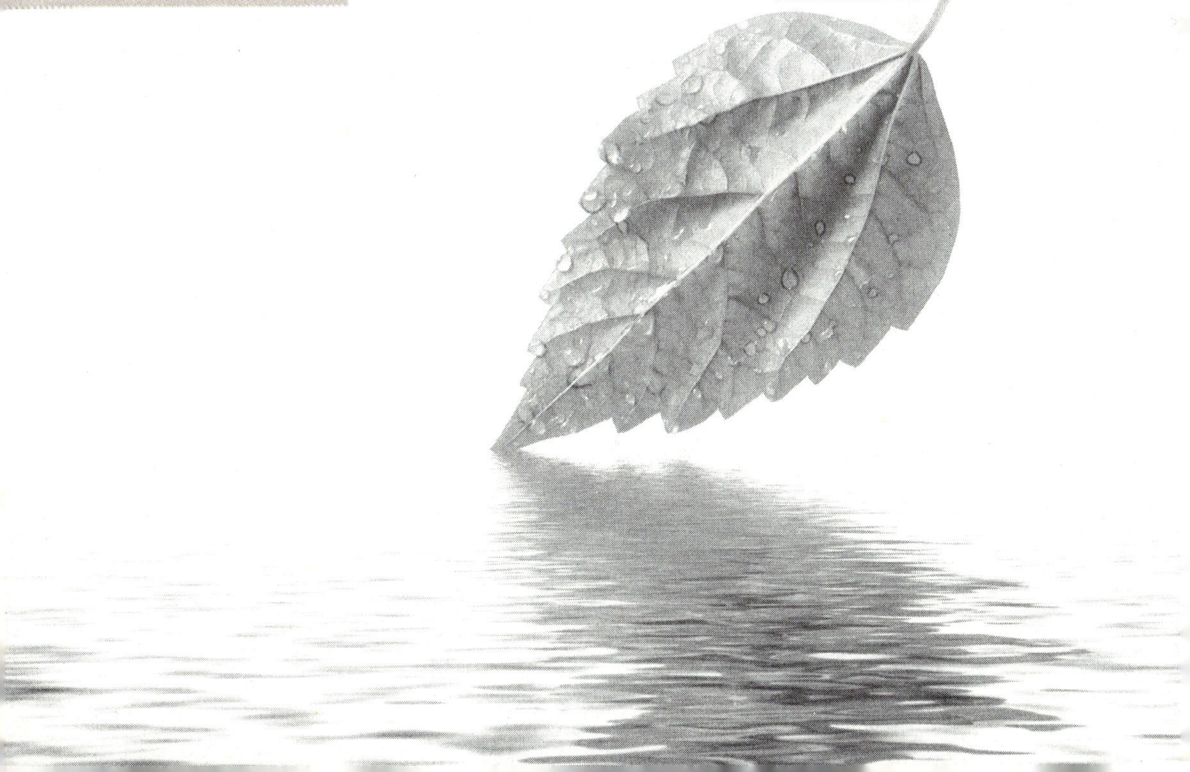

怎样挑鲈鱼

买鲈鱼以重量750克为宜，鱼太小没多少肉，生长时间不够，鱼太大肉质变粗糙。鲈鱼生长速度快，生长至500克后逐渐放缓，从鱼苗长到750克，需1年左右。

鲈鱼的身材以溜长带点圆润为好，若发现肚子太大，则说明商家在卖前给鱼儿喂了过多饲料，买回家后鱼儿会很快死掉。

鲈鱼的颜色以鱼身偏青色，鱼鳞有光泽、透亮为好，翻开鳃呈鲜红者，表皮及鱼鳞无脱落才是新鲜的，鱼眼要清澈透明不混浊，无损伤痕迹。若一侧眼或双眼角膜部分或全部白浊，则为眼部受到损伤的鱼。用手指按一下鱼身，富有弹性则表示鱼体较新鲜。不要买尾巴呈红色的，这表明鱼体有损伤，买回家后很快就会死掉。

（梁钰婕）

发面加些糖醋酒

加糖：冬天室内温度低，发面时间比夏季长，如果发酵时在面里放点白糖，就可缩短发酵时间。

加醋：如果事先没有发面又急于想吃松软的馒头，怎么办呢？你可用500克面粉，加醋50克，温水350克，揉好，过十多分钟，再加5克小苏打或碱面，揉到没有酸味为止，这样蒸出的馒头又大又白。

加酒：蒸馒头时，如果面似发未发，而又等着蒸，可在面团中间扒个洞，倒进两小杯白酒，几十分钟后面就发开了。

（李鸿安）

烹调妙用葡萄酒

煎鱼时，锅里喷上小半杯红葡萄酒，可防止鱼皮粘锅。

在炖鱼时，加少许葡萄酒，不但鱼肉鲜嫩味美，且颜色也十分好看。

在冬季人们常用炖鸡来进补，或者加上人参、大枣、桂圆等补品，如果您要炖鸡的话，除加上述补品外，再加些葡萄酒，不但大补，而且色香味美。

炒洋葱时，加一点白葡萄酒，可避免炒糊。

火腿保鲜时，在火腿切口上涂一些葡萄酒，包好放入冰箱，可保持新鲜不坏。

（于金宝）

粉丝好坏巧判断

粉丝和粉条是以豆类、薯类和杂粮为原料加工制成的丝状或条状干燥淀粉制品，其原料决定了粉丝的质量。

不同原料生产出来的粉丝的颜色是不一样的。在豆类粉丝中，以绿豆粉丝品质最佳，它洁白光润，在阳光直射下呈半透明状。蚕豆粉丝虽也洁白光润，但不如绿豆粉丝有韧性。其他杂豆粉丝外观色泽白而无光，质量与蚕豆粉丝相近。

购买粉丝或粉条时要从外观上加以鉴别，好的产品手感柔韧、有弹性、粗细均匀、无并条。用感官鉴别时，可取样品直接嗅闻，然后将粉丝或粉条用热水浸泡片刻再嗅其气味。好的粉丝、粉条的气味无任何异味。质量差的粉丝、粉条常带有霉味、酸味。

（林　雨）

汤味鲜美四法

汤变清：要想汤清、不浑浊，必须用微火炖，使汤只开锅不沸腾。

汤变浓：在没有鲜汤的情况下，要使汤汁变浓，一是在汤汁中勾上薄芡，使汤汁增加稠厚感；其二将油烧热，冲入汤汁，盖严锅盖用旺火烧，不一会儿，汤就变浓了。

汤变爽：有些油脂过多的原料烧出来的汤特别油腻，遇到这种情况，可将少量紫菜置于火上烤一下，然后撒入汤内，可解去油腻。

汤变淡：只要把面粉或大米缝在小布袋里，放进汤中一起煮，部分盐就会被吸收进去，汤自然变淡了。亦可放入一个洗净的生土豆，煮5分钟，汤也能变淡。

（李有才）

白糖腌过的牛肉更嫩

炒牛肉片前用白糖腌制不仅让味道更鲜美，更重要的是牛肉能变得更嫩。因为糖能增加牛肉中蛋白质的持水力，水分多了，吃起来自然就嫩了。

具体做法是：将牛肉切好，放入1勺白糖，腌上20分钟之后，让糖分子充分渗入到牛肉里去。腌过糖后，在牛肉中加一些水慢慢搅拌，以免牛肉脱水而收缩变硬。糖分子渗入到牛肉里后，遇水就会吸收而使肉片稍微涨发，减轻了牛肉的韧性和硬度。最后，往牛肉中加入少量的淀粉，搅拌均匀。将锅烧热，倒入油，烧至五六成热时，放进牛肉炒至变色即可。

（刘波平）

杭白菊挑花瓣大的

杭白菊花瓣偏白，透着黄色，如果都是黄的，要么是黄菊冒充杭白菊，要么是陈年菊花。太白的杭白菊也不好，可能用硫黄熏过；而且，菊花和茶叶一样，泡水头道最浓。菊花摘一次花瓣小一圈，所以要挑花瓣大的。好的杭白菊，花饼黏合度高，不会松松散散，泡在热水里，不会有散落的花瓣，花瓣“吃饱”水后自然浮在水面上，就像一朵盛开的菊花。

炖肘子去腥放雪梨

猪肘子营养丰富，含有较多的蛋白质和大量的胶原蛋白，但有些人难以习惯它独特的味道，觉得有点腥。上海人喜欢将雪梨和猪肘子放在一起煮，做出来味道鲜香，甜咸适中，一点油腻感也没有。

具体做法：先把猪肘子用开水泡一下捞出洗净。雪梨剥皮、挖核，切成块后泡入凉水中备用。油烧热，放点白糖、盐、料酒，然后把猪肘子也放入，加些水，煮沸后用勺把浮沫撇去，然后用小火炖煮两小时左右。猪肘子煮烂时放入梨块再炖 3 分钟，将猪肘子和梨一起捞出放到盘里。最后用旺火将锅内的汤汁收浓，浇到猪肘子、梨块上即可。

优质干辣椒光泽度好

想让生活添点味儿，辣椒可是少不了的。调味用的干辣椒，最常见的就是又长又尖的朝天椒和圆鼓鼓的小海椒。如何辨别干辣椒的优劣？

优：日常用的干辣椒通常有两种，北京的朝天椒和四川的海椒。好的朝天椒长度在 3 ~ 5 厘米之间，颜色呈暗红色，剪开后闻一闻，有一股干香的辣味。而海椒是类似于灯笼椒的品种，比灯笼椒稍小，由于含水量较少，所以属于干辣椒中比较容易保存的一种。好的海椒光泽度较好，较干，表面没有虫斑，颜色呈暗红色，尝一尝，有浓烈的辣味。

劣：不好的干辣椒有些发潮、回软，而且颜色常为枯黄色，有虫斑，尝一尝，没有明显的辣味儿。

（汪　亮）

切五花肉蘸点儿水

切肉时最容易遇到的麻烦就是肉粘砧板及刀口打滑。特别是五花肉等比较肥的肉更易出现这个问题。这时候该怎么办呢？教大家一个好办法，省时又省力。首先，将肥肉蘸点凉水，再放到砧板上。因为有了少量的水分，肥肉就很难和砧板粘在一块儿了。同时，边切还要边洒点儿凉水，这样能增加刀口与肥肉间的摩擦力，切起来不会打滑。

（张　亮）

屉布用法窍门

蒸食物时垫屉布的作用主要有两个：一是保持食物的形状，二是防止食物粘锅。蒸食物前，先在锅内放水，大火烧开后，再放上预先浸湿的屉布，最后放上食物。这样可以防止在蒸的过程中，食物从笼屉眼内漏到锅里。提前把屉布浸湿，则是为了防止食物熟时粘在屉布上。

屉布最好选透气性好的豆包布、纱布。用完后要及时清洗晾干，否则容易滋生细菌。此外，用荷叶、粽子叶、白菜叶等也能代替屉布，做出的食物还有清香味。

（韩国孝）

拔丝菜做法

拉丝又叫拔丝，是烹调甜菜的制作方法之一。用糖拉丝有三种方法：一是糖加少量水熬浓拉丝，二是油加糖熬后拉丝，三是糖加油和水各半拉丝。在操作时，先将主料改刀成小块或小片形状，拍一下面粉或滚一层用鸡蛋清、淀粉和水调成的厚糊，用油炸熟后捞出，然后采取任一种熬糖方法用小火熬制，至糖液呈淡黄色，能拉出糖丝时，随即把炸好的原料及桂花或芝麻（如没有也可）投入锅中颠翻几下，使糖浆均匀地裹住原料，然后起锅装入涂油的盘里即成。

注意，糖浆裹好后，不宜多颠翻，否则翻破油炸主料的脆皮，会使原料内部水汽溢出而脱皮散碎。另外熬制糖浆是拉丝的关键，要掌握好火候和时机。盘上涂油的目的是防止主料的糖浆凉后与盘子粘在一起。上桌时同时带一碗冷水，夹菜之前筷子先蘸一些冷水可防止筷子被糖粘住。

烤肉松软窍门

家庭烤肉或在外烧烤时，肉入炉前，先用沸水或热清汤浇一下，可使烤出的肉松软（若用凉水浇肉，肉会变得很硬）。在烤肉过程中，必须在一面烤熟后，再翻过来烤另一面，不要翻来覆去地烤，以免费时费力，还不易烤透。

用烤炉烤肉，若在下格放一个盛有清水的器皿，可使烤出来的肉不焦不硬。因为器皿中的水受热变成水蒸汽，可补充肉中流失的水分。

柠檬选中等个头

一般来说，食品的产地不同，营养成分肯定会有所区别。进口柠檬因为运输费用等原因，价格会贵一些，但并不能因此就断定其营养价值肯定高于国产柠檬。相对来说，进口柠檬的香气更浓郁一些，您可以根据自己的爱好选择。

优质柠檬一般有以下的特点：个头中等，果形椭圆，两端均突起而稍尖似橄榄球两端；成熟者皮色鲜黄，颜色均匀；表面光滑，纹理细致，没有疤痕并富有光泽；有弹性，掂着较重，且具有浓郁的香气。需要注意的是，市场上还有一种青柠檬，其酸味刺激浓烈，香味较清淡，常用于烹调东南亚特有的菜肴。

速冻食品蒸炸有别

蒸：先解冻。烧卖、包子等，需要用蒸才能食用的冷冻食品，必须先解冻。在食用的前一天或是前5个小时，先将它们放在冷藏室中解冻，让它回复柔软的状态，蒸的时候才能蒸熟。如果用微波炉解冻，可以在烧卖、包子

等表面滴上少许水，防止表皮干硬。

炸：大火逼油。如炸春卷、鸡块、薯条等，必须用大量的色拉油炸熟。不同的食物有不同的油炸温度，要详细阅读冷冻食品外包装上的说明，最好家里能准备一个可以测量温度的油炸锅。即使是新手，成功概率也可大大提高。油炸时，一次不要放入太多数量的冷冻食品，避免油的温度下降，当外皮呈金黄色时，改大火炸一下，就可以把油逼出来，用捞网捞起来后，便可摆盘食用。

（范　新）

三招挑到好红枣

（1）表皮褶皱少的新鲜　新鲜的红枣比较饱满，果皮褶皱较少的一般是当年产的。而且，好的红枣表皮经过擦洗后很光亮。

（2）颜色越深的越甜　不少人误以为枣的颜色深浅跟其新鲜度有关，颜色越深的越陈。其实枣一旦被摘下，其表皮的颜色变化很小。通过表皮的颜色，我们可以判断枣的甜度。颜色越深的，成熟度越高，也就越甜。

（3）顶端有柄的没蛀虫　红枣的含糖量通常在60%～80%，很容易被虫蛀。顶端没有柄的就需注意了，如果再有小孔，就是被虫蛀过的了。还可以用手捏一捏，感觉果肉软而空的，也可能是虫蛀的。

此外，需要提醒的是，红枣因为产地和品种的关系，可能存在大小差异，但营养差异并不大。因此，价廉的不一定就不好，无需盲目跟风选大个的。

（啸　尘）

真陈醋酸味柔和

醋是餐桌上不可缺少的调料。可是您知道鉴别真假陈醋的秘密吗？下面为您作一介绍。

真醋的颜色为棕红色或无色透明，有光泽，有熏香或酯香或醇香味；酸味柔和，稍带甜味，不涩，回味绵长；浓度适当，无沉淀物。假醋多用工业醋酸直接兑水而成，颜色浅淡、发乌；开瓶时酸气冲眼睛，无香味；口味单薄，除酸味外，有明显苦涩味；有沉淀物和悬浮物。

保存醋的方法：在装食醋的瓶中加入几滴白酒和少量食盐，混匀后放置，可使食醋变香，不容易长白醭，贮存时间也较长。也可在盛醋的瓶中加入少许香油，使表面覆盖一层薄薄的油膜，防止醋发霉变质。另外，在醋瓶中放一段葱白、几瓣蒜，亦可起到防霉的作用。

（曹文杰）

香菜冷冻后保存时间长

做汤或拌凉菜时，加点香菜调味肯定会为菜肴加分，但每次香菜的用量很少，为此特意买把香菜也用不完，放两天就坏了。下面有一个好方法可让香菜不浪费。把香菜洗干净后切成碎段，然后装入保鲜盒里，再放进冰箱的冷冻室里冻起来。记住，一定是冷冻，而不是冷藏。刚开始冻的时候最好经常晃晃，不要冻成块。每次做菜时，拿出来直接使用就可以了，冷冻的香菜仍然色泽鲜绿。

生姜块或切好的生姜丝也可以用这种方法冷冻保存，吃起来很方便，而且几个月都不会坏。

（赵晴晴）

怎样识别品质不同的猪肉

（1）新鲜猪肉　脂肪洁白，肌肉有光泽，红色均匀，外表微干或微湿润。用手指压在瘦肉上凹陷能立即恢复，弹性好，而且有新鲜猪肉特有的正常气味。

（2）不太新鲜的猪肉　脂肪少光泽，肌肉颜色稍暗，外表干燥或有些黏手，新切面湿润。用手指压肉后凹陷不能立即恢复，弹性差，闻起来有氨味或酸味。

（3）变质肉　脂肪失去光泽，颜色灰黄甚至变绿，肌肉暗红，切面湿润，弹性基本消失，有腐败气味散出。在冬季气温较低，很难嗅到猪肉变质的气味，经过加热或煮沸，变质的腐败气味就会散发出来。

（4）母猪肉　皮糙肉厚，肌肉纤维粗，横切面颗粒大。经产母猪皮较厚，皮下脂肪少，瘦肉多，骨骼硬而脆，乳腺发达，腹部肌肉结缔组织多，切割时韧性大，俗称滚刀肉。

（5）注水肉　由于含有多余的水分致使肌肉颜色变淡，或呈淡灰红色，有的偏黄，肉的切面看上去湿漉漉的。销售注水肉的案板上有积水。注水的冻猪肉卷，透过塑料薄膜，可以看到里面有灰白色半透明的冰和血冰。剁开后可见有碎冰块和冰碴溅出。肌肉解冻后还会有许多血水渗出。价格便宜的猪肉卷，多半是肉的下脚料，常混有病变废弃物，购买时要当心。

（6）死猪肉　周身瘀血，呈紫红色，脂肪呈灰红色，肌肉暗红色，血管中充满了黑红色的凝固血液。切开后腿内部的大血管，可以挤出黑红色的血栓；剥开板油，可见腹膜上有黑紫色的毛细血管网；扒出肾脏，可以看到局部变绿，可闻到腐败的气味。

（7）猪瘟病猪肉　猪瘟是一种急性传染病，病猪皮肤上有大小不一的鲜红色出血点，肌肉和脂肪也有小出血点。个别肉贩常将瘟猪肉用清水浸泡一夜，第二天进行销售。这种肉外表显得特别白，看不到出血点，但将肉切开，从断面上看，脂肪和肌肉中的出血点依然明显。

（8）猪丹毒病猪肉　猪丹毒是一种人畜共患的传染病，分疹块型和败血型两种。疹块型猪丹毒病的猪其颈部、背部、胸腹部，甚至四肢皮肤上，可见有方形、菱形、圆形及不规整形、突出皮肤表面的红色瘀块，俗称打火印。败血型猪丹毒猪全身皮肤都是紫红色的，有的是胸腹部、头和四肢皮肤呈紫红色，全身淋巴结肿大、发红，切开后有黄色液体流出，肾脏肿大，常呈紫黑色。严重的败血型猪丹毒病的猪，全身脂肪灰红或呈灰黄色，肌肉呈暗红色。

（9）猪囊虫病猪肉　猪囊虫病是由猪绦虫的幼虫寄生在猪肉里引起的寄生虫病。用肉眼观察可见猪肉里有小米粒大到豌豆大小不等的囊泡，其中有一个白色的头节，就像石榴籽样。猪囊虫也可见于猪心脏上，吃了这种肉会使人患猪囊虫病，如果人间接地吞下虫卵，也会得囊虫病。

（刘国信）

冷冻鱼虾方法有别

（1）整条鱼冷冻法　在冷冻前要经过清洗，去除内脏、鳃，并在腹内抹上少许盐，处理好后放在盘上，盖上保鲜膜，放到冷冻室冷冻，结冻后用密封袋密封，然后再放入冰箱保存。另外，也可用铝箔纸包起来，以延长保存期限（但要在1个月内食用完）。要食用时，取出适量，放到冷藏室或用流水解冻即可。

（2）块状鱼冷冻法　如鲑鱼、鲔鱼类，通常都是一片片出售的。冷冻时放在铺了保鲜膜的盘上，撒上一点儿盐，再放到冷冻室里冷冻，结冻后放入密封袋里，吸出空气保存。解冻时，放在冷藏室自然解冻，如在室温下解冻，要用布或纸巾包起来，以免流出的水把鱼肉弄湿，到半解冻状态，就可以直接煎熟或用微波炉、烤箱烤熟。

（3）烤鱼冷冻法　先用盐抹一下，再用烤箱烤过，待凉后用铝箔纸包起来，直接放到密封袋里冷冻。解冻时，不必去掉铝箔纸，直接放到烤箱中烤一下，就可以食用了。

（4）虾的冷冻法　先去掉肠泥，头部、尾端也要稍微切掉些，放在盘上，等结冻后放到密封袋里保存即可。解冻时，冷藏室自然解冻，炒之前，把虾沾满淀粉，多放一点油，一尾一尾放下去，再加点米酒、盐、辣椒，快炒一下就可以了。

（陆明华）

炖牛肉放果酱味道好

炖牛肉加两三个山楂，不但肉烂得快，味道还会更加鲜美。如果手头一时没有山楂，用果酱代替也可以，这样连糖也不用放了。炖出来的牛肉，不但汤汁黏稠，口感柔软，而且鲜美可口，营养也更利于人体吸收。

制作方法：牛腩切成杏大的块，用油炒变色，然后连油一起放入高压锅，加入香叶、丁香、姜块，压25分钟。然后把牛肉连汤取出，移入砂锅，加黄酱、果酱、八角、桂皮继续用小火炖半小时，直至牛肉软烂、肉汁浓稠。如果加了果酱，黏度增加，更不宜长时间炖煮。牛肉经高压锅煮至半软之后，再用普通锅加黄酱和果酱炖，效果就会更好。果酱中的糖可以调和味感，还能使肉的色泽更加红艳。

（周　研）

花椒、白酒可防虫

（1）花椒防虫　花椒味是蛀虫非常讨厌的味道，以杏仁、花生为例，您只需将杏仁、花生放入密封的小罐中，再将50克左右的花椒倒入保鲜袋或者纱布袋中一同放入。如果是用保鲜袋的话，建议把袋口扎的稍微松点，或者在保鲜袋上用针扎几个小洞，再盖上盖子即可达到防虫效果。

（2）白酒防虫　白酒的酒味可以达到驱虫的作用。以葡萄干为例，只需将葡萄干放入罐子中，再将装酒的小瓶子也放入罐子中即可。需注意的是，千万不要把酒瓶盖打开，散在酒瓶外的白酒味就足够让蛀虫远离了。放入酒瓶后，把罐子的盖子盖上即可。

买藕就买第二节

一般来讲，红花藕外皮为褐黄色，体形又短又粗，生藕吃起来味道苦涩；白花藕则外皮光滑，呈银白色，体形长而细，生藕吃起来甜。通常炖排骨藕汤用红花藕，清炒藕片用白花藕。另外，还有一种品质一般的麻花藕，外表粗糙，呈粉色，含淀粉较多。总之，选择藕节短、藕身粗的为好，从藕尖数，第二节藕最好。

快速检测伪劣食品

味精掺杂尿素

原理：生豆浆中含有大量脲酶，脲酶可分解尿素产生氨，使溶液变碱性，用 pH 试纸检测呈碱性反应。

方法：取待检味精少许，加蒸馏水约 2 毫升溶解，加 50% 生豆浆溶液 2～3 滴，立即用 pH 试纸检测。若呈碱性反应为掺有尿素，颜色深度与尿素含量成正比，正常味精为中性。

❋ 糖精掺杂白砂糖

原理：糖是碳水化合物，加热脱去水分后，剩下的碳呈黑色反应，而糖精钠不是碳水化合物，则无此现象。

方法：取待检糖精少许置小试管内，在酒精灯上熔化后继续加热，若呈黑色为掺有白砂糖，正常糖精为无色。

❋ 山芋淀粉掺杂石膏粉

原理：石膏粉是由生石膏（$CaSO_4 \cdot 2H_2O$）经加热 163℃以上失水而得，又称熟石膏。它微溶于水，不溶于醇，将其水的澄清液加少量的酒精，则析出白色沉淀。

方法：取待检山芋淀粉少许置试管内，加蒸馏水适量溶解，放置澄清或过滤澄清，取澄清液加少许酒精，若呈白色混浊液为掺杂石膏粉，正常山芋淀粉为无色。

（张勇强）

用勺子剥橙子皮

首先，将橙子在桌上揉搓一下，使果皮和果肉分离，每一个部位都要揉搓到，然后用刀或叉子在橙子中间划出一个横道，再把勺子贴着橙子皮插进去，勺子的弧度不要太大，要贴合橙子皮的弧度，一点一点撬开表皮。这样，就能轻松地去掉橙子皮了。这一方法既简单又方便，还不会使果汁流失。

（邱　楠）

做泡菜时加些醋

蔬菜在泡制过程中易形成对人体有害的亚硝酸盐，为了降低泡菜中亚硝酸盐的含量，可在泡制时加入少许食醋。有试验证明，添加浓度为0.6%的食醋能达到最佳效果。加入食醋的泡菜中亚硝酸盐较不加食醋的泡菜低两倍多。这是因为食醋能较快地降低亚硝酸盐生成菌的数量，并加快乳酸菌发酵，可减少泡菜的泡制时间。

（周品琪）

酱烧、红烧离不了桂皮

桂皮气味芳香，常用于烹调腥味较重的肉类原料，也是五香粉的主要成分。它是最早被人类食用的香料之一，早在西周时期，就已经被当作肉类的调味品而与生姜齐名。

桂皮分为桶桂和肉桂两种。桶桂为嫩桂树的皮，质细甜香，呈土黄色，质量最好，可切碎做炒菜调味品或烧肉，而肉桂味厚，宜用于炖肉。

在烹饪上，桂皮最大的作用就是祛腥、提香、解腻，因此它一直都是炖肉的调料。闽菜中的卤制，比如卤蛋、卤鸭等，鲁菜中的酱制，比如酱牛肉，还有家常的红烧，这三种做法里，都少不了桂皮，否则味道肯定不够香。

桂皮辛甘大热，所以不适宜便秘、痔疮患者以及孕妇食用。

（张　亮）

优质鱼丸不黏

好的水发鱼丸呈白色或淡褐色，有弹性，不发黏，完全熟透的应有鱼类制品固有风味，并带有调味配料的滋味；质量好的油炸鱼丸金黄色，弹性好，表面油润，不发黏，有油炸食品的风味，并带调味料的滋味；质量差的鱼丸弹性差，易碎，表面及剖面有较多黏液，发黏，有氨臭味或其他异味。

分清江水鱼、湖水鱼看鳞片

江水鱼和湖水鱼同属淡水鱼，但因生活在不同的水域中，所以二者也有着很大区别。

湖水鱼生活在静水湖中，湖中有很厚的污泥，所以湖水鱼一般鳞片厚，呈黑灰色，烹出的菜肴食用时泥腥味较重。做湖水鱼之前，如果把鱼用盐水或茶水浸泡，或者炖鱼时往锅内放入少许牛奶，都可除去泥腥味。

江水鱼生活在活水中，因为江水是流动的，所以水中的污泥相对较少，因而，鱼的鳞片较薄，呈灰白色，还有很亮的光泽，烹制出来的菜肴略带甜头，味道鲜美。

肥肉切粒肉饼不出油

一般家里蒸肉饼，多数会采用半肥半瘦的肉，剁成肉糜，加上马蹄粒或是冬菜、榨菜丝等。但这样蒸出来的肉饼，上面会附着一层油脂，影响观感和口感。要怎样做出来的蒸肉饼才甘香爽滑呢？问题就出在剁肉糜上。正确的方法应该是，肥肉和瘦肉分开处理。瘦肉剁成肉糜，肥肉则不剁，而是切成肉粒，将小粒的肥肉，稍拌上生粉和香油，与瘦肉糜拌匀，加上配料共蒸即可。这样蒸出来的肉饼，肥瘦相间，香滑可口。

（赵丹阳）

炒肉注意三点

（1）切　其实这个“切好”也是有讲究的。民间有“横切牛肉直撕鸡”的说法，切牛肉要顶着肌肉的纹路切，才能把筋切断。这样切出的牛肉制作出来味道才好。不然，炒出来的牛肉就会发硬，嚼不烂，塞牙。

（2）腌　有很多腌肉法，有用小苏打的，还有用白糖、啤酒的。用小苏打可减少营养，用白糖和啤酒效果不错。但用淀粉最好，需要注意淀粉的量一定要掌握好，如果加多了肉一下锅就黏到一起，影响口感。正确的方法就是以 250 克牛肉为例，用“1 匙淀粉 +1 匙酱油 +1 匙食用油”腌制。

（3）炒　炒也是很重要的一道工序。锅里放上油烧至稍稍有热度，将牛肉快速滑炒，炒至变色即可。时间过长，肉变老影响口感。

叶菜先炒秆

炒蔬菜时总有个问题，油少了，往往温度不够，蔬菜得在锅里多待一阵，结果损失了营养；可油多火旺了，虽然蔬菜能青翠新鲜，营养少流失，但是又摄入了过多的油脂。怎样才能两全其美呢？

教大家一个小窍门：先炒菜秆，后炒菜叶。在炒小白菜、小油菜等菜秆比较硬的蔬菜时，先放一点油炒菜秆，待菜秆炒出香气、变软后，再放入菜叶。此时，把柔嫩的菜叶放入锅里，迅速盖上锅盖，15 秒后掀开锅盖并搅拌均匀，调味后即可出锅。这样，先用油把菜秆炒软，再利用菜中的水分形成水蒸汽，把菜叶迅速焖熟。如此一来，不但少用了油，还减少了加热时间，减少了蔬菜中营养成分的损失。

（张　亮）

催熟的香蕉无果香味

农业专家指出，香蕉果实发育初期棱角明显，果面凹陷，随着发育成熟，果棱逐渐减退，果面从凹陷至隆起；而果色在发育前期呈深绿色，随着成熟度提高，逐渐转浅至黄色。由于储存和长途运输的需要，香蕉一般会在七成熟时采摘，运到零售商那里后，在储藏室中进行低温处理，自然放置 8 ~ 10 天，就会自然成熟。但有些零售商着急出售，就会采取乙烯催熟的方法。自然成熟的香蕉，能闻到一种果香味，而催熟的香蕉不仅没有果香味，甚至还有异味。此外，如果是催熟的香蕉，很容易变黑，发生腐烂。

一般来说，不熟的香蕉皮厚肉少，熟了的香蕉皮薄肉多。成熟香蕉皮色鲜黄光亮，两端带青，果身富有弹性，吃起来柔软甜香。

（冰　玉）

高压锅巧做肉干

牛肉切成小方肉块，洗后出水、沥干，放入高压锅中，再加入少许酒、大料、生姜、白糖和酱油。然后加水至没过肉表面，扣上锅盖和限压阀，烧至限压阀嘘气后改中小火继续烧10分钟左右，放气开盖，再加大火力。此时，根据口味需要可以加入咖喱搅匀，待肉汤浓缩后，取出牛肉烤干即可，其味美耐嚼，别有风味。

黄色的金针菇好吃

金针菇盖滑、柄脆、味鲜，其营养十分丰富，是涮火锅、做汤的首选食材。

挑金针菇要选菌盖是半球形的，不要长开的，长开的就老了。在烹调金针菇之前最好用开水焯一下，这样可以起到杀菌作用。

买金针菇要格外留意颜色。北方的金针菇一般是白色的，南方的是黄色的。白色的金针菇韧性大，有点塞牙；黄色的香味浓，口感嫩，更好吃。不过，不管哪种颜色，新鲜的金针菇一般没有杂色。只有老了、坏了的才会变成灰白色。另外，金针菇一般有外包装，购买时一定要注意保鲜期，且手感不黏的。

（徐　林）

芝麻油低温保存

芝麻油俗称香油、小磨油，其香味浓郁、清雅，诱人食欲，是其他植物油所难以比拟的。芝麻油中含有蛋白质、芝麻素、脂麻酚、维生素E、卵磷脂、蔗糖及钙、磷、铁等矿物质，是一种营养丰富的食用油。芝麻油为什么会有香味呢？这是因为芝麻里含有芝麻素，在榨油和炒芝麻时，芝麻素分解为一些芳香族化合物，这些香味物质可在常温下挥发，所以人能闻到香味。

温度过高的环境可加速香味的挥发，因此，为了使香味保持较长时间，应将芝麻油放在低温处保存。

（余 力）

爪子弯曲的鸡别买

家庭主妇去超市买白条鸡鸭，要掌握一些要点。

（1）鸡爪不弯曲，鸭蹼有弹性　新鲜的白条鸡，鸡爪是不弯曲的，而鲜鸭的鸭蹼则是有弹性的，用手指触压能很快反弹回来。放置久的鸭蹼干缩无弹性，用手指压后，很难恢复原状。

（2）宰杀处的刀口不平　如果宰杀的是活鸡鸭，因为鸡鸭挣扎的缘故，刀口就不会很平，而且刀口处有因心脏跳动而产生的血液浸润的情况。倘若刀口是一条平滑的曲线，没有血液浸润，就说明这些鸡鸭的刀口可能是在病死后补刀形成的。

绿叶菜储存远离瓜果

不仅人会得传染病，蔬果间的变质也会“传染”。美国宾州州立大学的研究显示，苹果、杏仁、红椒、桃子、哈密瓜、西红柿等同绿叶蔬菜放在一起时，会释放乙烯气体，让后者快速成熟、变质。苹果、桃子、哈密瓜、红椒等与十字花科蔬菜放在一起，会使得十字花科蔬菜很快变黄变烂。

“娇气”的绿叶蔬菜最好在冰箱里保存，并尽快吃完。萝卜、胡萝卜、白菜、土豆、洋葱、苹果、梨等，都属于耐储食物，适合放在阳台。马铃薯等根茎类蔬菜可用纸袋储存，防止过度的光与氧气损伤其中的维生素C。

沸水焯山药好去皮

山药好吃又滋补，可是有一个缺点，手碰到黏液容易过敏。这是因为山药的黏液里含有植物碱和皂角素，有很强的刺激性，接触到皮肤会很刺痒，用水洗也无济于事。去山药皮时，如果碰到手上，就会难受好一阵。

中国烹饪名师吴储伟介绍了一个好方法，如果蒸着吃，可把山药先蒸熟再去皮，这样不仅省去了麻烦，而且带皮蒸可以更好地保护山药中的蛋白质、淀粉酶等多种营养物质。想要炒着吃，不妨先把洗净的山药放入沸水中焯一下。捞出后，只要用刀由上而下轻轻划一下，就可轻易去除外皮了。

烹饪加酒能减油

少吃油有益健康，但是做菜时减少油的用量，菜肴的口感会比较干，味道没那么香了，也容易煳锅。我们可以在做菜时放少许酒代替部分油，在一定程度上解决少放油对菜肴的影响。炒素菜可以在少放油的同时，加味道清淡的酒，不仅可以提味，还可减轻某些蔬菜的苦涩味，如苦瓜、萝卜、菠菜等。炒肉、炖肉时加点黄酒，可以除腥，还可减少肉本身的油脂。因为酒与肉会产生酯化反应，可以帮助脂肪溶解，同时，生成一种具有特殊香气的酯，使菜肴香而不腻。

（李文静）

辨别味精优劣用温水

准备好一个玻璃碗并且盛满温水。玻璃碗是为了方便我们从侧面观察味精溶水后的细微变化。水温最好控制在70℃ ~90℃，因为这个温度味精的溶解度最高。

取适量粉末味精放入温水中，马上就可观察味精的变化。①发生糊化。这样通常是劣质粉末味精加入过多淀粉造成的糊化现象。另外，使温水变浑浊的味精，也属于劣质味精。②味道过咸。这种情况多数是因为加入过多的盐造成的，这样的味精在成分指标上不合格。

小提示：鸡精也可用同样方法辨别。好的鸡精入水后，水质清亮，如果入水之后颜色不清亮或太黄则属于添加色素，是不达标的产品。

如何挑选牛蒡

牛蒡根据颜色的不同大致可以分为白牛蒡、黄牛蒡和黑牛蒡。尽管牛蒡颜色不同，但营养并没有什么不同，那我们平时购买牛蒡的时候，又应该如何挑选呢?

（1）要挑选直径在两三厘米粗细的牛蒡。因为牛蒡太粗会出现空心。

（2）在相同粗细的情况下，要挑选掂起来较为重一些的牛蒡，因为这类牛蒡水分含量高，口感会更好。

（3）要挑选须子比较少、光滑的牛蒡。

（4）要挑选长度尽量在60厘米左右的，太长或太短的牛蒡都不好。

腊肉、腊肠炒前冷水煮

直接吃腊肉，常常觉得太老，用腊肉、腊肠炒菜，经常是肉香味还没炒出来，肉就变得又干又柴。怎样让炒出来的腊肉、腊肠美味鲜嫩呢？诀窍很简单：首先，要把腊肉、腊肠用水先煮一遍。一定要用冷水下锅煮，这样才能让水分缓慢地渗入肉的组织中，让本来干瘪的腊肉、腊肠变得更加滋润。如果先用锅蒸就达不到这个效果，而如果用沸水下锅煮，肉的表面蛋白质会受热急剧收缩，影响水分的渗入，同时，亚硝酸盐也难以充分渗出。

虾壳先剥第三节

为了方便，有些人喜欢在烹煮虾前先把虾壳剥掉，可总是把虾剥得体无完肤，其实诀窍就在虾的第三节。从虾头开始，数到虾的第三节处，剥去第三节，然后轻轻捏揉虾尾段，再捏住尾端，用力一拔，即可将虾壳轻松剥除。

（房英子）

擀面杖擀出土豆泥

（1）先把煮熟去皮的土豆装在保鲜袋里，尽量往底部装，这样土豆泥不容易被挤出来。

（2）用擀面杖先把土豆压碎，然后来回地擀，擀完了一面再翻过来擀另一面。

（3）反复擀几次后，土豆泥就做好了，提起保鲜袋，土豆泥就自动地脱落下来。保鲜袋内壁很干净，擀面杖也没弄脏，整个过程又快捷又干净（适用于胡萝卜、芋头、红薯、南瓜等）。

海蜇丝除涩有窍门

海蜇丝好吃，但特别难洗，它的涩味很难除掉，影响口感。这里有一个小方法，可以除去海蜇丝的涩味。在洗海蜇丝之前先用滚开水把海蜇丝冲泡一下，然后再把海蜇丝迅速放进凉开水里浸泡一会儿，经过这样浸泡的海蜇丝不仅不会缩，而且味道鲜美爽口，再没有涩味。

（胡万里）

清蒸黄花鱼腌 1.5 小时

清蒸大黄花鱼味道鲜美。鱼在洗净后，首先在其两侧分别划三四刀，然后取半汤匙的盐，均匀地涂在鱼身的两侧，最后，把一汤匙的白酒抹在鱼身上。常温下，将鱼放在盘中腌制约 1.5 小时。加盐、加酒的腌制方法，在给鱼去腥提鲜的同时，还可以使鱼肉蛋白收缩凝固，使清蒸的鱼肉吃起来口感非常清爽滑嫩，不会绵软。

（郝　娜）

炒青菜放大料似肉香

国家烹饪大师及国际级烹饪评委侯玉瑞介绍，炒菜时，先用大料炝锅会带出非常特别的香味。特别是炒青菜的时候用大料，能让清淡无味的蔬菜，透出让人食欲大增的肉香味。用大料炒青菜，和用花椒的方法一样：先把锅加热，倒入油，放入大料加热到香味四溢时，加入蔬菜翻炒，最后放入适量的盐就可以了。另外，用大料代替花椒炝锅，不但更香，还省去了把小小的花椒挑出来的麻烦。

最后，需要提醒的是，每次放大料不能过多，一般一份炒菜放 1 瓣就行，炖菜别超过三瓣。

（邓晓英）

温水泡粉条 20 分钟

许多人想快点儿把粉条泡软，所以直接用沸水泡。这样一来，粉条内部还没来得及吸收水分，而外层已经变烂变粉了，如果再做菜，就容易烂成糊状。泡粉条最好用温水，手放进水里稍微有些烫，温度大概在 40℃ ~50℃之间即可。一般来说，用温水泡 20 分钟左右，粉条就软了。

（老　龚）

人造黄油越软越好

在超市买黄油的时候，你会发现很多写着“植物黄油”的字样，这种属于人造黄油，其含有反式脂肪酸。一般来说，这类黄油最好少吃，如果实在是烹饪需要，那就尽量选软的，一般越软的，所含的反式脂肪酸越少。

另外在吃这类黄油的同时，要记得多吃水果蔬菜和全谷物食品，帮助抵消反式脂肪酸对身体的不利影响。

（胡旭明）

鱼下锅五六分钟再放姜

姜是去腥提味的重要调料。姜是热性食物，能中和鱼肉的寒性，所以姜是做鱼时必不可少的调料之一。不过你知道吗？锅中倒油后应先放鱼，等上五六分钟，待蛋白质凝固后再放入生姜，去腥效果最好。也可在烧鱼汤的时候加入适量米醋或料酒，同样能达到去腥效果。

炸鱼时鱼粘锅，红烧鱼时容易碎，都是烹饪时经常遇到的问题。解决这一问题，可以在烧热的锅里放油后再撒些盐，也可净锅后用生姜把锅擦一遍，这样，炸鱼就不容易粘锅了。

（林丹丹）

用锡纸保存葱、姜、蒜

葱、姜、蒜的保存，一直是个难题。买回家直接扔在阳台，大蒜变空，大葱变干，姜慢慢萎缩。放在保鲜袋里存入冰箱，几天之后，大蒜长须，大葱发芽，姜长绿毛。这里给大家介绍一个锡纸保存法：保存前，千万不要清洗葱、姜、蒜。将锡纸剪成大小合适的尺寸，将葱、姜、蒜分别包装，尽量在包裹的时候将锡纸紧贴被保存的食物，锡纸很随形，怎么弄都可以。包裹好后，放在室内阴凉通风的地方就行。这样，就算在室外存放葱、姜、蒜，也可以保证它不发芽、不变干、不发霉，而且保存时间至少在一个月以上。

（郭旭光）

烹调用淀粉讲究多

马铃薯淀粉黏性足，质地细腻，色洁白，光泽好，但吸水性差。马铃薯淀粉加水遇热会凝结成透明的黏稠状，因此烹调时不能直接加热水调匀或放入热食中，否则它会立即凝结成块而无法煮散。正确的方法是，应将马铃薯淀粉加冷水溶解调匀后，再加入煮好的菜肴中勾芡。

莲藕淀粉含有黏液蛋白和膳食纤维，能预防便秘，同时莲藕淀粉有独特的清香味，有健脾止泻作用。其用法和马铃薯淀粉相同。

地瓜淀粉的黏度较马铃薯淀粉更高，因此，在做菜勾芡时使用较少，但是炒制稠的糊蚕豆、糊豌豆等菜的时候用地瓜淀粉更嫩滑。它在下锅之前也需要用少量冷水溶解化开，再加入热汤中搅拌即成。

绿豆淀粉黏性大，吸水性小，色洁白而有光泽，是最佳的烹调淀粉，但价格贵。

小麦淀粉色洁白但光泽较差，质量不如马铃薯淀粉，勾芡后容易沉淀。

葛根淀粉有降血压、抗菌解毒等保健功效，更多用于冲调服用或者煮粥、做菜，也可用于将汤汁变得浓稠，在较低的温度下即可凝结。

居家百科

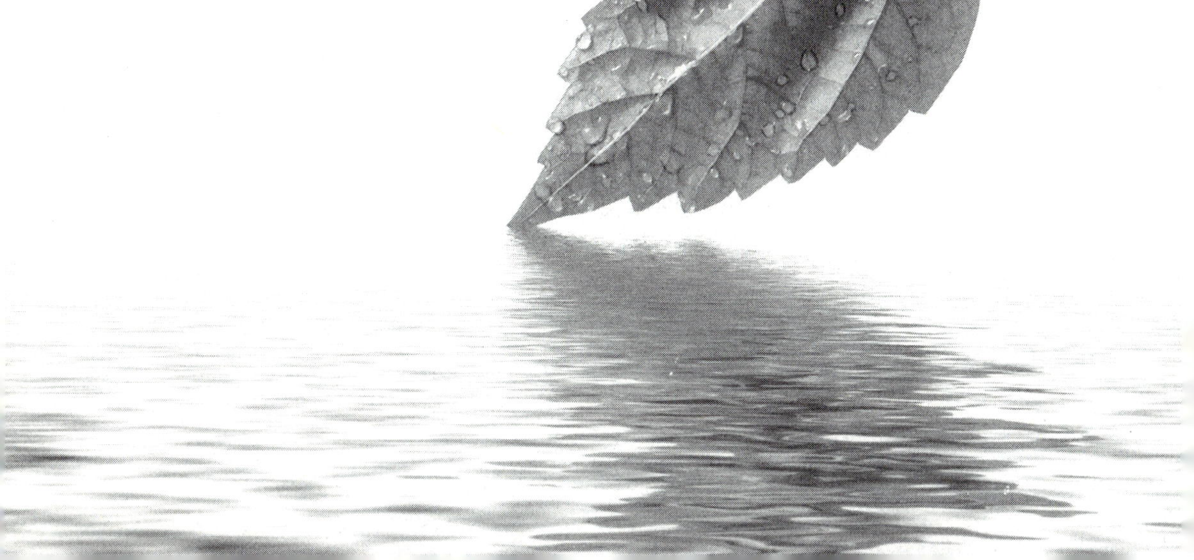

健康的室内环境什么样

（1）菌落数不能说明室内环境好坏　香港城市大学生物与化学系教授关利平说，要想室内环境清洁健康，需要解决化学污染、微生物污染和颗粒污染问题。微生物的生长与人类一样，需要水分、食物、温度和氧气。这四个条件同时出现，微生物才能生长。微生物需要的食物就在空气的尘埃中，如果室内环境很洁净，微生物生存的空间就减少了。以真菌为例，每一种真菌对生长的温度和湿度要求不同，这就是为什么我们不能仅仅测出菌落总数就能判断室内环境到底处在什么状态。如果不能说明所测真菌的种类，那这个采样就没有意义。目前国际上都缺少这方面的标准。避免微生物污染最好的办法是，设置室内环境过滤器，将家具、地毯等清洁干净，让微生物无食物可吃。

（2）板材封边不良造成室内污染　上海市环境科学研究院高级工程师钱华说，装修豪华未必是好事，简装和适度装修的居室更安全。室内空气污染与装修的方式方法及所用材料有很大关系。我们共检测了62种板材，发现我国板材质量不高。很多板材说是封边（主要防止甲醛释放，并具有装饰作用），但实际上由于成本的原因会少封几条边。实验结果表明，一张板材两个面四个边，如果有两个边不封会造成非常严重的污染。在我们检测的不封边板材中，甲醛超过欧洲标准最高的达75倍，人在这样的环境中不可能安全。

（3）小改变带来高效率　美国室内空气质素协会会长鲍·贝克说，要可持续发展，就要把能源效率提高。建筑物中的很多元素都是很耗能的。在美国，40% 的能源消耗在大楼里了，中国可能更高，所以建筑物能源的有效利用非常重要。建一个节能、高效的大楼需要打破传统的做法，一个小改变就可能带来高效率。以世博会远大馆为例，单层玻璃窗的传热系数为 13W/(m^2k)，节能率为 0%；双层玻璃窗的传热系数 2.7W/(m^2k)，节能率就可达到 80%；三层玻璃窗的传热系数 1.2W/(m^2k)，节能率就会高达 91%。墙壁保温层的厚度也与节能效率相关，保温层越厚节能率越高。

（吴卫红）

净水器只净水不治病

中国消费者协会提醒消费者，购买净水器时要考虑净水机的保养和售后服务。为保证净水效果及防止二次污染，净水机的保养和售后服务非常重要，特别是要根据额定出水总净水量按时更换滤芯。目前市场上已有带有更换提示功能的产品，能按照用户的实际使用情况显示滤芯使用寿命，确保水质。同时，不同地区、不同楼层所产生的水压不稳定也会对机器寿命造成很大影响，消费者可以选择“高标准承压”产品，以确保水质始终安全、机器经久耐用。

按卫生部规定，净水器不允许添加功能性材料，也不允许宣传除净水作用外的其他功能，不允许宣传有任何治疗疾病的疗效。所以消费者看到其他功能的宣传时不要轻信。

（张春红）

健康生活六法则

（1）药永远吃最小剂量　英国著名药剂师西德·戴加尼指出，所有药物都会影响大脑，即便是普通的止疼药。药并不是吃得越多，效果越明显，应吃最小剂量。

（2）每天穿不同的鞋子　著名足病医生特雷弗·皮尔奥说，鞋里的汗液不可能一晚上蒸发干净，如果连续两天穿同一双鞋，温暖潮湿的环境很容易让真菌大量繁殖。

（3）晚上8点后绝不吃东西　英国伦敦大学附属医院胃肠病医生马太·班克斯解释，晚上吃东西会增加胃酸反流的几率，短期内让人感觉烧心、不舒服，长期胃酸反流还可能导致食道癌的发生。

（4）用5分钟放松跟腱　英国利斯特医院骨科创伤医生罗伊·图德琼斯每天都用5分钟放松跟腱。具体做法是：脚尖点在楼梯上，让脚后跟慢慢下落。他认为，跟腱不好是所有足病问题的根源。

（5）少喝一点果汁　英国营养学家艾玛·威尔只吃水果，很少喝果汁。她认为，果汁的糖分和热量都很高。柑橘类水果榨出的果汁酸度非常高，容易诱发肠易激综合征、偏头痛、牛皮癣和蛀牙。很多果汁的原料是浓缩汁，这说明它们兑水前冷冻过，抗氧化剂大量流失。

（6）避免用电动工具　听力专家保罗·达罗克在生活中尽量不用电动剃须刀、电吹风等，因为它们噪声太大，使用时如果不注意保护耳朵，会导致听力受到永久性损伤。

（翟　边）

高枕有时的确无忧

对大多数人来说，高枕并非无忧。因为从生理角度上看，高枕不符合颈椎的生理弯曲，会使颈椎、颈部软组织受损。因此，睡眠专家常告诉我们，一个不高不低的枕头才是最好的。不过，有些特殊情况，高枕的确无忧。

（1）天生要高枕　有一些人天生需要垫高枕头，否则睡下去就会头晕目眩、恶心呕吐等，这种症状，常被人认为是梅尼埃综合征。其实，很多是因颈椎有某些先天性结构异常所致，譬如颈胸椎棘突发育过长、过大、呈分叉状或椎体连接、先天性上下脊椎融合等。

（2）重病人、术后病人　休克，昏迷，以及颅脑、颈、胸、腹手术的病人，医生有时会吩咐在其头背部垫上枕头、被子等，酌情让病人采取不同程度的斜坡卧位，以减轻脑水肿，便于呼吸；也可以降低腹壁张力，不致伤口疼痛；同时有利于腹内液体引流。

（3）脑卒中病人　这类病人的枕头适当高一些，可减少再出血的发生。高血压脑病而疼痛者，适当垫高枕位，可缓解症状，但也不能过分抬高，否则颈部扭曲后又易引起颅内压升高。如果经过治疗，血压下降至接近正常，应将枕头放平，血压过低时还要将头位放低。

（4）隆鼻术后　做完隆鼻手术后5天左右，受术者一般都要保持抬头的姿势。躺着的时候，用两三床被子垫高头部或者背部，有助于尽快消肿。

（5）其他　把枕头垫高一点，可有效减轻感冒引起的咳嗽症状。肺系病人除垫高枕头外，改换睡侧，也有利于痰涎排出。胃食管反流的人，高枕卧位可以避免胃中酸性物质涌到呼吸道，产生刺激性咳嗽。心脏功能不好的人，头部高一点，能减轻心脏负荷。有突眼的甲亢病人，睡眠时应适当垫高枕头。

健康人侧卧睡时，枕头也最好比平卧时高一点，以利于脊椎和颈背肌肉，所以，习惯侧卧者可选择高一点的枕头。

（王金山）

不良睡姿易致颈腰痛

避免颈腰痛，除保证正确的工作坐姿外，保持正确的睡眠姿势是不可忽视的。培养良好的睡眠姿势，可有效地减少颈腰腿痛的发生。枕头除了高度要合适外，放置的位置也应正确，才能保持头颈与躯干基本处于同一水平（头颈不过分前屈或后仰），使颈部肌肉处于放松状态并保持颈椎正常的生理弯曲度。

合理的床垫应该是既不太软也不太硬，最好是在硬板床上加一层棉胎或薄床垫，这样既有足够的支撑硬度，保持床面平坦，又有一定的弹性，顺乎身体的曲度，减轻对身体的压迫，睡起来感觉舒适。

睡眠可采用任何体位，且睡着时会或多或少不自觉地改变体位。但俯卧宜少用，以免影响呼吸及压迫某些内脏器官。关键在于无论采用哪一种体位，都要避免让背部及腰腿肌肉长时间处于紧张状态，导致劳损，引起腰腿痛。正确的方法是，睡眠时髋及膝关节轻微屈曲，仰卧时用一物品如枕头垫于膝后，侧卧时将物品垫于两膝间，俯卧时，则将物品垫于下腹，这样就可使脊柱保持一定的生理弯曲，使腰背、臀部及腿部肌肉处于放松状态，既舒适，又避免劳损。

（陈海龙）

床下灰尘最伤身

研究发现，在生活环境中，每天都会产生灰尘。一般灰尘的成分包括漂浮状尘埃、化学烟雾，而隐藏于床下的灰尘除了这些，还包含尘螨及排泄物、纤维等，这些凭肉眼很难发现，人们也常常疏于清理，它们长期漂浮在卧室空气中，并被大量吸入或附在物品表面，成为空气中尘螨及霉菌孢子的栖身地，尤其是养宠物的家庭，灰尘中易夹杂动物毛发，更容易滋生细菌。而人每天基本的睡眠时间为 7 ~ 8 小时，这些脏东西会趁机进入呼吸系统内部，进而引发哮喘、鼻炎等多种疾病，小于 5 微米的粉尘颗粒，会沉积在呼吸道的终部——肺泡里，损伤呼吸道黏膜，造成支气管炎等。此外，灰尘对过敏的人也是极大的威胁。

清除床下灰尘最好的办法是，两三天简单清洁一下，可以把湿抹布裹在晾衣竿上，伸进床下清扫。每隔一两个月，把床搬开，彻底清扫一遍。由于灰尘容易到处飞扬，因此打扫之前最好能洒点水，也可用吸尘器进行彻底清理，建议戴着口罩，以避免有害的灰尘吸入肺内，危害身体健康。此外，应养成一些好的生活习惯，尽量不要将灰尘带进卧室，回家后换上家居服，外衣挂在客厅。

（宋广生）

饭后十分钟护牙效果好

大多数人都认为，只要正确刷牙，就可以拥有一口洁白健康的牙齿，但实际上还会有这样那样的口腔问题出现，究其原因，就是没有掌握护牙的黄金时间。

人们吃完东西以后，口腔中的pH值会下降，酸性成分则会升高，如果不在一定时间内清除这些酸性物质，食物残渣就会在牙齿中发酵，腐蚀牙齿，时间长了，牙齿就会出现脱钙现象。牙齿长期脱钙，就会导致龋齿或其他牙病的发生。而吃完东西后的10分钟左右，食物残渣的腐蚀还不会对牙齿造成伤害，最适合清洁牙齿。

最科学合理的护牙方法是一天刷三次牙，建议在早、中、晚饭后10分钟，并且用温水刷牙。刷牙力度、时间也是口腔健康的重要保障，不要使劲刷，时间为3分钟。要选用刷毛柔软、弹性好的牙刷和含氟牙膏。吃一些零食，尤其是酸甜食物后，最好也刷刷牙。如果不方便刷牙，可以用漱口的方式——把水含在嘴里，后牙咬紧，反复漱上三四次，大部分的食物残渣就会被除掉。也可随身备一些牙线，牙线比较柔软，既能剔除牙缝中的食物残渣，也不会伤及牙齿。而牙签和漱口，不建议频繁使用，偶尔用一两次还可以。

（周丽晶）

饥梳头饱洗澡

中医常说春天养生要多梳头，勤洗澡。这梳头和洗澡的时间也有讲究，即饥梳头，饱洗澡。梳头的时间最好是饭前，洗澡则应该选择在饭后，肚子不饿的时候。

（1）饥梳头　头被称为“精明之府”，头部通过经络与全身相通，所以是气血流注的中心地段。饭前头部气血处于平稳状态，饭后头部血液循环加速，全身气血充足。饭前梳头有助于帮助消化，避免由于消化不良引起的不适。

另外，梳头的过程中会刺激到头部的穴位，前、侧头区的穴位有保养眼、鼻的功能，后头区的穴位有清醒头脑的功能，后脑勺区的穴位有安神定志和治疗音哑、咽喉疼痛的功能等。《清异录》说：“有二事乃养生大要，梳头、洗脚是也。”说的都是梳头的好处。

（2）饱洗澡　洗澡一定不能空腹，而应该是吃饱了之后，当然也不要吃完饭马上就洗，最好休息一个小时。饭后洗澡，一是有充足的能量供给；二可避免因饥饿引起的无力、眩晕、休克等机体不适。春天是万物生发的季节，人的皮肤也要保持通畅，而适量增加洗澡次数，可以通过刺激皮肤，增加机体抵御外邪的能力，达到保健目的。

（温长路）

助听器不会让人听力变差

很多老人对助听器的认识有误区。一是将助听器作为一件普通的商品，认为随处买来即可使用。二是只戴一个助听器，认为只要能听见声音就可以了。三是戴了一段时间后，助听器效果越来越差，就认为是助听器将听力变得更差了。

助听器只有经过专业人员合理调试后，才可配戴使用。如果单耳配戴助听器，另一耳朵由于长期未接受声音刺激，易出现辨音能力的下降。另外，配戴调配合适的助听器是不会引起听力下降的。自身听力进一步下降、助听器使用不当（例如电池电量不足）等都有可能出现助听器减效。助听器的调试是一个连续、动态的过程。一旦发现助听器减效，应及时向听力师反馈。

（梅　玲）

瓷器鲜艳未必含铅高

由于担心“颜色越鲜艳，越容易铅超标”，不少消费者对市面上五光十色、流光溢彩的瓷器心有顾虑。近日记者连线国家陶瓷产品质量监督检验中心副主任张侃，专家解答：瓷器中铅、镉等重金属超标的问题与颜色鲜亮无必然联系，关键要看烧制过程中是否温度达标。

❋ 颜色鲜艳含铅可能性更小

“颜色鲜亮是对合格产品的最基本要求。”张侃说，铅、镉等重金属一般存在于用来美化瓷器的彩色颜料和釉料中。如果色彩和釉料中铅、镉含量达标，烧制过程中温度也足够，铅、镉就会挥发，烧出来的瓷器也会十分鲜亮。相反，若在烧制过程中温度未到达要求，成品瓷器铅、镉溶出的可能更大，颜色也会显得灰暗、光泽度差。

❋ 釉中彩、釉下彩更安全

“瓷器铅溶出可能性较大的是釉上彩。”张侃告诉记者，陶瓷分为釉上彩、釉中彩和釉下彩，“釉中彩和釉下彩对温度要求更高，在烧制流程中重金属也会被‘封存’在里层。而釉上彩多是烧制好后，再用颜料进行装饰，且烧制温度较低，重金属超标的可能性相对大一些。”

有人说“用手摸，颜料凸出瓷器表面的就是釉上彩”，张侃认为这个说法不全面：“有些釉上彩的瓷器，用手摸瓷壁面也是完全光滑的。除了专业人员，一般很难判断。”消费者购买时可先看产品说明。

（刘　璇）

五个细菌源没被当回事

英国《魅力》杂志最新载文指出，生活中有五个最容易被忽视的细菌源。

（1）果皮　香蕉和橘子等水果携带、食用都方便，但如果随手抓起来就吃，会增加“菌从口入”的机会。水果在采摘、搬运及顾客挑选等过程中，有多人用手摸过，细菌交叉传染几率倍增。专家建议，吃水果前一定要清洗，直接剥皮食用也不例外。

（2）门把手或栏杆　室友或家人感冒，应该与其保持一定距离。但房门和家具把手以及栏杆是易被忽视的细菌源。经患者触摸之后，健康者就可能“顺手牵羊”，感染病菌。专家建议，使用热肥皂水或淡漂白粉溶液经常擦洗室内把手或栏杆。

（3）鞋子　从户外路上的化学物质到公共卫生间地上的有害菌，鞋底附着物确实会增加生病危险。进入室内不脱鞋，则会“引菌入室”。专家建议，为了自己和他人的健康，进入室内一定要脱鞋。

（4）摸脸　抓耳挠腮揉鼻子，看似平常，其实都会“惹菌上身”。专家表示，特别不要摸鼻子、嘴巴和眼睛。

（5）浴室水杯　浴室或洗手间的水杯（刷牙或漱口杯等）会被不同水源沾上水滴，成为细菌的温床。共用水杯更会增加细菌感染几率。专家建议，经常清洗水杯，尤其杯底，用完要晾干，切勿与他人共用。

（徐　澄）

泡温泉的学问

（1）少用沐浴液　温泉水中有较多的矿物质，泡温泉后这些有益物质吸附在人体的皮肤上，有一定的保健作用。如用沐浴液洗涤，矿物质离子成分在较短时间被洗去，达不到对人体保健作用。

（2）要适应水温　不要突然进入温度较高的水中，以免机体难以承受，应该由低水温区逐渐过渡到高水温区，使人体逐步适应。

（3）有病要谨慎　年龄较大，有心脑血管病、糖尿病等的朋友泡的时间不宜过长，最好有陪护人员。同时自己要注意有无出汗、口干、头晕、胸闷等感觉，如有症状要停止浸泡。

（4）禁止餐后立即泡　餐后马上泡温泉，不利于胃肠功能，容易造成消化不良，一般在餐后 1 小时以上开始泡为宜。

（朱崇兵）

选对寝具睡个好觉

要想睡个好觉，离不开合适的睡眠用品。弹簧床、棕床、海绵床，各种床垫有什么优劣？荞麦枕、药枕、记忆枕，哪种枕头适合您？今天，我们说一说床垫和枕头的选择与使用。

❀ 弹簧床垫

好的床垫要有五层弹簧，数量越多越好。弹簧床垫的质量取决于它的弹簧数量，弹簧越多越好。弹簧床垫的弹簧数量一般为 500 个左右，最少不能低于 288 个，有些床垫的弹簧能多达 1000 个。

理想的床垫从里到外依次分为五层：弹簧、毡垫、棕垫、泡沫层和床表纺织面料。

缺点：弹簧钢丝表面有防锈的化学物质。连锁弹簧排列的弹簧床可能会导致颈椎和腰椎肌肉处在紧张状态中，出现颈肩僵硬和腰部酸痛。独立弹簧排列的床垫为了固定内部垫材夹层需使用大量的强力胶，而中间多达三层的夹层材料，也是藏污纳垢的地方。

特别提示：在弹簧床垫上试跳是检测弹簧床质量的好方法。如果床垫一跳就凹陷变形，则不必考虑。如果选择连锁弹簧排列的弹簧床，建议选择中度偏硬的床垫。如果选择独立弹簧的床垫，则不能用排骨架的床板，需要一张整板，或者在排骨架上再垫一层木板。目前，市场上流行独立弹簧排列的双床垫，也有两面可以翻转睡的弹簧床，都是不错的选择。

❋ 乳胶床垫

翻身不影响他人，长期使用会老化。与其他床垫材质相比，乳胶具有更好的回弹性，可以顺应身体的轮廓，使身体的每一处曲线都有合适的依托。在睡眠过程中经常改变睡姿的人，比较适合使用乳胶床垫。体形相差很大的同睡伴侣，即使是翻身，对对方的干扰也小。

缺点：如果使用的材料是非开放乳胶，透气性不足，包封性差（不可压缩）。另外，真正的纯天然乳胶价格昂贵。

特别提示：乳胶垫不宜太薄，乳胶厚度至少要达到 1 英寸以上。乳胶在长期使用后会出现老化变形。

❋ 海绵床垫

柔软，有弹性，透气性不佳。海绵床垫中的泡沫材料包括聚氨酯泡沫、高弹泡沫以及高级记忆泡沫。它能密合身体的曲线，在提供坚实支撑的同时，不失柔软和弹性，促进血液循环。海绵床垫能够缓冲身体的动作，即使一个人频繁翻身，也不会影响到伴侣。另外，翻身的时候没有噪声。

缺点：透气性一般，在气候炎热的地区，应该购买冬夏两季使用的床垫。

❋ 硅胶床垫

少腰酸和背痛选高密度产品。硅胶床垫会自动调整到人体最适宜的软硬度，让人释放身体的压力，给身体各部位完整的支撑和舒适的承托。对脊椎有保健作用，能够消除腰酸背痛，保障血液循环通畅。

缺点：硅胶的软硬变化极为细致，不易察觉，需长时间使用才能收到保健的功效。由于硅胶使用于床垫中是近几年的事，因此其确切的使用年限尚不明了，但实验室测试显示其寿命可达 7 ~ 8 年。

特别提示：选购时，用手指在材质上稍加扭转，低密度的发泡床垫会留下扭痕，高密度则不会。或者以手指按压，回弹速度快的材质有较高的密度，相对回弹慢的密度较低。

❋ 全棕床垫

天然产品，透气好，适合喜欢硬床者。全棕床垫一般是用海南纯天然椰棕丝精制而成，有良好的透气性，极易挥发人体所产生的湿气。它干爽，透气，具有耐磨、耐腐、抗老化的特点，它还有防潮的特点，且无毒无味，坚挺，冬暖夏凉，四季皆宜，坐卧回弹无声。这种椰棕不含糖分，因而绝无蛀虫。它硬而舒适，特别适用于儿童、老人和喜欢睡硬床的人士，是天然的环保产品。

❋ 保健床垫

（1）水床、气床　卧床病人选特殊床垫水床可均衡支撑人体重量，有利于血液循环顺畅，减少心脑血管疾病。水床可以保护脊椎。它温度可调，能保证冬暖夏凉。水床还有助缓解失眠，提高睡眠质量。水床的缺点是缺乏足够的支撑力，睡眠中多次翻身需要能量大，易有疲劳感。不适用于中老年人。气床是依据人体工效学原理而设计的，它利用床垫中的空气将人的身体均匀承托，能让睡床与人体紧密贴合，使颈椎、腰椎、脚腕子不再悬空，有利于尽快消除疲劳。

（2）护脊床垫　现在市场上可以见到护脊床垫，这种床垫依照人体体形设计，中央部分弹簧坚硬，增强承托力，确保睡眠时脊骨平直，让人感觉舒适。

（3）防压疮型床垫　这种床垫是专为长期卧床患者设计的，它是一种有预防及辅助治疗效果的喷气、循环、超压力、大流量气垫床。因为它能进行交替式换气，可以保证血液畅通。它还有特殊防霉抗菌的床罩，能使肌肤保持干燥清爽，不会产生闷热的感觉。

（4）磁性保健型床垫　这种床垫结合了磁场和天然椰棕的优点，可舒筋，促进血液循环，使人安然入睡。它的外层是织锦，下层有高密度海绵。海绵中依人体穴位放置一些1000高斯的永久磁料粒，能促进人体血液循环及新陈代谢，适用于风湿、高血压等疾病患者。海绵下面是天然的椰棕，透气性能好。选用磁性保健型床垫要慎重，最好针对自己的特殊问题，在咨询医生后再选。

（5）日式榻榻米床垫　日式榻榻米床垫是由净化蒸熏后的优等麦秸或稻草制成的垫子。它上下有防虫、防潮的衬纸，表面是蔺草席面。蔺草席面能吸收二氧化碳，还能调节室内干湿。它透气性好，还能散发出自然清香。这种日式榻榻米床垫软硬适度，合乎孩子骨骼发育的生理特性。

❋ 评价床垫

20世纪80年代，一个新的理论——垫子理论创立并发展起来。依据垫子理论，评价一张床垫的好坏有以下这些因素。

（1）功能性　床垫要能为人的睡眠提供合适的微环境，让精神和身体均得到充分的休息，从而消除疲劳，集聚精力。它应该有良好的稳定性，固定性好，有合适的尺寸、重量和厚度，垫子与垫套之间要有良好的摩擦特性。

（2）舒适性　床垫的主要结构要符合人体力学原理。床垫的软硬度非常重要。过硬的床垫只会让人的头、肩、臀、胯、踝等部位与床接触，而身体的其他部位并没有完全落到实处。它会让身体的重量压迫局部血管，使血液无法畅通。过软的床垫能给身体提供最大的支撑面，可降低受压组织层的局部压力，以免妨碍血液循环。然而，它不能提供适度的支撑力，会造成背部不当的弯曲，导致全身酸痛。如果人在一夜的睡眠中经常翻身，缺乏支撑力的床垫会让人消耗能量过多，早晨起床时就会倍感疲劳。

（3）安全性　床垫的安全性有很多指标，如床垫材料要有好的阻燃性；人长时间躺在床上，不会伤害软组织；床垫材料的化学成分应该不影响人的健康等。

（4）床垫材料　床垫材料的指标包括密度、硬度、回弹性、包封、透气散热和防水性能等。常见的几种床垫材料各有特性。海绵床垫的包容性好，剪切力大，动态特性好，回弹性好，但温度特性差。回弹性海绵床垫包容性

好，剪切力大，混合回弹性和温度特性好。弹簧床垫弹性好，支撑力强，剪切力大，透气。固体凝胶床垫包封性差（不可压缩），剪切力小，热容量大，有助于微环境降温。棕床的透气性好。

（5）不同消费者的需要　特殊人群和一些疾病患者应该使用适合自己的床垫。如老年人要根据自己的睡眠习惯选择床垫，应选较硬些的床垫，床架要高低适中，以防起身困难；高血压病人的床不宜过低；驼背病人也需要硬床；脊柱侧弯病人的床要让腰部和脊椎保持在正常的生理弯曲度；瘫痪病人应选择可移动的床垫，以方便转运；婴儿床的床垫应该有防湿功能。

✻ 评价枕头

（1）高低　一般认为，枕头的高度以人躺卧时头与躯干保持水平为宜。仰卧时，枕头的适宜高度应当是用手按压枕头，枕头保持自己的拳头高度，侧卧时枕高为一拳半。

有人曾经做过脑电图检测，发现枕头的高度在 6 ~ 9 厘米时，脑电图会出现平衡的休息波形，人可以获得较高质量的睡眠。枕高的选择，应考虑人体颈部的生理特点，每个人都有自己最佳的舒适睡眠的枕高。正常人的 7 个颈椎排列，呈现向前弯曲的生理曲线，在这种情况下，颈部的肌肉、韧带、关节囊可以处于相对平衡的状态。在睡眠时，也要适应这种弯曲。过高的枕头就破坏了这种平衡。仰卧时枕头过高，就像人站立时低着头，会导致颈椎紧张劳损。另外，颈部过于弯曲，还可以压迫颈动脉，妨碍血液循环，造成脑缺血、打鼾、落枕。侧卧时，枕头过高可使一侧肌肉疲劳、松弛，造成肢体麻木、疼痛和运动障碍。枕头过低，或者不用枕头，同样会破坏颈椎间的生理平衡。枕头过低使脑部的血液增多，头部血管处于充血状态，血管所承受的压力增大，醒后常有头晕、颜面浮肿的现象。一般认为，高血压、颈椎病、脊椎不正的患者不宜使用高枕；肺心病、心脏病、哮喘患者不宜使用低枕。

（2）软硬　枕头的硬度以适中为宜。枕头过硬，头与枕的接触面积较小，压强增大，头皮不舒服。而枕头太软，难以保持一定的高度，会导致颈肌疲劳，或影响呼吸通畅，不利于睡眠。而且，头陷其中，半边头皮均匀受力，会影响血液循环，导致头皮麻痹。

（3）弹性　枕头应有一定的弹性。若枕头弹性过强，则头部不断受到外加的弹力作用，产生肌肉疲劳和损伤。而且弹性过大的枕头，一般总是中央高、四边低，头在枕上不稳，翻身易滑落。弹簧枕、气枕等都有这个问题。

不同枕头如何选

（1）荞麦皮枕　荞麦皮具有良好的透气性和吸湿性，一年四季都可用，在我国很多地区的消费者都喜欢用荞麦皮枕。荞麦皮做的枕头，可以随着头颈部的生理曲度而改变形状，睡起来十分舒服。这种枕头的清洁也很简单，可以洗涤，也可以定期放在太阳下晒。

（2）中空棉枕　中空棉枕是现在比较流行的软枕头，在很多宾馆、饭店均有使用。它外观漂亮、轻便、干净，给人一种轻松的感觉。但大多数人躺在中空棉枕头上，头部压下枕头后其高度往往达不到人的拳头高度。人在刚睡下时感觉挺舒服，但第二天早上醒来往往感觉不适，有的人用此类枕头还会颈部流汗。

（3）羽绒枕　羽绒是保暖的好材料，用它做羽绒服非常好，但做枕头并不太适宜。因为用羽绒材料做枕头，会让头部比较热，容易出现头颈出汗现象。中医养生学认为，头要凉。头部太热，容易使人颈部产生湿疹。高血压病患者不宜使用羽绒枕。

（4）乳胶枕　乳胶枕头具有形状稳定的特性，制作精良的产品有一定透气性，其独特的柔软触觉和乳胶高弹性能够顺应身体轮廓，托住人体脊椎，使脊椎保持最佳的无任何负担的曲线。但是，多数乳胶枕吸水性较差，尤其是在夏天使用，不容易散热，经常出汗的人不适合。另外，冬季也不宜使用乳胶枕头。

（5）记忆枕　慢回弹海绵枕头又称记忆海绵枕，它使用的材料包括低回弹海绵、惰性海绵、零压海绵等。它能因体温及压力而成形，可以把人体压力化解为零压，抵消反动力，为人提供比较平均、坚实的支撑，使身体长时间接触的部位处于无压力状态，不阻碍血液循环，不易产生疲劳及身体酸痛，因而会减少睡眠时不必要的翻身次数。但是，海绵枕有怕火的特性，个别海绵材料还含有对人体有害的物质，不宜长期使用。

❋ 选床垫把握五个原则

（1）看产品信息　正规的产品标识上都有产品名称、注册商标、制造公司或制造厂名称、厂址、联系电话或传真，同时还备有合格证明和信誉卡。良好的品牌信誉，是床垫质量的保证。

（2）看硬度　在平躺和侧卧状态下，查看颈部、腰部和臀下到大腿之间和身体弯曲处与床垫间是否有缝隙，没有缝隙则证明这个床垫与人的颈、背、腰、臀和腿的自然曲线贴切吻合，是软硬适度的。除此之外，也要考虑自身身高与体重的差异。体重较轻者睡较软的床，使肩部和臀部稍微陷入床垫中，腰部得到充分支撑。而体重较重者适合睡较硬的床垫，床垫材料的力度要让身体每个部位感觉妥帖，特别是颈部与腰部要能得到良好的支撑。

（3）看弹性　为了辨识床垫的弹性是否良好，可以用膝盖试压床面，或是在床角坐下来，试试受压的床垫能否很快恢复原状。一张弹性佳的好床垫，受压后可马上恢复原状。

（4）看材料　要根据当地气候，选择合适的透气性、热传导性和防潮型床垫。可靠辨识材料的方法是躺下来左右翻转，看是否有声音、凸凹不平、边缘下陷和内衬移动等现象。

（5）看外观　床垫的厚度最好在 18 ~ 23 厘米之间。这样的厚度既可以提供良好的支撑力，又可以保持很好的透气性。

❋ 不同年龄用不同床垫

天然乳胶床垫具有高弹性，可以满足不同体重人群的需要。

适合老年人的有弹簧床垫及弹棕复合型床垫。可以均衡承托人体各个部分，软硬度偏硬，防起身困难，适合老年人的脊椎特点。价格适中，也符合老年人的购买能力。

适合成长期的青少年是全棕床垫。孩子的骨骼在成长期，硬的床垫比较合适。

双弹簧床垫能够满足孩子对硬度和弹性高的双重要求。

（王　珏　刘艳骄）

明亮灯光缓解抑郁

一项新的研究显示，使用特殊设计的光照疗法，可使老年抑郁症患者的症状改善54%。除了可改善情绪外，光照疗法也可改善睡眠，并使神经传导物质血清素的水平最佳化，而血清素水平过低已被证实与抑郁有关。研究人员说，这是第一项关于明亮灯光治疗对于老年非季节性重度抑郁症患者治疗作用的重要研究。

在这项研究中，荷兰阿姆斯特丹VU大学医学中心的研究人员对89位60岁以上患抑郁症的老人接受3周明亮灯光疗法的效果进行了评估，结果显示，明亮灯光治疗可使抑郁症状改善43%，安慰剂治疗组则为36%。研究人员发现，接受明亮灯光治疗组患者的抑郁症状得到了持续改善。

此外，研究还发现，接受明亮灯光治疗的患者，压力型激素皮质固醇浓度有所下降，其睡眠质量同样也得到了改善。研究报告称，明亮的灯光疗法为那些不愿意、拒绝或无法耐受抗抑郁药物治疗的患者提供了替代的方法。

（方留民）

吸烟伤身有新证据

最新发布的美国卫生总监报告明确指出，吸烟和被动吸烟会导致或加重高血压、糖尿病及高脂血症。而且吸烟对血管系统造成的损害是立即产生的，这些损害还会使心肌梗死及中风等严重的心脑血管疾病的风险增加，甚至导致猝死。

该报告显示，吸烟会改变血液内的生化状态，使血液处于高凝状态，并会损伤血管内膜细胞；吸烟还会通过激活交感神经及影响肾素系统，导致血压升高和心率加快。因此，即使是被动吸入二手烟，也会导致血管损害，增加患心血管疾病的风险。

吸烟还会对人体的脂代谢机能造成不良影响。吸烟者血液内的甘油三酯含量较不吸烟者明显升高，而高密度脂蛋白（即常说的“健康脂蛋白”）含量明显降低。这些变化使吸烟者更容易罹患高脂血症，而高脂血症与动脉粥样硬化、冠心病等心血管疾病的发生密切相关。

至于吸烟者与不吸烟者相比更容易罹患糖尿病的原因，报告指出，吸烟会降低人体对于胰岛素的敏感度，导致胰岛素“抵抗”。对 2 型糖尿病患者，继续吸烟会使血糖难于控制，同时会加重包括糖尿病肾病、糖尿病足在内的糖尿病并发症。

健康专家特别提醒，在过去 50 年，不论是改变卷烟设计，还是过滤嘴、低焦油和“淡味”的变化，都不能降低烟草中的有毒物质排放量和减少吸烟者整体患病风险。因此，没有绝对安全的烟草产品。

（李　禾）

最佳洗发方法

想要拥有一头健康靓丽的秀发，洗发方法起着决定性作用。近日，英国一项针对 500 人、为期半年的测试总结出一套完美的洗发公式。

其内容包括：洗发的水温必须控制在 36.7℃；使用洗发水时，短发应控制在 2 ~ 6 毫升范围内，中等长度的头发不超过 4 ~ 8 毫升，长发不超过 6 ~ 10 毫升；洗发水的泡沫至少要在头发上停留 28 秒，揉搓超过 20 次；清水清洗头发至少要 22 秒，再重复一次，以确保从发根到发尖没有残留的洗发水；在用温水冲洗泡沫之前，最好用一把阔尺梳梳理头发 1 分钟；最后，用干毛巾擦干头发上的水分，并让它自然风干。

老人 6 ~ 8 天洗一次澡

洗澡太勤，对健康不利。初春风大干燥，此时人体皮脂腺、汗腺分泌的皮脂及汗液就会相对减少，干燥就表现得更为突出。如果洗澡太勤，会把皮肤表面的油脂及保护性菌群洗掉，容易伤害到皮肤的角质层，使皮肤的抵抗力减弱，反而容易得病。洗澡时间过长，皮肤容易脱水，还易引起心脏缺血、缺氧，甚至诱发心律失常。

老人六到八天洗一次澡，不要使劲搓洗，多用润肤品。春季洗澡还应注意，水温不宜过高，在25℃即可；时间不宜过长，20～30分钟即可；老人洗澡时家人要多注意或陪伴，以防突发疾病和滑倒。

（王晓霞）

尽量不用耳机

有关医学专家告诫人们，长期使用耳机，会使耳朵产生不适感，如耳鸣，甚至还会引起听力下降及突发性耳聋，对身体的健康有一定的损害。

因此，使用耳机每天最好不要超过1小时，且音量不可过大，以听些轻音乐或古典音乐为宜，避免听觉疲劳。切不可听那些尖声刺耳、节奏疯狂的音乐。

学生因学习压力大、休息时间短等原因，发生突发性耳聋的可能性较大，有时这些耳聋是不可治愈的。因此，当发现听力有所减退或经常出现头晕、耳鸣、厌食等症状，要引起重视，应立即停止使用耳机，马上去正规医院进行检查治疗，不要延误了治疗的最佳时期。

（吴　静）

刷牙后含漱两分钟

城市人每天几乎都会伴着咖啡、茶、红酒等含色素饮品，长期饮用牙齿难免发黄变暗，但仅依靠牙刷和普通牙膏的物理摩擦，很难接触和刷掉牙龈边缘、齿间边角位的牙渍和牙垢。刷牙过程中，牙膏、水和唾液混在一起构成了牙膏浆，两分钟的时间可以保证每一颗牙齿的外表面都能被机械清洁，但牙龈边缘和牙齿之间的部位很难照顾到。因此，刷完牙之后的第一次漱口，要让牙膏浆在口腔中充分运动，口含一定量的漱口水，鼓动两颊与唇边，利用水与牙齿、牙龈、口腔黏膜的充分接触与水流的冲击力量，使残留在口腔中的食物碎屑与部分牙垢得以清除。每天应该刷牙2次，每次至少2分钟，可以更彻底地清洁整个口腔。

（邱靓星）

开电视睡觉易患抑郁症

美国俄亥俄州大学研究人员最新研究发现，人们如果睡觉时开着灯，或者开着电视机、智能手机，容易患上抑郁症。即使是微弱的光线，也会扰乱人体的生物时钟，易产生不耐烦的情绪。因此，上夜班的人罹患乳腺癌、失眠症和肥胖症的概率也比一般人要高。抑郁症患者在近十年来数量增长很快，研究人员认为人工光线的干扰是其中一个重要因素。

研究人员指出，大脑内的海马区控制着人的喜怒哀乐，即使是类似电视这样微弱的光线也会影响到大脑的海马区，使人情绪低落，患上抑郁症。

搬家后老人怎么适应新环境

老人住进新房，主要有两大不适：心理不适和居住环境不适。针对这两种不适，我们可做许多事情来改变。

（1）做好迁居的思想准备　迁居老人应提前做好思想准备，迁居前多到新居的周围去转一转，以便熟悉和适应新居的环境。

（2）做好迁居后的生活安排　老年人迁入新居后的前半年，其不适应感最明显，情绪波动最强烈。此时，子女若不与老人一起居住，则要多到父母家看看，多关心老人的精神需求。

（3）迁居后尽快适应环境　已经迁入新居的老年人要主动走出家门，认识和熟悉新邻居，结交新朋友，尽快适应新环境。

（4）合理布置新居　对于有老人的家庭，在布置新居时，应多从老人的角度去考虑装饰，以让老人住得更加安逸舒适。

安全舒适：老人的居室布置要安全方便，舒适和谐，简单实用。除必要的家具和用品外，不必摆设多余装饰品，尽可能地留出空间，让老年人在室内生活时感到宽松舒适。

清洁整齐：老年人迁入新居时应尽量丢弃平时不用的家具和物品，不要让新居成为无用物品的储藏库。

光线柔和：居室内的自然光线和照明灯的光线要柔和自然，避免光线过强或过弱。花草点缀在居室内或阳台上种植适量的观赏植物，有改善环境，净化空气的作用。

通风良好：居室内的通风状况应良好，以保证室内空气新鲜。

（欢　乐）

冰箱怎样存物省电

食品体积越大，冷冻需要的时间也越长。如果将大块食品切成小块，并用保鲜膜包好，这样做可以每次吃多少化多少，不必全部解冻。另外，能够减少食品冷冻的时间，以达到节电的目的。水果、蔬菜等水分较多的食品，应洗净沥干后用塑料袋或保鲜膜包好后再放入冰箱，以免水分蒸发，增加除霜耗能。有内脏的鸡、鱼等要挖去内脏，揩干水分并分份包好，先放在冷藏室，过一段时间再移入冷冻室。冷冻室内的其他食品最好用保鲜袋或干净塑料袋小包包装，食物可以很快冷冻，既不易发干，又可免湿气变成霜。

在食物冷藏时最好也能选用保鲜盒或保鲜袋，这样不仅存取方便，防止食物之间串味，而且还能避免冰箱内塞得过满而阻碍冷气的对流，从而提高冰箱的制冷效果。

老人流泪向上擦

据了解，出现流泪的现象后，很多老人往往习惯往下方擦，加上大多数老人感觉神经退化，手比较重，往往擦眼泪的时候力度过大。专家指出，这样擦眼泪不仅止不住眼泪，反而可能导致眼泪越擦越多，这是因为擦泪不当容易加重下泪小点外翻。

据介绍，泪小点外翻、内翻是老年人流泪的常见原因之一，泪小点偏离泪湖，不能与眼球表面正常接触而不能引流泪液，其中以下泪小点外翻最常见。老年人经常因为擦泪不当引起下睑外翻而加重下泪小点外翻，形成恶性循环。

因此，老年人擦眼泪应向上并偏向鼻侧擦，最好是用手绢或纸巾轻轻擦拭。如果是泪小点外翻、内翻导致的泪流不止，则需进行手术矫正。

睡觉时远离五样东西

（1）手表　有的人喜欢戴着手表睡觉，这不仅会缩短手表的使用寿命，更不利于健康。因为手表特别是夜光表有镭辐射，量虽极微，但专家认为，长时间的积累可导致不良后果。

（2）假牙　一些人习惯戴着假牙睡觉，往往睡梦中不慎将假牙吞入食道，假牙的铁钩可能会刺破食道旁的主动脉，引起大出血甚至危及生命。因此，戴假牙的人临睡前最好取下假牙清洗干净，既有利于口腔卫生，又可安全入眠。

（3）胸罩　美国夏威夷文明病研究所通过调查5000多位女性发现，每天戴乳罩超过12个小时的人，罹患乳腺癌的可能性比短时间戴或根本不戴的人高出20倍以上。女人戴乳罩是为了展示美或保护乳房，而晚上睡觉就没有这个必要了。

（4）手机　有的人为了通话方便，晚上睡觉时将手机放在头边。美国专家指出，各种电子设备，如彩电、冰箱、手机等在使用和操作过程中，都有大量不同波长和频率的电磁波释放出来，形成一种电子雾，影响人的神经系统和生理功能，虽然释放量极微，但不可不防。

（5）残妆　有些女性，她们往往在睡觉前懒得卸妆。须知，带着残妆艳容睡觉，会堵塞你的肌肤毛孔，造成汗液分泌障碍，妨碍细胞呼吸，长时间下去还会诱发粉刺，损伤容颜。所以，睡前卸妆洗脸很有必要，可以及时清除残妆对颜面的刺激，让肌肤得到充分呼吸，不仅可保持皮肤的润泽，还有助于早入梦乡。

（陈　丹）

腰酸背疼常晒床垫

有的老年人经常感到腰酸背痛，我就会问他们，你们家的床垫上再铺上一床棉垫了吗？是不是经常晾晒棉垫？有些人会质疑，弹簧床垫已经很好了，铺上床罩或者床单就可以，为什么还要铺上棉垫呢？

这是因为，人在睡着后会出汗，一旦床垫潮湿，就会导致背痛。有人曾经做过这样的试验：拿一床被子铺在地板上睡一个晚上，即便是在寒冷的冬天，早上起床后，也会发现床垫湿漉漉的。可想而知，如果床垫不经常晾晒，相当于“久卧湿地”。一旦寒湿侵入体内，久而久之，阻滞经络，气血闭阻不通，便会出现疼痛、僵滞等症状。所以，不管是睡硬板床还是席梦思，最好再垫一床松软而有弹性的棉垫，并经常晾晒。

（詹红生）

家装低碳环保九个建议

（1）使用太阳能热水器　现在太阳能热水器能够轻松挂放于墙上，解决了非顶层住户安装太阳能热水器的难题。太阳能热水器一定要与装修同步进行。

（2）安装平开窗　传统的推拉窗密封性能不好，目前市场上的各种平开窗不但具有密封性能好的特点，而且具有上悬通风功能，可以保证室内通风换气。但高层楼房尽量不要向外开。

（3）选用新型内墙涂料　传统的乳胶漆和溶解性木器漆含有化学性材料，是室内环境污染的主要来源。新型内墙涂料和水性漆不但无污染，一些硅藻泥涂料还具有净化有害物质、调节室内湿度和吸收降低室内噪声的效果。

（4）安装新风换气机　开窗通风会造成室内能源的浪费，同时也会使得室外空气中的污染物进入室内。而具有空气净化功能和热交换功能的新风换气机在不影响室内温度的情况下，进行室内外空气交流，既低碳又环保。

（5）使用空气净化器　空气净化器一方面可有效消除室内装修中的化学性污染，同时，更有净化室内可吸入颗粒物的作用，会大大提高空气品质，适用于各种条件的家庭。但是，要根据室内环境中的污染物选择净化器，同时还要注意经常检查更换净化器的滤芯。

（6）选用竹材装饰装修　在家装中以竹代木。使用竹材装饰装修，不仅节能，而且成本低廉，质量可靠，经久耐用。

（7）进行户外遮阳　以往的遮阳系统一般在户内，窗帘在视觉上形成了一个遮阳假象，实际上已在玻璃窗内产生温室效应，不可避免地使室内积聚热量。而户外遮阳挡住光线的同时，又能通过遮阳面料对热量进行吸收与反射。有数据表明，户内遮阳80％的热量进入室内，而户外遮阳只有40％的热量进入室内。

（8）少用大芯板　有些家庭用大芯板打造家具，这是不可取的。大芯板甲醛污染问题难以消除，同时还会造成材料的浪费和现场施工管理问题。

（9）别做衬板　在实木或复合地板下用大芯板或密度板做衬板，是严重污染室内环境的工艺。实木地板下面可直接打龙骨，龙骨间可采用具有吸附性能的海泡石颗粒和活性炭，既可净化空气，又能保护实木地板不变形。

（宋广生）

蟑螂的习性

蟑螂的居所

厨房是最佳环境，缝洞角堆是最佳居所。蟑螂有一个特点，可以用四个字概括，叫做缝隙生存，因为它最喜欢多缝的地方。蟑螂喜欢在温暖、潮湿、有食物和多缝洞的隐蔽地方躲藏、生活。厨房蟑螂最多，卫生间和卧室也常会发现蟑螂。它们喜欢躲在墙角落、橱柜角落、抽屉角落里；钻在墙壁和橱柜、桌子等家具的缝洞中；藏在纸盒、木箱和杂物堆中，缝、洞、角、堆是它们最爱隐蔽的地方。以厨房为例，蟑螂通常躲藏的地方有碗橱的里面角落、桌子的抽屉和抽屉缝内、水斗下面、灶台周边缝隙、墙壁的缝洞、阴暗的墙角落和杂物堆等。查找蟑螂，就要仔细查这些地方。灭蟑螂时，这些地方就是投药的重点。它们体形扁平，可通过墙洞和门窗缝隙扩散，也可随行李、交通工具、食品及其包装品的运输而被动携带引致扩散。

蟑螂的足迹

餐厅、食品加工厂以及医院、交通工具等公共场所遍布蟑螂的足迹。有学者曾在他的实验用冰箱中发现过蟑螂。在商店餐馆中，饮食店、商场超市的食品加工部、药材店等蟑螂危害最严重。在餐馆中，特别是后厨蟑螂也很多。在工厂中，食品加工行业受蟑螂侵害最为严重，其中尤以面点生产厂、酿造厂的发酵车间、酱油厂的制曲车间、豆制品厂的霉房等蟑螂的密度最大，有时白天都能见到大量的蟑螂。在住宅内，蟑螂以厨房灶壁的缝隙、碗橱内、案桌下、水池底下、放杂物的橱柜以及煤堆内为主要栖息场所。在卧室内的衣柜、五斗橱抽屉、写字台抽屉、书橱内也有蟑螂孳生。有的蟑螂甚至钻到收音机、电视机里面和冰箱背后孳生。此外，墙面及护墙脚板、配电板等的缝隙和地板间的窄缝中均有蟑螂。在办公室内，写字台抽屉、文件柜、沙发、茶具柜、会计室长期储存账单的发票箱、图书室的报纸图书储存架上等是蟑螂经常栖息的场所。在医院里，除了食堂、厨房等是蟑螂的主要栖息场所外，中药房、各病区配餐间、厕所、洗涤间、医护人员办公室抽屉、更衣室、病房的床头柜也是蟑螂主要栖息活动的地方。各科病房中又以妇产科、小儿科、外科受侵害严重，主要和病人食品丰富有关。在外科因病人大都不能自主行动，致使蟑螂猖獗。在宾馆饭店里，食堂、厨房、餐厅、面包点心房、食品仓库等是蟑螂集中的地方，各部门办公室写字台、沙发、橱柜，客房部的衣柜、床头柜、卫生间、地毯下、水暖管道等处，均是蟑螂隐藏栖息的地方。

蟑螂的食谱

最爱吃含油食物和香甜面食。蟑螂的食性很杂，取食种类非常广泛，主要有面包、米饭、糕点、荤素熟食、瓜果、饮料以及各种动物性、植物性、腐败及排泄物质等等。相对而言，它更喜欢有油水的食物以及香甜的面制食品。但是纸张、书籍、肥皂、电线、衣物等它也不放过。可以说，没有什么是蟑螂不吃的。蟑螂有嗜食油脂的习性，在各种植物油中，香麻油对它们最有引诱力，所以有些地方称它们为偷油婆。在食糖中，红糖、饴糖对它们的引诱力最强。但是不同种类的蟑螂，食性也有一定的差别，不完全一样。德国小蠊爱吃发酵的食品和饮料，黑胸大蠊喜吃糖和淀粉，美洲大蠊喜食腐败变质的有机物，而澳洲大蠊却以植物性食物为主。除了喜爱各类食品外，蟑螂也常咬食其他物品，例如在住房、仓库、贮藏室等处，它们可啃食棉毛制品、皮革制品等。在室外垃圾堆、阴沟和厕所等场所，它们又以腐败的有机物为食，甚至啃咬死动物。当没有这些东西的时候，蟑螂也可以取食我们身体掉下来的皮屑、头屑等等。当实在没有东西可吃的时候，它们甚至可以取食死蟑螂的尸体。蟑螂到处爬行，无所不吃，它们沾染和吞入了很多病原体，再加上它们边吃边拉的恶习，成为一些病原体的机械传播者。蟑螂耐饥不耐渴。因为水对蟑螂的生存比食物更为重要。美洲大蠊在只给干食不给水的情况下，雌虫只能存活 40 天，雄虫只能存活 27 天。而如果有水无食，雌虫则能存活 90 天，雄虫能存活 43 天。蟑螂在没有头的情况下仍然可以存活一周，但最终会因为没有嘴喝水而被渴死。

（曾晓芃）

冬季是灭蟑好时机

蟑螂喜欢在温暖的场所栖息，因此在冬季蟑螂主要分布和集中在热源处，此时灭蟑可以收到事半功倍的效果。

预防是防制蟑螂的关键，应采取各种有效措施，尽可能阻止蟑螂从外界侵入到房内。居民家庭中蟑螂主要栖息于厨房与卫生间，以获取食源和水源。蟑螂密度高时也会侵入客厅、卧室和书房。平时要注意搞好厨房、住室等地的卫生。首先要注意及时清倒垃圾，特别是不要让垃圾过夜。其次要注意对厨房与卫生间墙壁瓷砖和柜橱的缝隙、孔洞，以及各类管道的孔缝进行封堵，比如说厨房的瓷砖脱落了要尽快补上。第三，要特别注意水管、暖气管等管道。最后要注意预防蟑螂随同购买的食品与货物“乔迁”入室，携带物品进房间前应仔细检查一下，在外面购买食品的时候一定要注意有无蟑螂或卵荚藏匿在其中。如果工作场所就有蟑螂，把东西带回家的时候要特别小心地查看一下。

蟑螂活动能力强，见缝就钻，会顺着管道、门缝、墙缝走家串户传播。杀灭蟑螂最有效的方法就是统一行动，整单元、整楼灭杀效果最好。

（1）物理灭蟑方法　最常用的方法就是用粘蟑纸（也称为粘蟑盒），市场上比较容易买到此类产品。这是一个比较好的灭蟑方法，无毒无害，对环境对人没有任何影响。在粘蟑纸使用的过程中要注意两个问题：一是粘蟑纸要尽可能放在蟑螂出没的地方，比如冰箱的下面，衣柜、橱柜特别是食品柜的下面。为了增加粘蟑纸的引诱性，我们可以在粘蟑纸上放点面包等作为食饵引诱它。二是粘蟑纸粘到一两只蟑螂以后不要马上扔掉，因为蟑螂的身上和蟑螂的粪便里面会释放一种聚集信息素，它可以诱使更多的蟑螂爬到粘蟑纸上。

（2）化学灭蟑方法　这是目前灭蟑的主要措施。居民家庭灭蟑应以毒饵和胶饵为主，在暖气罩等隐蔽部位也可使用粉剂辅助灭蟑。如果蟑螂密度较大，则可先采用毒性低、刺激性小的气雾杀虫剂处理，以快速降低蟑螂密度；然后，再使用毒饵、胶饵持续灭蟑。

在此提醒朋友们，如家中有儿童或宠物，应注意将毒饵放置在不易被儿童和宠物接触到的地方，并教育孩子不要把灭蟑药物作为玩具。同时要管好家中宠物，不要让其触动药物。

（曾晓芃）

“三手烟”很“黏人”

北京宣武医院胸外科主任支修益教授说，目前“三手烟”还很少被关注，烟民在吸烟时远离了被动吸烟者，但吸烟排放的有害物质仍会吸附在毛发、衣服、家具上，影响他人，尤其是儿童的健康。“二手烟”、“三手烟”也叫“侧滞留烟”，对人体危害甚至更大。

“三手烟”会发散、滞留在烟灰缸、车内、墙壁、家具、衣服、毛发、椅垫、地毯上，并不随着开窗换气而烟消云散，这样的环境类似低含量铅环境，会造成儿童认知能力出现缺陷，即便是不在室内吸烟，或关上厨房门在吸烟机下抽烟、去阳台抽烟，回到室内的吸烟者，仍会将“三手烟”带给孩子。所以，吸烟后洗澡换衣服，才可以避免将“三手烟”带给其他人。而不抽烟的人，如果接触了烟雾缭绕的吸烟环境，进家门时也最好将衣服进行清洁和处理，以免影响孩子健康。

遭受“二手烟”、“三手烟”侵袭的场合多集中在家庭和餐馆、医疗机构等公共场合。而这种危害是贯穿一生的，对儿童的心血管、脑血管、呼吸系统方面的影响都非常重大。儿童吸“二手烟”、“三手烟”是癌症发生率增高的原因之一。“侧滞留烟”对婴幼儿呼吸系统的影响最为直接，还会增加患中耳炎的风险。

（潘　波）

老人洗澡要注意

因为怕出意外，不少患高血压的老人到了冬天就不敢洗澡。体弱多病的老人洗澡时确实需要多注意以下细节，才能降低意外发生的几率。

洗澡前喝一杯热水，补充全身的血液容量；患有严重高血压病的老人，建议浴前服药。老年人尤其要注意“三不要”：不要空腹洗澡，不要在发烧或体温较高时洗澡，不要在饭后马上洗澡。洗澡时间最好控制在半小时以内，淋浴 10 ~ 15 分钟即可。

洗澡时水温以 37℃ ~ 41℃为宜。用过烫的水洗澡，会引起心跳骤然加快，血压大幅度波动，对高血压患者或其他心脑血管疾病患者来说，是极其危险的。另外，患有高血压、心脏病等慢性病的老人洗澡时，家中最好有人，不要锁住浴室的门。

洗完澡，喝杯温水或豆浆等热饮，休息半小时再进行其他活动。

（蒋　明）

使用保鲜膜有讲究

最近美国一项研究指出，并不是所有食物都适合用保鲜膜。

（1）保鲜膜对不同蔬果产生不同影响　水分较大的水果和蔬菜比较适合用保鲜膜，如苹果、梨、西红柿、油菜、韭黄等，不但能长时间保鲜，还会增加某些营养素。实验证明，100克裹上保鲜膜的韭黄，24小时后其维生素C含量比不裹时多1.33毫克，油菜、莴苣叶多1.92毫克。但有些蔬菜的实验结果却大相径庭，100克裹上保鲜膜的萝卜存放一天后，维生素含量减少了3.4毫克，豆角减少3.8毫克。

（2）熟食不宜用保鲜膜包装贮藏　熟食、热食、含油脂的食物，特别是肉类，最好不要用保鲜膜包裹贮藏。这些食物和保鲜膜接触后，很容易使其中所含的化学成分挥发，溶解到食物中，对健康不利。目前市场上出售的绝大部分保鲜膜和常用的塑料袋一样，都是以乙烯为原料制作而成。有的保鲜膜材料是聚乙烯（简称PE），这种材料不含增塑剂，使用起来相对安全一些。

（范先成）

《室内空气质量指南》帮您监控家中环境

世界卫生组织发布了《室内空气质量指南》，这是世界卫生组织首次公布对健康产生影响的室内空气中有毒物质的量化标准。

指南指出，室内空气污染源主要来自四个方面，即建筑材料、家电、取暖设备和做饭时产生的烟尘等。室内空气中的化学污染物主要有苯、一氧化碳、甲醛、二氧化氮、氡等九种物质。其中，苯位列第一；排在第二位的是一氧化碳，其安全标准是每立方米空气中不超过7毫克，时间限度为24小时；排第三的是甲醛，安全标准是每立方米中含量低于0.1毫克，时间限度不超过30分钟，超量超时都会伤害肺功能。

（秋　楠）

防寒保暖“常识”也有错

错误观点：衣服越厚越保暖

寒冬时节穿得越多不会使身体更暖。穿衣服的作用是隔离冷空气，让身体保暖。衣服穿得过多过厚，会影响人体的新陈代谢和血液循环，使人感到寒冷。有些人冬季穿厚衣睡觉，更是既不保暖，又不利健康。

错误观点：暖身驱寒吃火锅

冬季严寒，吃顿火锅，遍体生热，温暖舒适。不过，冬季有些人还是远离火锅为宜。如口干舌燥、手足心热、大便结燥等阴虚气虚者，应少食或不食火锅。

错误观点：关节冷痛喝点酒

冬天寒冷，有些关节冷痛者会以喝酒来暖身，只能起到暂时暖和的作用。酒精会加速血管扩张，当大量的热量经毛孔发散后，人会更觉寒冷。

错误观点：空调温度高点舒服

“空调病”不光夏季有，冬季也有。冬季久居空调室内，易鼻塞、口干、头痛等。由于室内外温差大，易外感风寒。心脑血管疾病患者更应远离空调。

错误观点：晨练一定要“赶早”

冬季应早睡晚起，早睡涵养阳气，晚起滋养阴气。因此，冬季晨练不宜太早。早晨温度过低，容易诱发心脑血管意外，最好是等到太阳出来后再锻炼。尤其应注意的是，冬季大雾天，空气质量极差，要避免雾天外出晨练。

（江　麓）

给宝宝冬季洗澡要点

冬季天气寒冷，给宝宝洗澡，在调好并保持室内温度及洗澡水温（一般以室温27℃~29℃、水温37℃~40℃为宜）的前提下，妈妈们还须掌握好“分”、“裹”、“快”三点。

（1）分　给宝宝洗澡时，最好将其身体各部位分开洗，一般先把宝宝的身体用大浴巾包起来，给他洗头。等洗完头、擦干头发后，再给宝宝洗身体，这样他就不容易受凉了。

（2）裹　给宝宝洗身体时，先不要把浴巾去掉，可以让他裹着浴巾浸到洗澡水里，等适应了水温后，再把浴巾取下。妈妈们千万别小看了这条浴巾，因为宝宝皮肤的调温功能不完善，对水温的适应需要一个过程，而这块浴巾就相当于宝宝皮肤与洗澡水之间的“过渡桥梁”，可以让宝宝更快更舒服地适应浴盆的环境。

（3）快　冬季给宝宝洗澡要速战速决，不要让宝宝长时间泡在水里。另外，洗澡后给宝宝穿衣服时动作也要快，尽可能缩短宝宝“露”的时间。

（贺军成）

住呼吸科带上保温杯

病人住院，都要带些日常用品。空军总医院干部病房护士长田蕊艳建议，呼吸科的病人，除了常规用品，还应该带个大号保温杯，可一举多得。呼吸科很多病人，都需要大量喝水，每日应在1500毫升以上，以维持呼吸道黏膜的湿润，并降低痰液黏稠度。而且，他们的呼吸系统不能耐受强烈的刺激，比如凉水，因此不妨带个大号保温杯，既能给水保温，又方便大量饮用，特别是对行动不便者，能免去频繁下床之苦。

此外，保温杯还能充当简易雾化装置使用，帮助缓解症状。可用保温杯盛满热水，杯口处倒置一漏斗，让热蒸气从漏斗底部逸出，病人缓缓吸入。或者直接对着保温杯口吸气，可稀释痰液，易于排出。

看电视须防斜视

在医院门诊眼科，常见一些父母带着五六岁的孩子，向医生诉说孩子看电视时老是歪着头，眼睛斜斜地看着电视屏幕，纠正后不一会儿，又斜眼看电视。经检查，孩子因长时间看电视，用眼不当，已形成斜视。

儿童看电视形成的斜视多为单眼性内斜，即注视眼固定于一侧，多因两眼视力相差悬殊，经常用视力较好的眼注视，视力差的眼则沦为内斜。为了预防儿童电视性斜视，孩子看电视时，父母应注意让其与电视保持一定距离，不可太近；同时每次不要让孩子老坐在同一位置上，尤其是斜对电视的位置上，应当左中右时常更换；防止习惯性歪头斜视，否则各条眼肌的发育与张力不一样，失去对眼球的正常调节平衡作用，久而久之便会形成斜视。

（张依秋）

用竹炭谨防二次污染

新家刚刚装修完，很多人会买竹炭来吸附甲醛，竹炭的作用真那样神奇吗?

其实，竹炭吸甲醛的实验是把竹炭放于近乎饱和的甲醛蒸气中进行的，那样的情况，随便扔进一块木头也能熏成甲醛味的。问题是竹炭能不能锁住吸附的甲醛，结果令人失望，把饱吸了甲醛的竹炭放到无甲醛污染的房间里，上面的甲醛会迅速释放，3 个小时内每克竹炭中的甲醛含量就能下降到 1.6 毫克——除污产品一下变成了污染源。

竹炭吸附能力是因为这种不定型碳（区别于钻石那类晶体碳）中有很多以微米计算的微孔结构，就像水能渗在沙里一样，甲醛、水等都可以渗进竹炭的孔道里面。不过，除了将甲醛收纳在孔道里，竹炭并没什么特殊的机制来限制它们的自由活动，甲醛也可从竹炭里挥发出来。

至于甲醛，可以交给吊兰之类的绿色植物来处理。它们可以将吸收的甲醛用作合成无机酸、糖和氨基酸的原料，储存在体内，是实打实的吸收。

节能灯使用不当损健康

节能灯中通常都含有微量汞，因此废旧节能灯如果回收不当，会造成环境污染。德国联邦环境局近日提醒说，节能灯在使用过程中如果不慎破裂，漏出的汞还可能威胁消费者健康。研究人员以市面上两款分别含汞 2 毫克和 5 毫克的节能灯为样品，在通电状态下将其摔破，并在破碎地点上方 1 米测量空气中的汞含量。结果显示，此时室内空气中的汞含量会比每立方米 0.35 微克的标准值高出 20 倍，即使 5 小时后仍可能危害儿童、孕妇和敏感体质者的健康。

研究人员建议，消费者在儿童房间等打破灯泡几率较高的地点应加倍小心，尽量使用能起保护作用的灯罩。

（周谷风）

慎用“老头乐”

有些老年人出现“瘙痒症”之后，由于穿衣较多或手脚活动不灵便，就用“老头乐”来搔抓。“老头乐”是一种竹制的搔痒工具，其尾部有5～6根形如鹰爪的小钩子，只要拿起它就可以在身体任何部位搔痒而不需要他人帮忙。其实，皮肤瘙痒时用“老头乐”来搔抓几下，的确能解一时之痒。但是，倘若经常用“老头乐”搔痒，则对身体健康不利。

“老头乐”止痒的原理是以疼代痒，通过用力搔抓，增强皮肤的刺激而产生痛感，从而掩盖痒感，一旦疼痛消失后，痒感又重新出现，并且痒的程度更厉害。这样痒－抓－疼－更痒－再抓，反复进行，愈抓愈痒，形成了恶性循环，非但痒不能止，而且会导致更大的痛苦和更严重的病变。因而，用“老头乐”用力抓痒的作法是不宜提倡的。

因此，老年人搔痒慎用“老头乐”，应经常换洗内衣，并且内衣选用柔软舒适的布料。还要注意调节饮食，不吃辣椒、芥末、大蒜等刺激性食物，少饮烈酒和浓茶，而且应当多吃清淡和富含纤维素的食物，以保持良好的消化功能和大便通畅。

（张凤敏）

早起时午饭后好排便

培养便意要抓住肠道动力最强的时段，如果早起排便没效果，建议在午饭后再加一次，因为这两个时间肠道最给力。

肠道作息时间和我们差不多，早起开始苏醒、蠕动，此时赶紧去厕所蹲一蹲。如果没便意，不妨喝杯温水、遛达几分钟，或吃点早餐，帮肠道蠕动。对于熬夜、起得晚、早餐只吃两口垫底或干脆不吃的人来说，午饭后才是培养便意的好时机。中午培养便意要注意午餐吃得杂一点，青菜、豆腐、肉类、米饭都要吃，这样均衡饮食，代谢的废物会走得“快一点”。

培养便意不是常蹲不起。蹲得过长，不但易患便秘、痔疮等，其他肛肠疾病也会找上门。痛快排便主要是腹压增大，从原理上说，蹲便是最有利排便的姿势。没有蹲便器只能坐便时，可以顺时针按摩腹部，稍稍用点劲，促进排便的效果会好一点。

（朱　钢）

家中废品需及时清理

用过的纸箱、纸盒、塑料袋这些废品，被很多老年人当成“宝贝”攒起来。“虽说这是一种节俭、低碳的做法，但要及时处理，别长时间堆在家里。”中国室内装饰协会副会长、室内环境监测委员会主任宋广生提醒说。澳大利亚的一项研究指出，用过的塑料袋，特别是装有生食的袋子上，沾有大量链球菌、大肠杆菌等致病菌，纸箱、纸盒上更是灰尘、霉菌的青睐之地。因此建议，对于装过蔬菜、生肉的塑料袋最好不要再次用来装食品，可以当垃圾袋用。包装纸箱或纸盒在生产时就定为一次性使用，故所用材质较粗糙，不要装与人体密切接触的东西。对于用过的瓶瓶罐罐，再次利用时要注意，如果原来不是放食品的，千万不能用来存放食品和药品。

宋广生说，这些废品最好先集中放在大的纸箱里，再搬到通风的阳台上。家中积攒的废品一定要定期清理，定期回收，最好一个星期清理一次。如果阳台上废旧物品积太多，一方面容易发生火灾，另一方面，装过食品的纸盒、瓶罐容易招来蟑螂、蚂蚁，并滋生致病菌。

（柏　榕）

牙刷最好一人两把

在正常人的口腔里，存活着大量的微生物。经检测，在 1 毫升的漱口液中，有 10 万 ~ 50 万个细菌；在 1 克牙垢中，有 100 亿个细菌；在牙床的 1 平方毫米的炎肿处，寄生着 800 万个细菌。这些细菌一般是在刷牙、漱口、吐痰时被排出体外，一部分则通过吞咽、进食、饮水被带入胃中，被胃酸杀死。也有些细菌通过血管、淋巴管或破损的口腔黏膜及龋洞，进入人体各器官，进而引起疾病。

医生发现，无论是病人还是健康人，只要牙刷使用时间达到 1 个月，牙刷上就会繁殖大量的白色念珠菌、溶血性链球菌、肺炎杆菌、葡萄球菌等各种细菌。这些细菌进入人体后，能引起肠炎、脓毒血症、败血症、肾炎等疾病。因此，不保持牙刷的清洁或家人共用一把牙刷，就很容易引起交叉感染。

专家建议，最好一人两把牙刷。因为刷牙后的牙刷潮湿，细菌容易生长，需要经过一昼夜牙刷才能完全干燥。尤其是有口腔疾病、身体免疫功能低下和做了器官移植手术的人更应早晚各用一把牙刷。此外，刷牙后，牙刷是潮湿的，细菌很容易生长。所以，刷牙后要把牙刷甩干，再让牙刷头朝上地放在杯中，并放在通风处。一般牙刷的使用周期以 3 个月为佳。

（吴　斌）

橱柜台面最怕高温侵蚀

无论哪种材质都怕高温侵蚀，使用中应当注意避免热锅、热水壶直接与橱柜接触，最好置于锅架上；操作中应尽量避免用尖锐的物品触击台面、门板，以免产生划痕。一般材质的台面，都有气泡和缝隙，如果有色液体渗透其中，就会留下污渍或变色，因此应避免染料或染发剂直接置于台面上；化学物质对很多材质的台面有侵蚀作用，例如，不锈钢台面沾到盐就有可能生锈，因此平时还应注意避免将酱油瓶等物品直接放在台面上；人造板材橱柜应避免水渍长时间滞留在台面上。

人造石和不锈钢材质的橱柜切忌用硬质百洁布、钢丝球、化学制剂擦拭或钢刷磨洗，要用软毛巾、软百洁布带水擦拭或用光亮剂擦拭，否则就会造成刮痕或侵蚀；防火板材质的橱柜可使用家用清洁剂，用尼龙刷或尼龙球擦拭，再用湿热布巾擦拭；天然石台面宜用软百洁布，不能用甲苯类清洁剂擦，否则难以清除花白斑。清除水垢时，不能使用酸性较强的洁厕粉、稀盐酸等，否则会损坏台面，使其失去光泽。如果橱柜是原木材质的，应先用掸子把灰尘清除干净，再以干布或用原木保养专用乳来擦拭，切勿使用湿抹布及油类清洁品。洗涤盆或煤气炉等台面应避免敲击或撞击。

（璇　子）

别让暖气伤了健康

供暖后，室温保持在 20℃ ~ 22℃就可以了，在这个温度范围内，人体的舒适度刚好，而湿度应控制在 50% ~ 55%，室内温度不能过高或过低，否则老人、小孩容易出现上呼吸道感染。

（1）不要对流通风　供暖后，应该每天定时通风，一般 10 ~ 15 分钟就可以了，通风时不能把所有门窗都打开对流通风，应该进行或开窗或开门的间接通风，窗户与窗户也不能同时打开对流，因为对流会使室温迅速降低，人体会感觉不舒适，体弱的人还可能因突然降温而着凉。

（2）加湿缓解干燥　供暖后，室内空气也会比较干燥，一些人会出现嘴唇干裂、咽干、鼻干，老年人还会出现呼吸困难等不适。感觉空气干燥时，可以采用加湿的办法来缓解干燥，如使用加湿器或种一些喜温的植物。除了增加外部湿度外，还应多饮水。每天需饮 2000 毫升的水。

（3）及时添加衣物　老年人患骨关节病的人比较多，这类人群要注意关节的保暖，可以穿得多一些，特别是早晨外出晨练时，不要想着运动一会就热了，就少穿衣服。

（周　爽）

卧室颜色影响睡眠质量

枕头的颜色跟睡眠有很大的关系。其实，不仅仅枕头的颜色，还有卧室里的颜色也直接影响睡眠质量。

心理学家以及颜色治疗学家认为，颜色能够极大地影响心情和行为。直觉上我们根据颜色来描述感觉，热情的红色、忧郁的蓝色或嫉妒的绿色，这些表达都是表明颜色是怎样影响我们的情绪。一个美国人对囚犯的心情研究发现：当牢房墙漆成淡粉红色时，他们的心情变得更加平静和更易于控制。如果说颜色能对罪犯产生那么大的缓和效应的话，卧室的颜色会影响人们的睡眠质量就是顺理成章的事了。

颜色对于每个人的影响都不同。但一般而言，柔和色调最适合于卧室，也就是说枕头的颜色最好也是柔和的颜色。使人暖和的粉红色，使人温柔的樱桃红色，使人放松的淡绿色，都是让人休息的卧室卧具颜色的最佳选择。

粉红和淡樱桃红色是卧室最宜于休息的颜色；深黄、橘黄和棕色太强烈，不适于卧室，但淡黄可以用于卧室；卧室应尽量避免使用蓝色，淡蓝色的卧室对于男性青少年而言，是一种激烈而富刺激性的颜色，容易使他们的心浮躁。红色可以加速血液循环和升高血压，所以卧室内应尽量避免。

（汪　怡）

锅碗瓢盆竖着放

对喜欢做菜的人来说，厨房经常上演锅碗瓢盆交响乐，可以说是其乐无穷。但是，对收拾厨房的人来说，锅碗瓢盆的归置却是令人头痛的事情。那么，什么样的地方适合当做炊具们的家，干净卫生而又方便出入呢？

（1）碗碟竖放在碗架或干燥的消毒碗柜内　许多家庭都安装有整体橱柜，于是不少人习惯把洗过的碗碟摞在一起放入橱柜里。其实，这样做不够卫生。橱柜不透气，碗里残留的水分很难蒸发掉，会滋生细菌。同理，有些家庭买了消毒柜，但是不经控水就直接把洗好的碗摞成一摞放进去。湿热加上密封，更是适合细菌和霉菌生长的环境，会让消毒柜的功能大打折扣。所以，最好是把家里常用的碗碟，竖着或倒扣着放在碗架上，或者控干水后放进消毒柜。其他常年用不到的碗碟，可以收纳在橱柜里。

（2）筷子头朝上放进透气、控水的筷笼中　筷子的“家”也需要通风和干燥。最好是选择不锈钢材质的透气筷笼，钉在墙上或摆放在通风处，这样能很快把水沥干。放的时候，要头朝上，因为筷笼即便能漏水，积蓄的水和灰尘还是会滋生细菌。同时，筷笼也要注意经常清洗。还有人习惯把筷子放在筷盒里，一定要注意把水全部沥干后再放进去，以免把整盒筷子都沾湿。

（3）锅铲、汤勺挂起来　锅铲、汤勺、漏勺等炊具，是厨房交响曲中的指挥棒。摞在一起放在抽屉或锅里都不利于保持干燥和清洁。可以用专门的架子或挂钩把它们分开挂起来。

（4）锅、刀、切菜板洗干净再收　切菜板的缝隙处，经常藏有食物残渣，木质的材料容易吸水，如果清洁不彻底，对食物的污染程度可想而知。因此，每次用过的切菜板最好彻底刷洗干净后，再挂在通风的地方。有些人只注意清洁锅的内部，锅外的污垢堆积得很厚。其实，锅外的脏东西都是油垢，接触火焰后燃烧，容易产生致癌物。所以从新锅开始用时，就要注意把锅外也洗干净、擦干再收起来。至于刀具，用完后要洗净，用干净的百洁布完全擦干，再放入透气的刀架中（最好是金属的）。这块百洁布要经常清洗，并只用来擦干刀具。

（李红珠）

“健康常识”不可轻信

（1）硬板床睡不好腰腿痛　43岁的沈先生腰痛、下肢牵扯痛，到一家医院检查诊为腰椎间盘突出，医生建议他睡硬板床。沈先生依言办理，哪知症状却一天重似一天。日前，沈先生到湖北省中医院求医，推拿康复科主任赵焰教授要求他重新睡席梦思床。此后，沈先生疼痛减轻，经常规治疗后康复。针对这一类问题，赵焰告诫公众：睡硬板床治腰腿痛，做米字操治颈椎病，这类“健康常识”不可轻信。

据了解，硬板床疗法从20世纪30年代流传至今，其理论依据是硬木板能支持颈腰，保持向上的正常生理弯曲，缓解、预防疼痛。但赵焰在临床治疗中发现并非如此，不少腰颈疼痛的患者特地找来硬木板睡，反而越睡越痛。赵焰介绍，睡眠的关键是放松，而硬板床表面平硬，并不舒适，更不能完全贴合生理曲线，平卧时腰部悬空，脊椎等骨骼肌肉日夜处于紧张状态，不利于恢复。

（2）米字操摇不好颈椎病　针对时下流行的米字操（即头部在空中画

“米”字）颈部保健法，赵焰认为并不科学，对于某些颈椎病患者来说尤其有害。赵焰解释，有些患者属于交感型颈椎病，稍稍晃一下脖子都晕，再做米字操只会加重病情。这种非自然角度的摇晃还可能压迫本已狭窄的颈椎管，致使大脑供血不足而晕厥。即便是轻微的颈椎病，米字操也会影响颈椎的稳定性，加重损伤。

（蒋　明　程　磊）

书架最好离床远一点

很多人为了在床上看书方便，习惯在床边摆放一个书架。但研究发现，床边的书架容易成为过敏源。书架和书易招灰，如果清扫不彻底，就会使灰尘落到床单和被子上。易过敏人群皮肤长期接触这些灰尘，就容易引发过敏。

另外，有人喜欢在书架上摆放各种饰品，这些饰品的缝隙非常难清理干净，也成了灰尘和细菌繁衍的场所。如果必须在卧室放书架，建议离床至少1米远，同时最好不摆放饰品。

七种姿势伤身体

（1）工作：弓背伸头最伤身体　几乎所有人在电脑前的坐姿都是错误的：弯着背、伸着脖子看显示器，一坐好几个小时。这会导致颈椎、肩膀前屈，诱发严重的腰、背、颈椎疼痛。

正确姿势：选择高度、后背角度可调节的座椅；显示器别离座位太近或太远；坐时保持膝盖、大腿和后背、肘关节呈90度角；有意识地将下巴向内收，使胸腔、肩膀打开，有助于呼吸顺畅。

（2）看电视：瘫坐影响呼吸和消化　懒洋洋地坐在沙发里，身体看似得到放松，其实这样不仅挤压内脏的生存空间，还易导致腰肌劳损。

正确姿势：选稍微高一点、硬一点的沙发。如果沙发太软，可以加个坐垫；如果座位太深，不妨在腰后放一个腰背枕，使腰背直立。

（3）思考：托腮坐诱发背痛　很多人习惯于托腮而坐，尤其是在开会或思考时。这是一个对颈椎非常不利的姿势，还容易诱发头痛。

正确姿势：想问题时起来走走，或将双手放在后颈，做一些颈部扭转运动，保证脑部血液流通。

（4）站立：歪向一边脊柱受罪　在公交车、地铁上，随处可见歪身站立的人。这种站姿会造成腰椎两侧受力不均，导致腰背疼痛。

正确姿势：两腿直立，小腿和腹部微微收紧，重心稍微向前，两眼平视前方。如需长期站立，每隔10分钟用“稍息”动作交换重心。

（5）走路：低头含胸影响心肺　北京体育大学运动医学研究室教授陆一帆称，很多人走路时只顾低头看路，“这种方式最容易带来疲劳感。”

正确姿势：抬头平视前方，迈步时应让大腿带动小腿。采用“小快步”增加双腿运动的频率，对增强心肺功能有好处。

（6）下楼梯：踢踏使腿关节负重　有些人下楼晃晃悠悠，脚步不稳，这样尤其伤害膝盖。

正确姿势：膝盖与脚尖应呈垂直状态，譬如迈出右脚时，右膝盖应尽量放松，让身体的重量能沉落到脚底。下楼时最好全脚掌着地，并避免左右摇晃。

（7）跑步：只抬小腿膝盖遭殃　为什么有些人跑起来看着轻盈，有些则拖泥带水？陆一帆表示，不好看的跑姿既伤害身体，也容易疲劳。

正确姿势：跑步时，通过上臂、髋关节、大腿、小腿的联动把腿“送出去”，着地时膝关节微曲，脚掌从后跟到前掌“滚动着地”，这种姿势肌肉最省力，膝关节压力小，对心肺的锻炼最充分。

失眠数羊不如冥想

数羊真的能有助于睡眠么？很多人都有过尝试：失眠时数羊，结果还是翻来覆去不能入睡。日本临床心理学家加纳先生认为：与其数羊，不如冥想。加纳先生说：“数羊法因人而异，对于有些偶然失眠，心理暗示能力强的人比较有效，而对于慢性失眠患者，心理暗示能力弱的人几乎没有什么效果。那么不如想象一下摸着又松又软羊毛的感觉，让自己身心放松，从而更易入睡。”

除了身心放松能加快睡眠外，东京都的仁针灸治疗医院还向大家推荐了三穴按摩法：即头顶的百会穴，脚后跟中间的失眠穴和胸部中间的膻中穴。每天睡觉之前轻轻按压，不久以后失眠状况就会得到明显改善。

（李　巍）

咀嚼可以延缓衰老

人老了，皮肤可能松弛，嘴角也会随之下垂，呈现一副老态。不过，如果保养得当，年老但皮肤不老，嘴角依然微微上翘，就会显得比实际岁数年轻几岁。哈尔滨医科大学附属第四医院神经内科专家张卓伯教授教给老年人一个简单方法，平时没事多做做咀嚼的动作，就可以有效延缓衰老。这是因为咀嚼可以加速头面部的血液循环，增强脸部肌肉细胞的代谢功能，同时增加大脑的血流量，使脑细胞获得充分的氧气与养分供应，锻炼大脑反应。

具体方法是：每天选择一餐的饭后咀嚼口香糖 15 ~ 20 分钟，最好是中餐或晚餐，坚持三周，就有拉紧肌肤的效果，脸色灰暗也会有所改善。

需要注意的是，老人一定要双侧咀嚼，以免失去对称，戴假牙的老人要注意防护。另外，老年女性用中指指腹蘸点油脂类护肤品，从嘴角两侧，向太阳穴方向提拉，能够减缓唇周下坠松弛。

此外，老年人平时还可在医生的建议下适当服用六味地黄丸进行抗衰老、抗氧化的日常保健。

休息也要讲节奏

休息是健康的基石，但生活中，人们往往休息不够。美国专家教你健康、有节奏地休息。

（1）每小时闭目养神两三分钟　美国罗斯福大学压力研究所所长乔纳森·C·史密斯表示，休息不一定需要很长时间，工作一小时，两三分钟的闭目养神就会发生奇效。

（2）每天听音乐并享受20分钟热浴　美国国立心理健康研究所研究员埃斯瑟·斯藤伯格建议，每天静下心来听听音乐，闭上双眼，喝杯加点蜂蜜的热茶，或享受20分钟热浴，可以有效缓解疲劳。

（3）每周彻底休息一天，与家人共享天伦　健康专家琳恩·M·巴布表示，每周至少有一天彻底告别工作，与家人一起逛逛公园或外出野餐。

（4）每月享受一小时专业按摩　美国迈阿密大学医学院触觉研究所所长蒂芙尼·菲尔德博士表示，按摩可以赶走忧虑，提高人体多巴胺水平，让人感觉更放松。

（5）每年放松度假至少一次　每年至少腾出几天时间，轻轻松松外出度假，好好睡个懒觉，翻翻杂志，沙滩漫步，慢腾腾地享受早、中、晚三餐。

（陈宗伦）

马桶也有健康经

（1）老人用马桶更安全　与马桶相比，蹲便器由于不直接和皮肤接触，被人们认定为更卫生的选择。但蹲便器也有它的劣势——老年人使用时容易造成意外。“有时候蹲下去了，半天都起不来，还会头昏眼花。”专家指出，蹲便时，尤其是在合并有大便干结的情况下，患者需用屏气来加大腹部的压力，导致上半身血压迅速增高而出现一系列症状，如面部充血、心跳加剧、呼吸急促、头脑发胀，严重者会出现脑出血、心绞痛等，从而危及生命。还有些老人常年有膝关节骨性关节炎，由于膝关节软骨表面被破坏和关节边缘有骨赘形成，常会使老人出现下蹲困难。相反，使用马桶如厕比较省力，腿的承担力不大，重量都转移到了马桶上，所以对老年人和身体虚弱的人来说非常方便。

（2）马桶虽小，健康事大　为此，专家们从卫生、健康和慢性病患者使用注意等几方面，传授几招马桶健康经。心血管病人多选马桶。高血压、冠心病、脑出血等患者应尽量避免用蹲便器。外出时，最好带一个便携式马桶凳，就可以把蹲便器改成简易的座便器，以减少因蹲位导致血压突然上升产生的意外；如果没有带马桶凳，就最好有家人陪同。在家中如厕，尽量不要插上门，以便出现意外时，家人可以在第一时间发现。家人也要常询问老年人如厕情况，若长时间没有应答须特别注意。

（3）便秘者备个小脚凳　患有痔疮的人，肛门的静脉壁很薄，排便时极易破裂，长蹲久坐容易造成肛门直肠内淤血而引发疾病。因此，可以在家中马桶旁放个小脚凳，如厕时将脚垫高8~10厘米，有助于排便。排完后要缓慢站起来，以免出现暂时性脑缺血，甚至发生脑血管意外。

（4）如厕时看书、抽烟都是大忌　因为看书、抽烟会分散注意力，易导致排便不畅，长期如此会诱发痔疮。尤其是老年人，如厕时一边屏气排便一边吸烟，还会增加心脑血管意外发病的几率。排便时最好一心一意，切忌太用力，排不出来的时候不要勉强。

（5）冲水时盖上马桶盖　研究发现，如果冲水时马桶盖打开，气旋可将病菌冲出马桶外，并悬浮在空气中长达几小时，进而污染墙壁和其他物品。所以，应养成冲水时盖上马桶盖的习惯。

（6）三天一刷洗，内外都兼顾　很多人常等马桶出现污垢后才进行清洗，其实，这时马桶内外早已细菌密布。因此，马桶最好3天清洗一次，如果家中有泌尿系统感染者，最好用家用消毒液进行消毒杀菌。马桶外侧最好也擦一遍，固定用一块抹布，不要和其他抹布混用。

此外，家中有老人，卫生间门最好往外开。如果往里开，在老人出现意外倒地之后，门很难被推开。如果有条件，应该在卫生间内安装扶手和方便使用的按铃，老年人一旦出现意外能够及时通知家人。

（罗　素）

老人适宜洗“半身浴”

中国有句老话：“老人勤洗澡，胜似开药方。”但有统计显示，每年有10% ~ 20%的高血压老人在洗澡时突发脑血管疾病。其实，意外发生的症结并不在于洗澡本身，而是方法不对。近日，日韩两国就有研究表明，老年人最适宜洗“半身浴”。

所谓“半身浴”，是指洗浴时，浸泡肚脐以下部位。日本保健专家指出，老人洗“半身浴”，时间应控制在30分钟内，水温在37℃左右，以不烫手为宜。因为从心脏流出的血液在1分钟内，可在体内循环一次后回到心脏。若在温水中浸泡30分钟，血液可在体内循环30次，有助于增强血管弹性，改善心脏搏动及肺脏呼吸功能。

洗半身浴的另一个好处，就是能充分刺激足部、小腿等下肢穴位和反射区，加快新陈代谢，起到调节全身的作用。如足部的涌泉穴和太冲穴受到温热刺激后，有养肾护肝之效。泡一会儿，不仅能解除疲劳，还能让毒素随着汗液排出。西安交通大学医学院第一附属医院脑血管病防治中心教授白羽指出，泡半身浴对老人来说更安全、保健。现在很多老人为了方便，都习惯淋浴。但泡澡能缓解筋骨酸痛，消除疲劳，同时老年人平衡能力较差，泡澡可以避免跌倒等隐患。即使是淋浴，老年人也可以着重冲冲下半身，如腹部、小腿、脚等。这样可以利用水流的力量，起到按压、按摩的作用，促进血液循环。

中国老龄科学研究中心研究员肖振禹告诉记者，水温超过42℃，可能使血压升高、心率加快，患有高血压、动脉硬化和糖尿病的老年人，要格外注意水温。他还提醒，老人刚吃饱和饥饿时，以及大量运动或劳动后，应休息片刻再洗澡。

（徐李燕）

保持菜板卫生有窍门

切菜应生熟分开。生菜上有较多的细菌和寄生虫卵，如果在这样的菜板上切熟食，就会污染熟食。最好备两块菜板，分别处理生、熟食。如无条件，应先切熟食，后切生鱼、生肉与蔬菜。

菜板用完后，用硬板刷和清水刷洗，将污物连同木屑一起洗掉；如果留有鱼、肉等腥味，可用溶有食盐的淘米水或洗涤灵擦洗，然后再用温水洗净。注意不可用开水烫洗，因为肉里的蛋白质残留在菜板上，遇热就凝固起来，不易洗净。洗过后应竖起晾干。菜板使用一段时间后，可用菜刀将菜板上的木屑刮削一下，或用木工刨子刨削，彻底清除菜板污物，并可使菜板保持平整，便于使用。

天冷小心低温烫伤

天气越来越冷，中老年朋友会出现四肢发凉的症状，不少人采用各种取暖方式来缓解手脚发凉。专家提醒，在使用各种取暖设备时一定要注意安全，否则容易因使用不当造成“低温烫伤”。

低温烫伤，通俗的理解就是长时间接触高于体温的低温物体所引起的烫伤。它和开水的烫伤和明火的烧伤不同，表面看起来烫伤面积可能不大，烫伤皮肤表面也不一定有伤口，但创面往往比较深。低温烫伤的罪魁祸首主要是一些取暖物品，比如电热毯、热水袋、暖风机等。有的患者是因为吹暖风机把皮肤表面吹“花”了，更多的患者是在一觉醒来后发现被紧贴皮肤的热水袋烫伤了。与普通高温烫伤不同的是，这样的烫伤开始并不容易被注意到，因为没有特别的疼痛，但是一旦形成伤害却不容易治愈。

中老年朋友的皮肤对外界温度的感觉比较迟钝，在长时间接受外部热量时，温度控制在42℃以下最为适宜，即使是在42℃～45℃这样一个温度，长时间接触也可能造成皮肤伤害。当皮肤接触70℃的温度持续一分钟时，可能就会被烫伤；当皮肤接触近60℃的温度持续五分钟以上时，也有可能造成烫伤。一般大家常用的热水袋、暖风机等取暖用品的温度都超过了安全温度。因此，如果不加注意，过度贪“暖”，就可能被温柔地烫伤。

（王晓远）

弯腰提物别超90度

在搬提东西的时候，很多老年朋友只顾尽力弯腰，但膝关节和腰却直直的，这种情况下，腰椎小关节负荷增加，容易造成关节囊、肌肉、韧带的劳损，从而增加腰椎间盘的压力，有可能造成“闪腰”，严重者甚至造成腰椎间盘突出症。

尤其当弯腰超过 90 度时，人体的骶棘肌不能像平时那样起到维持脊柱位置及保护韧带的作用，故更易造成腰骶部扭伤。因此，老年朋友弯腰最好不要超过 90 度，家里的家具最好不要过矮，扫帚、拖把的把子不要过短。弯腰拾物的时候，最好先充分屈曲髋关节和膝关节，充分下蹲后再适当弯腰拾东西。

（陶雪芬　杨　璞）

创可贴应用须知

北京“120”调度中心主治医师陈丽冰指出，不少人误以为创可贴能消炎，其实它只能起到吸收渗出物、保持伤口干燥的作用。在使用中，需要特别注意以下几个方面。

（1）只适合小伤口　伤口长度不超过创可贴的宽度，浅表受伤、出血不多、不需要缝合的伤口，可以贴创可贴。但如果是轻微的划痕、擦伤，就不必用创可贴了，擦点碘伏或自然愈合即可。

（2）使用前要清洁伤口　伤口破了直接贴创可贴，可能会造成感染，正确的做法是先用生理盐水或双氧水进行消毒，擦干后再贴。

（3）保持干燥　尽量别沾水，也要减少伤口局部的活动，否则很容易感染。如果不慎沾水，创可贴得马上摘下来。

（4）一次使用不超过 24 小时　用创可贴最好不要过夜，长时间包着伤口，会造成细菌感染、分泌物增多，不利于伤口愈合。

（5）用带药的创可贴小心过敏　带药和不带药的创可贴作用差不多，带药的反而会引起过敏。贴上创可贴以后，如有烧灼感，要马上停用。

（6）有效期 3 年　超过 3 年的创可贴不能保证无菌，不要购买。包装破损的创可贴也不能用。

此外，出现伤口疼痛，有分泌物渗出，感觉潮湿，要马上打开创可贴。一旦发现伤口有红肿、渗液的症状，可能是感染了，应该及时去医院处理。

（杨奇旋）

老人应选把合适的椅子

为老人选把合适的椅子非常重要。日本早稻田大学人体工学部专门对“老人与椅子的关系”进行研究。野吕影勇教授认为，在为老人选椅子时要注意关键的几点：

第一，靠背面积大且结实的椅子。靠背必须能让老人的腰部与椅子背紧贴，而且能支撑住老人的头部和肩膀，并且要有扶手。

第二，椅子的高度要和膝盖以下腿部高度相当，即老人坐着的时候，脚正好可以平放在地面。同时，椅子座位的长度，要和老人的臀部到膝盖的长度相当。

第三，椅子最好选轻一些的，3 ~ 4 千克为最佳。

此外，让老人的椅子坐起来更舒服还有一些小窍门。如果椅子太高，就放一个搁脚的小凳子。如果椅子太低，就垫上垫子，这个垫子需要有一定的硬度。如果椅子座位的长度太长，就在靠背和老人之间加上软垫子。

（邓　晨）

办公室卫生有五大死角

现在办公室多是密闭空间，冬有暖气，夏有空调，因此保持办公环境清洁很重要。国家室内环境质检中心主任宋广生近日说，办公室里有五大卫生死角，大扫除时要注意。

（1）电源区域　现代化办公室里各种电源和电线很多，一般都集中在桌子下或墙角，长期被忽略，灰尘和细菌较多。

（2）电话　个人专用电话，要定期用酒精、消毒纸巾等擦拭消毒，银行、医院等公用电话，要一天一消毒或更频繁。给按键消毒时，不要用“84”等有腐蚀性的消毒溶液，否则不慎渗入内部，会损坏设备。

（3）键盘、鼠标和电脑主机风扇　键盘是最易脏、最难清洁的，可“穿”上键盘保护膜，鼠标也很易脏，都应定期清洗。电脑主机风扇会积累很多灰尘，可以定期使用小型吸尘器清洗，插在USB接口上就可以运行。

（4）绿色植物　有些人习惯把烟头或茶根、涮咖啡杯的水倒在花盆里，这种做法不好，其中的油性物质对植物的根部不利，会造成烂根、生虫，时间长了，还会发酵，散发异味。

（5）公用设备　打印机、复印机会散发出臭氧和碳粉颗粒，对人体有危害，应放在通风处。

（李凯菲）

下午一点最想睡觉

午饭后，许多人都想睡一会儿，这并非懒惰的表现，而是人体内的生物节律在起作用。据美国“健康日网站”报道，德国科学家一项关于睡眠的最新研究发现，午觉是效率最高的一种睡眠。德国精神病研究所睡眠专家研究发现，人每天有四个睡眠高峰，其中在下午1点钟时最想睡觉。午睡是保持大脑正常运行必不可少的条件，尤其对脑力劳动者来说，中午睡15～30分钟，可以使下午的工作效率提高3倍，而且能改善记忆，促进创新能力的发挥。此外，研究者还发现，有午睡习惯的人，其冠心病的发病率要比不午睡的人低得多，这是因为午睡能使心血管系统得到休息，并使人体紧张得到缓解。因此，专家建议人们在百忙之中至少午睡15分钟。

（刘　波）

新房“放味”有窍门

房屋装修后放放味，是新房入住的必要环节，但新房放味过程如果方法不当，会造成墙面开裂等现象，所以，放味是否得当对装修效果和舒适度有直接影响。一般来说，按照装修中选用材料的环保程度不同，放味的时间和方法也不尽相同。

（1）装修后第一周内，放味时尽量不要将门窗大开，室内强对流空气对墙面的保养非常不利。

（2）墙面自然风干后，最好采用单室单放的方法，可以把门关上后再开窗户。如果装修时选用的是环保材料，放味 1 ～ 3个月后，就能达到入住标准。

（3）装修污染主要是甲醛、苯等，这些物质广泛存在于油漆、胶、石材、家具中，在遇热、潮湿时，这些物质就会释放出来。据最新研究表明，甲醛等物质的释放期长达 15 ～ 30 年，因此，不论是三个月还是一年，都不可能完全清除污染，室内空气净化还需额外一些工序。目前，室内清洁应用较广泛的是活性炭。尽管活性炭等吸附类产品对于降低室内有害气体有一定效果，但这种产品有一定的适用范围，活性炭等产品吸附到一定程度，就会饱和，还需及时更换。

卫生间里六样东西要用对

（1）卫生纸　卫生纸多为再生纸，多数卫生纸添加了染料，颜色越白染料可能越多，长期与皮肤接触可能引发白血病和癌症。有些质量欠佳的卫生纸，还含有大肠杆菌、肝炎病毒等。购买卫生纸时，一定要选用品质可靠、未经漂白的。

（2）清香剂、消毒水　很多家庭爱在卫生间里放清香剂和消毒水。其实，清香剂也是化学合成物，对身体不利。消毒水等清洁用品蒸发后，往往会积聚大量有害气体。卫生间里最好不要放置除味剂，保持通风最重要。消毒水等清洁用品也不要堆放在墙角，放在通风较好的阴凉处比较合适，密封为好。

（3）塑料纸篓　厕所里放纸篓会大大增加细菌和病毒繁殖的速度，使卫生间变成细菌和病毒繁殖场和传染源。一般的纸质物品，扔进抽水马桶随水冲掉即可；难以冲掉的卫生用品，可自备方便袋，将其带出厕所扔进垃圾桶。

（4）泡泡浴　香皂中的物质多数取自天然物，但是泡泡浴中的香味剂可能会导致皮肤发炎、头晕。长时间洗泡泡浴，其中的有害物质“泡沫稳定剂”可能渗透到皮肤和呼吸到肺中。尽量少洗泡泡浴，植物油香皂是不错的选择。

（5）牙膏　牙龈疾病会诱发多种疾病，比如心脏病、呼吸系统疾病等。牙膏中广泛使用的化学物质“月桂醇硫酸钠”被认为可能会导致肠胃病，会令口腔更容易溃烂。牙膏中的研磨剂也被认为会伤害牙龈。刷牙的时候不要以为牙膏越多越好，不要挤得太多；不要频繁刷牙，控制在一日3次。

（6）洗发水　无论是便宜的还是贵的洗发水，无一例外都是清洁剂和其他成分的混合物，一旦被打开，甲醛就容易与乳化成分产生化学反应，形成致癌物。购买时一定要阅读其标签说明，选择清洁剂成分含量最少的，不要频繁洗头，洗发水用量减半。

宝宝洗澡六注意

（1）打预防针后暂时不要洗澡　宝宝打过预防针后，皮肤上会暂时留有肉眼难见的针孔，这时洗澡容易使针孔受到污染。一般24小时后才可洗澡。

（2）遇有频繁呕吐时暂时不要洗澡　洗澡时难免搬动宝宝，这样会使呕吐加剧，甚至还会造成呕吐物误吸。

（3）发热或热退48小时以内不建议洗澡　给发热的宝宝洗澡，很容易使宝宝出现寒战，甚至有的还会发生惊厥；不恰当的洗澡有时会使皮肤毛孔关闭导致体温更高，有时又会使全身皮肤毛细血管扩张充血，致使宝宝身体的主要脏器供血不足。另外，发热后宝宝的抵抗力极差，马上洗澡很容易受凉引起再次发热，故主张热退48小时后才给宝宝洗澡。

（4）发生皮肤损伤时不宜洗澡　宝宝有皮肤损伤，如脓疱疮、疖肿、烫伤、外伤时洗澡，会使创面扩散或受污染。

（5）喂奶后不应马上洗澡　喂奶后马上洗澡，会导致皮肤血管扩张，使皮肤表面血流增加，而腹腔血液供应相对减少，这样会影响宝宝的消化功能。其次由于喂奶后宝宝的胃呈扩张状态，马上洗澡也容易引起呕吐。

（6）低体重儿要慎重洗澡　低体重儿通常指出生体重小于2500克的宝宝。这类宝宝大多为早产儿，由于发育不成熟，生活能力低下，皮下脂肪薄，体温调节功能差，很容易受环境温度的变化出现体温波动。

（方　卉）

防晒记住三个“C”

接受日光照射对人体健康是有益的，但紫外线也是引起皮肤老化甚至皮肤肿瘤的最主要外在环境因素。如何预防紫外线对皮肤的伤害呢？国外有人提出让民众容易记住的三个“C”字，即夏天出门戴帽子（cap）、穿长袖衣服（clothes）和涂防晒霜（cream），以防止紫外线的过量照射。具体还要注意以下几点：

户外活动尽量安排在清晨及午后，避免在上午10点至下午2点间外出，此时紫外线最强。

用衣物进行防护，不能用衣物遮挡部位要涂防晒霜。长期户外工作者及既往有皮肤癌病史者应加强日光防护。沙子、混凝土、雪等可以反射紫外线，故即使在背阴处也不安全，也可能发生晒伤。

每天10分钟左右小面积皮肤暴露于日光就足以合成身体所需要的维生素D，故不宜让婴儿或儿童过度日晒。由于大多数人在18岁以前就受到了一生中日晒累积量的80%，故防护应从儿童期开始。

（汪　晨）

空调配电扇凉得快

进入桑拿天，空调几乎成了人们避暑的“救命稻草”，但空调怎么吹更凉快也是有窍门的，试试中国家电研究院国家家用电器质量监督检验中心综合检验部主任鲁建国给出的五点建议吧。

（1）房间大，再备个风扇　如果房间大，空调的制冷效果肯定会稍弱一些，这时不妨请风扇帮帮忙，就能起到意想不到的效果。“风扇在密闭的空调房里可以起到促进空气流通的作用，使冷空气快速到达室内各个角落。”鲁建国说，需要注意的是，电风扇最好不要对着空调吹，风向也不能固定，否则效果大打折扣。虽说风扇是对空调的一个很好的补充，但关节不好的人应该注意，这种“强强联合”的做法，很容易使病情复发。如果房间面积小，不建议用此方法，空调自己完全就能解决。

（2）风口向上吹　冷空气向下沉，因此空调风向最好向上吹，才能保证制冷效果。

（3）清洁过滤网　如果家里空调制冷效果不好，就要检查一下过滤网的卫生了。过滤网太脏，会堵塞出风口，不但影响制冷，还会污染室内空气，成为致病的危险因素。

（4）房间朝南，给室外机装个遮阳板　同样功率的空调，放在朝南房间的效果就比其他朝向的房子差。建议给室外机装个遮光板，能提高空调制冷效果。另外，很多人习惯给装室外机的地方塞满杂物，这样会堵塞其出风口、进风口，也会影响制冷。

（5）检查是否缺氟　如上述方法都不奏效，且空调使用年限已久，就要考虑是否该给空调加氟了，但这项工作必须由专业人员操作。

（瞿　晟）

戴耳机的“60”原则

众所周知，长时间听 MP3 会损害听力，近日，英国《每日邮报》载文建议遵循“60/60”原则，即听 MP3 一次不要超过 60 分钟，音量不要超过最大值的 60%，这样就能尽量保护耳朵。复旦大学附属眼耳鼻喉科医院耳科迟放鲁教授说，临床上经常遇到因为长时间使用耳机造成听力损害的患者。人耳细胞有一个能量代谢的过程，听 MP3 的音量如果超过 90 分贝，时间超过一个小时，会导致耳细胞能量代谢过度，有可能出现暂时性的听力损伤，对于 2000 ~ 4000 赫兹的高频音会听不清楚。这种暂时性的听力损伤通常在 1 ~ 2 小时之后会自然好转，但损伤较严重的话，则有可能持续一两天。如果使用高音量听 MP3，每次超过一小时，持续一个月以上，则有更为严重的听力损伤。

鉴于每台 MP3 的音量和每个人的听力都不同，迟放鲁建议，听 MP3 最好每 20 分钟就摘下耳机，休息 3 ~ 5 分钟，然后再继续听。声音最高不要超过 70 分贝，在能够听得清楚的情况下，尽量把声音调小一点。

（夏明若）

家中最脏的四个地方

在全球卫生理事协会公布的2010年家庭卫生报告中，浴室密封胶、冰箱、厨房抹布和水壶柄成为家中最脏的四个地方。

（1）浴室密封胶　70%家庭的浴室密封胶在细菌检测中被发现为重度污染，56%家庭的浴室密封胶在霉菌测试中被发现为重度污染，成为最脏之处。

（2）冰箱　有46%家庭的冰箱没能通过细菌检测，44%家庭的冰箱已有霉菌繁殖扩增的迹象。

（3）厨房抹布　每次使用厨房抹布时有可能将细菌传播到自己的手或餐具上，但只有42%的受调查者每天对厨房抹布进行清洁或消毒。

（4）水壶柄　水壶柄的污染可能来源于食物准备阶段，比如接触肉类或是没有清洗的蔬菜后，没有洗手而直接抓水壶柄。

（白轶南）

色浅味淡的香皂更健康

香皂是最常见的洗涤用品，品种也比较多，在选择的时候往往无从下手。在这个时候，人们就从价格、香味、颜色来比较。往往在同样价格的情况下，颜色鲜艳、香味浓的香皂更受人们喜爱。

然而，这样的选择却是不健康的。一般情况下，颜色比较鲜艳和气味较浓的香皂多数都不同程度地添加了一些色素和香料。如果皮肤较敏感，用了这些香皂后，很可能会对皮肤或呼吸道造成一些不良刺激。同时，这类香皂含碱量较高，长期使用，皮肤表面上的皮脂会减少，使皮肤出现干燥、起皮等情况。皮肤的微酸性环境也会遭到破坏，损害皮肤健康。

香皂最好挑选颜色和味道淡一点的。因为这些香皂一般所含色素和香料成分都较少，其碱性偏弱，刺激性不大，对皮肤的伤害也比较小。

目前市场上宣传的一些功能性香皂也较多，有些香皂可以起到一定特殊作用，比如去除青春痘的药用香皂、有止痒作用的香皂等。但也有些功能性香皂，作用并没有那么神奇。因此不要轻信宣传，尽量根据自己的皮肤特性来选择香皂，浅色、表面饱满圆润、储存后不易收缩、不开裂、气味淡的最好。此外，还要认真查看产品包装上的生产厂家、标识及产品执行标准、功用、生产日期等。一定要选近期的产品，出厂日期较长的会影响香皂的效果。在使用香皂时，要留意观察，质量好的香皂使用时能产生细腻、紧密而稳定的泡沫，用后身体感觉舒爽。

两岁以下别用防晒霜

两岁以下的婴幼儿应避免使用防晒产品。专家认为，防晒霜属于功能性化妆品，对成年人皮肤有一定作用。婴幼儿的皮肤还处于发育阶段，过早使用会对皮肤的防御能力产生影响。因此，儿童防晒还是首选戴宽边帽或撑太阳伞。同时，炎热的夏季要避免让婴幼儿在上午 10 点到下午 4 点之间出门。如果婴幼儿不慎被晒得皮肤红肿发热疼痛，可用毛巾包上干净冰块冷敷。若婴幼儿被晒得很严重，有皮肤破损时，应及时到医院就诊。

老了不应少睡觉

很多人认为人老了，觉自然会变少，于是为了保证晚上顺利入睡，不少老人即使白天再困也忍着。北京大学人民医院老年科副主任医师郭远认为，老人的睡眠模式发生改变，的确容易出现入睡困难等情况。但老人代谢慢，睡眠是恢复体力最好的方法，因此老人的睡眠时间不能太少，应与年轻人保持同样的睡眠时间。

美国得克萨斯大学的研究人员在最新一期美国期刊《睡眠》上发表报告也说，睡眠不足会降低人的信息整合能力，从而导致决断失误。当被调查对象睡眠不足时，他们完成信息整合任务的准确性会比正常情况下降低 2.4%，而睡眠很充足时，准确性会比正常情况下提高 4.3%。充足睡眠对于老年痴呆病人也很有好处，它能提高老人的记忆力。而且，老人的睡眠时间还是宜长不宜短，甚至应该比中青年人更长。这是因为老人生理机能自然衰退，疲劳后身体机能的恢复较中青年人缓慢得多。如果睡眠时间过短，身体各个器官的功能就难以得到充分恢复。美国的专家认为，50 ~ 70 岁的人最好每天睡 8 小时，70 ~ 90 岁的人每天最好睡 9 小时左右，90 岁以上的人每天最好睡 12 小时左右。有些老人忍着不睡，还有些老人困了就睡，实际上，老人应尽量保持规律的睡眠时间，如晚上 9 ~ 10 点入睡，早晨 5 ~ 6 点起床，每天保证 7 ~ 8 个小时的睡眠时间，午饭后再午睡 1 小时。如果睡醒后头脑清醒、思维敏捷、身体轻松，则说明睡眠质量较高。

对于入睡困难的老人，郭远建议，睡前洗个温水澡，能使交感神经不那么兴奋，有助于入睡。晚上 7 点以后少吃东西，如果想吃，可以喝牛奶、吃个苹果或香蕉。睡前看些轻松的电视，不要看太刺激的。上床后，1 小时内仍不能顺利入睡的，可求助医生，使用药物帮助入睡。郭远还提醒老人，要想获得充足的睡眠，治疗原发疾病是重要措施之一，如治疗高血压、糖尿病、心脏病等，避免疾病影响睡眠。

（苏春平）

气候异常带来十类疾病

美国国立环境卫生研究所发表一份报告，揭示了气候变化带来的十类疾病。

（1）哮喘等呼吸道疾病　气候变暖会改变植物生长周期，导致过敏增加。降水量太大、次数太多，都会刺激肺部的霉菌疯长，而干旱则会使空气中灰尘变多。两种情况都会导致呼吸道疾病增多和加重。

（2）癌症　空气污染和有毒垃圾的倾倒会导致癌症高发。化学燃料会增加空气污染物和导致气候变暖，海平面上升，淹没了一些垃圾填埋点，造成化学物质泄露，这些会使患癌的风险增加。

（3）心脑血管疾病　气温升高使空气颗粒污染增加，加重心血管疾病。高温、热浪、极端天气及空气质量变化都会影响心脑血管的健康。

（4）胃肠道传染疾病与营养不良　海洋温度上升也会使某些细菌增加，牡蛎等海鲜食物传播性疾病的几率更大。

（5）发育异常　在出生前及儿童早期发育阶段，营养不良会造成发育异常。研究人员认为其罪魁祸首是污染物和生物毒素，原因包括极端天气、过量使用杀虫剂等。

（6）心理健康和与压力相关的疾病　与气候异常相关的灾难使大量人口或背井离乡，或死于非命，这给幸存者造成极大心理创伤。

（7）神经系统疾病　有害藻类等产生的生物毒素、应对农业变化而使用的杀虫剂、新电池工艺及紧凑型荧光灯产生的金属污染等，都会导致神经系统疾病发病率猛增。

（8）洪灾后疫情带来的传染性疾病　气温升高会导致更猛烈的暴风雨，进而导致洪灾，而污水处理厂的有害物质则再次泄漏回水域及饮食系统，造成疾病传播。

（9）传病媒介与动物传染病　研究人员称，天气是影响传病媒介与动物向人类传播传染病的几种主要原因之一。

（10）热浪致病与死亡　几乎每年夏天，人们都会听到这样的报道，足不出户的人也会被扑面而来的热浪夺去生命。

（徐　澄）

打蜡为实木家具防潮

当雷雨频频，空气湿度较大时，实木家具比较容易受潮气的侵袭，木材遇湿容易膨胀发霉。因此，平时应将实木家具靠墙部分距离墙面 1 厘米左右摆放，以免在潮湿季节吸收过多的湿气。此外，应定期为家具打蜡，每隔 6 ~ 12 个月，用专用的家具膏状蜡为家具上一层蜡。而在上蜡之前，应用较温和的非碱性肥皂水将旧蜡抹除。

如果遇到实木家具发霉的情况，可先用干净软布蘸点中性清洁剂或家具专用清洁剂清除。然后在发霉的部分轻轻抹上一层家具蜡或家具专用精油，并在有霉味的地方放块香皂或装满晒干的茶叶渣的纱布包，有助消除霉味。

在潮湿的春季及雷雨较多的夏季，对实木家具进行日常清洁时可用干净软布蘸点家具专用清洁剂轻轻抹擦以去除污垢，这类清洁剂可在实木家具表面形成一层保护膜，一定程度上阻止水汽渗入实木家具的内部。而在秋冬等较干燥的季节才用微湿软布顺着木的纹理轻轻擦拭，保持实木家具的含水量以防开裂。注意不要用干布揩抹，以免擦花。

（罗　磊）

进空调房前洗洗脸

东南大学附属中大医院呼吸科朱晓莉副主任医师介绍，空调房室内外温差很大，而人体调节温度的能力有限，如果频繁进出，冷热不均，就会造成身体不适和免疫力降低，引起热感冒，而有慢性支气管炎的人则会引起急性发作。另外，由于门窗紧闭，通风不良，室内空气污浊，降低了呼吸道免疫力，长时间待在空调房里的人容易头晕和上呼吸道感染。此外，高温天气人们活动减少，代谢功能减弱，抗病能力亦随之降低。

专家提醒市民，使用空调要注意以下几点：从室外回来进空调房前，应先洗洗脸、擦擦汗，稍微降点温。空调温度不要开得过低，和室外温差不要太大。不要频繁进出空调房。夜间要调高空调温度，注意保暖，防止受凉。空调房每天最好在早晨或晚上通风半小时到一小时，也可以将窗户留点缝隙通风。空调房里失水严重，最好放一盆水，以保持房间的湿度。多喝白开水，适当补充盐分，以供身体之需要。

（崔玉艳）

夏季防雷十须知

（1）出门前了解天气预报　夏季长时间在户外活动前，务必了解天气预报情况。

（2）密切关注雷暴动向　春夏气温升高，暖空气上升形成积雨云，因而最容易发生雷暴现象。持续高温形成的塔状积雨云，通常是雷暴的第一信号。

（3）听到雷声应躲避　闪电可袭击雨区以外的10英里范围，与听到打雷声的范围相当。为防万一，一听到轰隆隆的雷声，就应立即寻找安全避所。不要使用手机、MP3 等电子产品，特别是不要发短信。

（4）提前规划安全措施　在室外，一旦看到闪电或听到雷声，就应快速寻找安全的躲避处。听到第一声雷后，应迅速进入有防雷装置的建筑物内，或进入密闭的车辆。听到最后一声雷后，等待 30 分钟，再返回室外。

（5）水域、高地和空旷地最危险　一旦有雷暴雨迹象，一定要远离水域、高地和空旷地。另外还应避免接触所有金属物件，包括电线、篱笆、机械、发动机及电工工具等。

（6）身处室外，尽量下蹲　雷电发生时，如果距安全处较远，那么身体应尽量下蹲，与地面越近越好。双脚并拢，双手捂住耳朵，避免雷声伤害听力。与其他人至少保持 4.5 米的距离。如身处野外，最好的防护场所就是洞穴、沟渠、峡谷或高大树丛下面的林间空地。

（7）室内也应防雷电　雷电发生时，即使在室内，也不见得安全。应避免接触水，远离门窗，不要使用电话，不要用耳机听音乐。为了保护家电，最好拔掉插头。

（8）雷击受伤应尽快实施急救　雷击受伤者身体不带电，可安全接触，必须尽快送医院急救。如果第一时间急救处置适当，一些雷击死亡是可以避免的。发现受伤者不省人事或没有呼吸，应立即实施心脏复苏按压，并拨打急救电话。

（9）暴雨中开车应减速　打雷时，正骑摩托车、电单车、单车等赶路，最好先下车等待雷电过去，切忌狂奔。汽车内是避雷的理想地方，但开车时，应该格外谨慎减速慢行，如果有可能，最好将车开到安全地带，等暴雨结束后继续上路。

（10）没有船舱的船只更危险　划船时，一旦有暴雨苗头，应尽快靠岸，寻找安全场所。

（陈宗伦）

常摇扇有益健康

（1）摇掉肩周炎　摇扇子是一种需要手指、腕和局部关节肌肉协调配合的上肢运动。在天热的时候经常摇扇子，正是对上肢关节肌肉的锻炼，可以促进肌肉的血液循环，增强肌肉力量和各关节协调配合的灵活性。医学专家认为，老年肩周炎是由于肩关节长期缺乏运动及风扇、空调猛吹感受风寒引起的，而摇扇子可以远离风扇、空调并使肩关节得到锻炼，加强肩关节肌肉韧带的力量和协调性。

（2）摇走精神障碍　心理学研究表明，人的情绪、心境和行为与季节变化有关。在炎热的夏季，许多人会出现情绪波动，特别是中老年人，容易出现情感障碍。用手摇扇消遣，可以怡情养性。邀三两知己，树荫下一坐，谈天说地，精神上的郁闷就可一扫而光。

（3）远离感冒　感冒是盛夏季节的一种常见病，与使用空调不当关系很大。若装有空调的房间温度调得太低，与外界气温相差悬殊，频繁出入房间，忽冷忽热，而摇扇子可以减少使用空调时间，且对身体也是一种锻炼。

（秦　政）

冰箱降噪方法

冰箱在工作状态下虽然没有出现什么问题，只是随着“年龄”的增大，噪音比较大，如果因为噪音大就淘汰掉十分可惜，建议通过以下几个方法有效地减少噪音。

（1）背面与墙面成一定的倾角　使冰箱的背面与墙面成一定的倾角，背面与墙面成1～3度倾角以后，冰箱的一侧开口大，一侧开口小，呈现喇叭状。大的一侧放出的噪音多，应面对物体；小的一侧噪音出来少，应面对人的活动区。

（2）压缩机底座要上牢固　如果用手紧按冰箱压缩机后，噪声明显减低，将手抬起噪声又增大，一般是压缩机底座固定减振胶垫受力不均或螺栓松动、压缩机底板不牢固造成，应调整、拧紧连接部分螺栓和更换失去弹力的垫圈。

（3）适当垫高冰箱的四个角　将冰箱垫高3～6厘米并调整四角平衡，使箱体底部空气对流空间增大。这样，压缩机噪音和下部其他噪音从箱体底部出来，减少了从冰箱两侧及上部出来的噪音。

碗柜长菌通风解决

碗柜里放的碗、勺都与“进口”有关，因此，保持碗柜的卫生非常重要。然而，碗柜多密闭，通风性差。当人们把洗好的碗筷放入柜子时，湿气很难散去，时间长了就会形成一个温暖潮湿的环境，而这就会滋生细菌。因此，如果要让碗柜保持清洁、卫生，最好半个月彻底清洁一次。清洁时，将里面的物品全部取出，用清洁布蘸取少量肥皂水或稀释的洗洁精擦拭，重点擦边角处和隔段处。然后用干布（最好是用开水烫过或消毒柜消毒过的布）擦净水痕，打开柜门通风晾干。

清洗的时候不要用洁厕粉、去油漆剂、金属清洗剂、炉灶清洗剂、亚甲基氯化物、强酸清洗剂等烈性化学品，也不要用较硬的铁丝清洁球。

平时洗完碗，最好将水擦拭干或晾干，然后再往碗柜里放，早晚可以打开碗柜门通通风。此外，不要往碗柜里放过热、过冷的物品，也不要放盐、碱等有腐蚀性的物品。

（于长虹）

电脑容易导致失眠

美国睡眠专家说，电脑等能发出明亮光线的电子设备会误导人的大脑，扰乱睡眠规律。专家建议人们睡觉前两小时关闭电脑，以防临睡前用电脑增加失眠几率。

睡眠专家说，根据人体正常生物钟，大脑通常在晚上9～10时分泌褪黑激素，让人产生睡觉念头。而临睡前使用电脑会扰乱这一切。因为当眼睛接收到电脑等电子设备长时间的明亮光线，就会向大脑发送信号：该醒来了，大脑便停止分泌褪黑激素。

专家建议，如果想美美地睡一觉，电脑使用者应在临睡前至少两小时关闭电脑。

身体臭味从哪里来

有时，即便你十分注意卫生，身体上的异味还是会不时飘散开来。为此，美国《预防》杂志撰文指出，体臭的原因多种多样，吃不对、穿不对、洗不对都有可能让你发出不良气味。

（1）洗澡擦不干净　腋窝、皮肤的褶皱、脚趾缝等隐蔽部位不容易接触空气，易造成真菌和细菌滋生产生气味。最好洗澡后用吹风机吹干。

（2）辛辣刺激食品　咖喱粉、大蒜等刺激性调味品不但引起口臭，消化后还会产生含有硫化物的气体，被吸收进血液，然后通过毛孔、肺排放，产生难闻的体味。

（3）不刷舌苔　舌头上成百上千的乳头状突起会积存食物残渣，容易招惹细菌，产生硫化氢等臭味气体。用刮舌器、刷牙时刷舌苔、选择含茶树油的牙膏都是解决办法。

（4）工作压力大　人的身体异常灵敏，压力会使人大量出汗，以维持恒定的体温。保持心态平和有助于消除异味。

（5）膳食纤维吃得多　一些细菌在分解纤维时会释放出氢气、二氧化碳和有异味的烷类，然后排出体外。吃高纤维食品时多喝水，纤维才容易通过消化系统。同样，蛋白质也不能吃太多，否则你的口气会加重。

（6）夜里打鼾　打鼾者口腔干燥，死去的细胞不断在舌头、牙齿和脸颊内侧积累、腐烂，清晨起来口气难闻。睡前别喝酒，早上起来可以用酸柠檬汁漱口。

（7）吃饭太快　吃得过快容易吞进多余的空气，身体会以打嗝和放屁的形式释放，所以吃饭切忌狼吞虎咽，也不要在焦虑、压力较大的情况下进食。

（8）头皮屑过多　头发太油的时候会产生很多头皮屑，散发难闻的气味。可以选一些含吡啶硫酮锌（分解头皮屑）的洗发产品。头皮屑严重者要咨询医生。

（9）处于月经期　排卵期的女性体温会升高半度，刺激汗液排放。穿一件棉质内衣有助于汗液挥发。

（10）常嚼口香糖　山梨醇等甜味剂不会被完全消化，它们在大肠里分解时会产生气体，甚至诱发腹泻。薄荷茶可以“安抚”紧张的消化道，缓解症状。

（冯国川）

避免十种危险生活方式

（1）极度缺乏体育锻炼　一项调查显示，在932名被调查者中，只有96人每周都固定时间锻炼，68%的人选择了“几乎不锻炼”。这极易造成疲劳、昏眩等现象，引发肥胖和心脑血管疾病。

（2）有病不求医　调查显示，将近一半的人在有病时自己买药解决，有1/3的人则根本不理会任何表面的“小毛病”。许多上班一族的疾病被拖延，错过了最佳的治疗时间。一些疾病被药物表面缓解作用掩盖而积累成大病。

（3）缺乏主动体检　932人中，有219人从来不体检。

（4）不吃早餐　随着工作节奏加快，吃上符合营养要求的早餐已经成为办公室白领的奢求。被调查者中，只有219人是有规律、按照营养要求吃早餐的。不吃早餐或者胡乱塞几口成为普遍现象。

（5）与家人缺少交流　有超过41%的办公室人群很少和家人交流，即使家人主动关心，32%的人也常抱以应付的态度。在缺乏交流、疏导和宣泄的情况下，办公室人群的精神压力与日俱增。

（6）长时间处在空调环境中　在上班时，超过七成的人一年四季除了外出办事外，几乎常年窝在空调房中。“温室人”的自身机体调节和抗病能力下降。

（7）常坐不动　被调查者中，有542人的工作习惯是一旦坐下来，除非上厕所，就轻易不站起来。久坐，不利于血液循环，会引发很多新陈代谢和心血管疾病；坐姿长久固定，也是颈椎、腰椎发病的重要因素。

（8）不能保证睡眠时间　有超过六成的人经常不能保证8小时睡眠时间，另有7%的人经常失眠。

（9）面对电脑过久　31%的人经常每天使用电脑超过8小时。过度使用和依赖电脑，除了辐射外，还使眼病、腰颈椎病、精神性疾病在办公室群体中十分普遍。

（10）三餐饮食无规律　有超过1/3的人不能保证按时进食三餐，确保三餐定时定量的人不足半数。

（曾　平）

科学使用各类抹布

（1）钢丝抹布　在所有的抹布中，钢丝抹布的去污能力最强，再脏的餐具也能擦得十分干净。但如果不戴手套使用，很容易被划伤，当然，钢丝也会在光滑的餐具上留上划痕。况且，多数钢丝抹布是用工业废钢制作的，用前一定要在沸水中煮几次，以便除掉钢丝表面的工业油脂和碎屑。

（2）海绵抹布　海绵抹布的吸水性特别好，擦拭时，海绵里的水分能对餐具进行充分冲洗，清洗起来省时省力。可吸水性好的海绵抹布经常湿湿的，这样很多透气孔中容易藏有细菌，最好每周煮沸或放在微波炉里灭菌1～2次。

（3）无纺布抹布　无纺布抹布质地非常柔软，可以对陶瓷餐具起到很好的保护作用，擦得比较干净。但一定要定期消毒，经常晾晒，以保持抹布的干爽。无纺布抹布不太结实，使用一段时间以后容易撕破，要注意及时更换。

（4）一次性抹布　一次性抹布多为纸制品，上面浸泡着一些化学物质，其中的酒精不会对不锈钢厨具造成影响，相反有很强的去污能力。但一次性抹布含有的化学物质，用来擦拭人造大理石台面会影响台面的光泽度，用来擦拭碗筷，会给健康带来安全隐患。

（季玉娜）

清洁假牙别用牙膏

目前中国内地55岁以上人口约为2.6亿，其中超过1/4配戴假牙。由于缺乏科学、正确清洁护理指导，假牙已成为许多致命疾病的隐患。这是中华口腔医学会会长王兴披露的信息。他称，假牙清洁不当可引发致命疾病绝不是危言耸听。临床研究表明：假牙与全身健康密切相关，不洁的假牙有多种可导致严重疾病的细菌、真菌，是导致义齿性口炎、细菌性肺炎以至菌血症等严重疾病的主要原因。

北京大学口腔医院教授刘宏伟解释说，假牙之所以能造成这么大的危害，主要是由于假牙是口腔异物，进入口腔后会逐渐形成菌斑，如果每天得不到彻底清除，病原菌就会异常增殖，并与其他危险因素共同作用，引起严重的口腔和其他全身疾病。有研究表明，念珠菌可在25%甚至是60%的假牙配戴人群中引起“义齿性口炎”，而附着在假牙上的其他病原菌也可通过口咽部进入呼吸系统而引起细菌性肺炎，进入循环系统形成菌血症。假牙表面的牙菌斑和结石易引起龋齿和牙周病也是诱发心脏病、胰腺癌和糖尿病的重要危险因素。

两位专家一致认为，做好假牙清洁是假牙配戴者保持口腔健康和减少其他全身疾病风险的重要环节。假牙清洁不及时，可导致食物残渣滞留，造成龋病、牙周病、口臭、口腔溃疡等，进而影响全身健康。普通牙膏中含有的研磨成分，长期使用会在假牙表面形成刮痕，增加细菌和菌斑的蓄积，增加感染风险。但调查发现88.1%的假牙配戴者不能有效地清洁假牙，76%使用牙膏刷洗假牙。这些正是公众口腔护理观念薄弱，对不洁假牙威胁健康没有认知的表现。

专家提醒：假牙使用者应保持良好卫生习惯，每天及时清洁假牙，有条件者可“使用假牙清洁片帮助清洁”，以减少患上口腔疾病和其他疾病的风险。

（曾利明）

散热片是空调的“病菌集中营”

如果您在使用空调前仅重视清洗一下看起来很脏的过滤网那就错了，其实，散热片才是空调的“病菌集中营”。有关调查发现，家用空调散热片上的细菌总数高达每平方厘米 16 万个！

“与过滤网相比，散热片更能藏污纳垢”，中国室内环境监测工作委员会宋广生主任说，散热片是空气在空调内冷热交换的必经之地，再加上温度和湿度适宜，所以很容易成为病菌生长的温床。“冬眠”了一个冬天的空调，在未经清洁就运转时，散热片上的大量病原体从出风口喷出，会弥漫到室内每个角落。空调污染一方面可能引起皮炎、湿疹、霉菌感染等皮肤疾病，另一方面还可能导致哮喘、鼻炎等呼吸道疾病。

因此，使用空调前，除了把空调过滤网取下来清洗外，一定要使用专用的散热片消毒剂或请专业人士对散热片进行彻底的清洁消毒。

（赵晴晴）

牙刷毛不是越软越好

“是不是大人和孩子都选软毛的牙刷好一些？”很多人都有这样的疑问。其实这也是目前人们选择牙刷常见的一个误区，认为牙刷材质越软越好，这样不容易伤到牙龈。对于某些特定的人群，比如小孩，牙龈的皮肤比较娇嫩，而孕妇，由于孕期激素水平的变化，导致怀孕期对各种刺激比较敏感，适合使用软毛牙刷。一些有牙龈病变的人，在治疗期间，医生会专门叮嘱其选用软毛牙刷，治愈后，就可以选择正常的牙刷了。

成年人可以不专门选软毛牙刷。因为用软毛牙刷刷牙时力量不好掌握，刷得太轻了，食物残渣和细菌不易清除干净；用力过大，就会损伤牙龈，也会减短牙刷的使用寿命。牙龈受伤大多数是由于牙刷使用久了，形状变得不规则，才容易刺破牙龈。

一般来说，选择刷毛软硬度中等、刷头较小的牙刷较适宜，牙刷头要宽窄适当，成人一般不超过三列，儿童比成人要少一些，最好选择特制的儿童牙刷。

另外，牙刷磨毛的处理也很重要。刷毛在切割后，如果没有经过圆滑处理，容易因太过尖脱而损害口腔。

（韩永成）

被雨淋湿及时洗澡

皮肤专家介绍，双脚长时间泡在污浊的雨水中，极易受各种微生物的侵袭，可能在皮肤上出现红斑、丘疹，严重的可能出现水疱甚至肿胀。他说，夏季被阵雨淋了，或者长时间浸泡在地面积水中，容易患湿疹、夏季皮炎、毛囊炎、阴囊皮炎、脓疱疮、皮肤癣等皮肤病。专家提醒，雨天外出应尽量减少淋雨和在水中浸泡的时间，如果被雨水浸泡，回家后要及时淋浴。若双脚长时间浸泡雨水，可用1％的盐水浸泡双脚约半小时，然后再洗澡。如果皮肤出现轻度糜烂，可以用浓度为3％的硼酸粉湿敷，待干燥后用抗生素软膏涂擦即可。

（王明媚）

不宜留长指甲

一些老年人有留长指甲的爱好，但是，留长指甲对老年人的健康很不利。

一是指甲里潜藏大量细菌、病毒和虫卵，手接触食物时，指甲缝里的病原微生物就会随食物一起吃进肚子里，很可能引起胃炎、痢疾、寄生虫等疾病。

二是老年人常会有皮肤瘙痒的毛病，当搔抓皮肤导致皮肤破损时，指甲上的细菌常常会进入伤口使局部感染化脓，严重时，甚至引起败血症，危及人的生命。

三是不少老年人喜欢用手指掏耳朵，当用长指甲挖耳孔的时候，就会把病菌带进耳道，使耳道感染，引发中耳炎。

四是如果用手指掏鼻孔，容易带进病菌而引起鼻子发炎，不但影响嗅觉，还会诱发缺氧、肺部感染。

4个月大别用婴儿背带

婴儿背带的使用，让越来越多的家长把双手从抱孩子的状况中解救出来。但不久前，美国联邦消费者产品安全委员会却发出警告，婴儿背带、背巾可能导致婴儿窒息，需谨慎选择及使用。

一般认为，4个月以下的宝宝，由于骨骼太软，最好不要用背带，否则会影响宝宝的骨骼发育。可以使用抱巾，采用前背式，让宝宝“躺”在抱巾上，父母用双手托住即可。4个月以上的宝宝可以选择婴儿背带。但4～6个月的孩子，颈部肌肉还未发育好，不能很好地支撑头部，最好采用前背式，让宝宝面向父母，避免出现因背带挤压口鼻而窒息的危险。6～10个月的宝宝，还不能很好地独坐，所以最好还是采用前背式，但可以让他们脸向外。10个月以上的宝宝就可以采用后背式了。但无论是前背还是后背，父母都要随时观察宝宝，避免因挤压出现危险。

（张京阳）

过早看电视不利发育

加拿大蒙特利尔大学的研究人员对1300名儿童进行长期跟踪调查发现，如果孩子在2岁时开始看电视，他们长到10岁后容易出现学习成绩差、易患肥胖症和不善与人交往等一系列问题。研究人员解释说，幼儿无法分辨电视内容的好坏，对电视上播放的内容会“全盘吸收”。过早看电视会影响幼儿的大脑发育，不利于他们养成好的生活习惯和形成高尚的价值观。

（高　原）

整理收藏品勿忘个人防护

季节更替之际，很多收藏爱好者会把自己的收藏品整理一下。尤其是像邮票、钱币、小人书等纸质的收藏品，平时可能没有时间把它们一一整理好。在整理这些纸质收藏品的同时，最好戴上口罩和手套，以防尘螨过敏。

整理收藏品时戴上手套，一来可以防止手上的汗液污染藏品，二来也能预防平时收藏在角落里的邮票、书籍等物品表面滋生的细菌或螨虫刺激皮肤，引起过敏。如果您还需要使用镊子、放大镜等工具，那么这些工具也要做好清洁再收起来。

戴上口罩也是同样的道理，在整理藏品时，您会仔细端详藏品的内容，把藏品拿起来又放下。如果藏品表面有灰尘，这些灰尘就会漂浮到空气里，过敏体质的人闻到后很容易打喷嚏、流鼻涕。戴上口罩则可以预防这些，不仅能防过敏，而且一旦打了喷嚏也不至于把喷嚏打到收藏品上，防止污染。

（丁　当）

纱窗最好年年换

纱窗是每个家庭抵挡蚊虫灰尘的第一道屏障，然而长年累月的使用往往堆积了厚厚的灰尘，清洁纱窗也就变成了一项工程浩大令人头痛不已的难题，对此，专家说，纱窗的材质大多是用回收料制作，比较脆弱易坏，因此最好每年都换新的。老式的纱窗更换比较麻烦，建议换成更换灵活的隐形纱窗，以省去清洁之累。

虽然国家未出台相关法律，规定纱窗的使用年限，但实际上纱窗的清洁很难做到尽善尽美，藏污纳垢在所难免，因此对室内空气和环境有一定危害，为了提高生活品质，专家建议，纱窗使用一年最好更换新的。而在设计隐性纱窗时，正是考虑到这一点，所以把纱窗做成灵活的装置，不换网格，只更换纱网。一般品质较好的纱窗公司都有更换业务，打个电话就能上门。

如果想自行选择纱网，要注意以下几点：一、密度，网格越细密越好。

二、弹性，用手摸上去，比较瓷实，手感挺括，稍硬一些为宜。三、壁厚，边框型材越厚越好，厚度低于1毫米以下，使用五六个月就会变形，到时会影响正常开启。四、验收，安装后要仔细检查，看拉杆是否顺滑，卡销是否能顺畅卡上，如果这些不能一步到位，需要多次才能完成，说明安装或质量有问题。还要注意纱窗或窗户的连接处不能有缝隙，一旦有缝必须立刻重装或维修。

（齐　轩）

防晒指数最高只能标“SPF30+”

卫生部重申防晒化妆品标识相关规定，防晒指数最高只能标“SPF30+”。根据《卫生部关于防晒化妆品SPF值测定和标识有关问题的通知》的有关规定，当所测产品的防晒系数即SPF值大于30，且减去标准差后仍大于30，最大只能标识为“SPF30+”，而不能标识实测值。上海市食品药品监督管理局负责人表示，从对特殊用途化妆品市场检查情况来看，部分防晒产品存在着过高标识SPF值、防晒指数缩水、概念炒作等问题。一般来说，SPF值越高，产品的生产成本就越高。厂家过高标识SPF值，就会让消费者付出更多的冤枉钱。

（皇甫萍）

摆放电脑有讲究

电脑每天几乎陪伴着我们度过几个或十几小时，正确的摆放电脑，意味着颈椎的自我保健：①应将笔记本电脑的中线和操作者鼻子的中线放在同一条直线上，摆正身体，减少扭曲，平衡左右两边的肌肉状态；②如使用鼠标，鼠标应放在操作者感觉肌肉最放松的区域内进行操作，尽量靠近中轴线，避免离身体太远；③文档录入时，应将文档放在支架上，并与显示器同一平面，减少颈椎反复变换姿势的次数；④如果可能，尽量使用电脑支架，这样可以抬高电脑，减小视线与水平线之间的角度，减小颈椎前倾的角度，维持颈椎生理曲度，减少疲劳。还应该选择合适的桌椅，及调整合适的电脑高度、键盘的高度和键盘与屏幕之间的角度，减少颈椎疲劳的同时，也要注意不要增加肩部的负担。

沙尘天谨防室内污染

❋ 沙尘污染三原因

原因 1：浮尘弥漫　沙尘不但能造成外环境的污染，弥漫的浮尘也是室内环境污染的主要来源之一。粒径为 0.3 微米左右的悬浮颗粒物极难沉降，如果这种可吸入颗粒物在室内越聚越多，就不仅能随呼吸进入人体，深入肺部，还会作为各种病原微生物的有利载体，引发各种呼吸系统疾病。浮尘的危害对婴幼儿和老年人更为严重。

原因 2：污染物排放不良　春季原本是室内装修和家具污染的高发期，由于在沙尘天气里不能开窗通风，会导致室内供氧量下降，同时不利于室内化学性污染物的排放。

原因 3：空气干燥　在沙尘天气里，室内空气湿度可降至 5% 以下。在干燥的空气中，室内空气污浊度会显著增加，因而易诱发流感、哮喘、过敏性皮炎、肺气肿等疾病。

以上问题同样会出现在汽车内环境中。

❋ 防控污染四措施

措施 1：合理通风　沙尘天气不能大开门窗，居室通风应在风沙过后进行，或打开卫生间和厨房的排气扇、换气机进行机械通风。

措施 2：保洁保湿　在沙尘天里空气比较干燥，为了防止扬尘，最好用湿布擦拭桌面、物品，用湿墩布、吸尘器打扫室内环境。有条件的家庭可采用加湿器进行室内环境加湿，也可以用在地上洒些水、多为植物喷水的方法增加室内空气湿度。

措施 3：使用空气净化器　由于空气净化器能有效净化沙尘造成的室内环境污染，特别是减少室内环境中的可吸入颗粒物，所以可在办公场所和家庭中推广使用。

对于车内环境可以采用湿式保洁法，行车时应尽量采用空调循环通风方式。

（宋广生）

中老年睡姿有讲究

睡姿不但会影响到睡眠质量，而且还与某些疾病有着直接关系。对于中老年人来说，了解各种睡姿的利弊尤为重要。

（1）心脏病　患有心脏病的中老年朋友，最好采用右侧卧位，以使较多的血液流向右侧，相应减轻左心的负担；床最好以 10 ~ 15 度的角度倾斜，上半身高，下半身低，使下腔静脉回流的血液减少，有利于心脏休息。若已有心衰，则宜半卧位，以减轻呼吸困难。切忌左侧卧或俯卧，这样会压迫心脏，加剧心脏负担。

（2）高血压　最好采用平卧或侧卧，选择高度合适的枕头（一般高 15 厘米为宜），因为高血压往往伴有脑血管硬化，枕头过低可致脑血管负荷过重。而枕头过高，又可使脑血灌注不足，大脑会因为缺氧、缺血而加重病情。最忌俯卧，有可能加重高血压及诱发噩梦。

（3）脑血栓　采用仰卧睡眠较好。如果侧卧，由于患者已有动脉硬化，侧卧可加重血流障碍，特别是颈部血流速度减慢，容易在动脉内膜损伤处逐渐聚集而形成血栓，不利于脑循环，影响疾病康复。

十种你想不到的过敏原

（1）烹饪蒸汽　做饭时，盆盆罐罐飘出的蒸汽会附着在你轻易打扫不到的地方，如墙角、天花板、橱柜门和被大物件掩盖的区域，霉菌会抓住机会繁殖。做饭，哪怕只是简单的烧水，也最好打开抽油烟机或排气扇。

（2）书架　书架上不仅仅是书籍、相册和工艺品的天下，还会沉积很多灰尘。潮湿的环境下，书籍也会滋生霉菌，成为过敏原。所以书架不能离床太近，每周至少用湿布擦一次。

（3）枕头　不管枕头的填充物是什么，温暖湿润的人体环境总会给尘螨创造舒适的生长条件。建议枕芯至少每年更换一次，并定时清洗枕套。

（4）浴室脚毯　洗完澡后在上面走来走去，湿漉漉的地毯会促使尘螨和霉菌繁殖。除了定期清洗外，浴后可把毯子挂起来，用吹风机吹干。

（5）冰箱门封　在你不断开关冰箱门的过程中，湿气、食品残渣聚集在此，使各种细菌大量繁殖。建议用漂白剂对水每周清洁一次，比较难处理的地方可让棉签帮忙。

（6）鱼缸　霉菌总会在潮湿地方滋生。投掷的鱼食粘在缸壁上，又给霉菌提供了营养，成为破坏呼吸道的一大杀手。因此，每次喂鱼后，应用布把鱼缸内侧擦一遍，鱼缸也要定期清洗。

（7）湿衣服　长时间放置在洗衣机里的衣服，很容易发霉、变味。换下的衣物应尽快洗净晾干。另外，洗衣服时最好以液体洗涤剂代替洗衣粉，粉末状的东西会加重过敏症状。

（8）头发　在外工作了一天，头发上沾满了各种过敏原，极易带入口鼻。春季，特别是有风的情况下出门时，最好戴个帽子。回家后，用温热水清洗一下头发。

（9）花盆　植物根部湿润的土壤适合霉菌生长，如果浇水时经常外撒，霉菌就会殃及周围的地方。可在花盆里摆放一些鹅卵石，以阻止霉菌传播。过敏症较严重的人，请把植物移到室外。

（10）养宠物的朋友　如果朋友家有小狗或小猫，那么他的造访也容易把宠物身上的皮屑、毛发带到家中。客人走后，可用吸尘器好好清扫一遍沙发、地毯等地方。

（高　佳）

猛咳后要稍坐坐

咳嗽是老年人最常见的症状，引起咳嗽的原因也较复杂。生活中，我们常常会遇到一些老人在剧烈咳嗽后发生骨折、尿失禁、子宫脱垂、憋气、胸闷甚至晕厥、脑出血等现象。当人发生剧烈咳嗽时，胸、腹部以及膈肌要猛烈收缩，特别是胸部的呼吸肌，它们附着在肋骨上，一收缩就要牵拉肋骨，剧烈频繁的咳嗽会使肋骨发生疲劳性骨折。老人由于骨密度下降，这种情形更常见。

另外咳嗽时肺内压和胸腔内压会迅速升高，对于常人来说，似乎并没有什么危险，但有气管炎、肺结核、尘肺、肺气肿等老年病的患者，由于慢性病变的侵袭，小气道管腔狭窄，阻力加大，肺泡扩张，剧烈咳嗽时极易破裂，使空气进入封闭的胸膜腔，形成气胸。后者使胸腔内压进一步持续大幅度升高，肺叶扩张受限，患者因此会出现憋气、胸闷等一系列呼吸困难症状。同样，剧烈咳嗽引起的肺内压和胸腔内压升高，还会阻碍静脉回流，使心脏输出量减少、血压降低，导致大脑暂时性缺血而发生头昏晕厥、意识丧失，即所谓的“咳嗽性晕厥”，相当于俗话中的“咳背了气”。这种病也多发生于慢性阻塞性肺部疾患如肺气肿、矽肺等病人的身上。当然，剧烈咳嗽引起咯血、鼻出血甚至脑出血的情况也很常见。

剧烈咳嗽时腹肌收缩还会引起腹内压升高，其危害虽然没有前面讲的大，但是麻烦也不小。例如，长时间的腹内压升高会加速脏器下垂的形成，如胃下垂、脾下垂、痔核脱垂等，还会导致疝气的形成。对于老年妇女来说，剧烈咳嗽时还会出现尿失禁、子宫脱垂等。

众所周知，相对于站立姿势，人类在躺着或坐着时，脑部供血会比较充盈，血压也会保持相对平稳。所以，老年人剧烈咳嗽后，一定要稍稍坐一会儿，做做深呼吸，而后再起身或者行动，以缓解胸腔过高的内压，避免突发性的脑部缺血及其他种种不测。

（蔡健康）

淡色油漆污染小

许多家庭在装修新居时，都会选择色彩鲜艳的油漆，以求达到满意的装修效果，可这样的油漆往往埋藏着健康隐患。因为只有颜色淡点的油漆含铅才能少一些。

油漆含铅主要是由油漆颜料中含有的铅化合物造成的，如黄丹、红丹和铅白等。由于其能使油漆颜色持久保持鲜艳，所以，越是颜色鲜艳的油漆，越可能含有大量的铅。据测定，指甲大小的油漆碎屑就含 50 毫克铅。有关机构曾做了一项测试，23个含铅油漆的样本中，橙色油漆的含铅量最高，其他依次为黄、绿、棕色等。

（韩欣欣）

科学洗漱利健康

我国的民谚中有“冷水洗脸，温水刷牙，热水泡脚”的说法，应该说，这些谚语都是有一定科学道理的。

（1）冷水洗脸　每天用冷水洗脸，可增强耐寒能力。而且用冷水洗脸，可有效地改善面部血液循环，增强皮肤弹性和御寒能力，预防感冒等病症。

（2）温水刷牙　人的牙齿适宜在35℃～36.5℃的温度下进行正常的新陈代谢。如果经常给牙齿以骤冷骤热的刺激，则可能引起轻微的牙根痛或导致牙龈出血或其他牙病的发生。

（3）热水泡脚　脚在人体最下部，属于人体末梢，在热水的浸泡下，血管扩张，局部的血液流动加快，从而增加了下肢营养的供应。用热水洗脚，尤其在睡前用温热水泡脚，可舒筋活络，活血化瘀，促进全身气血运行和新陈代谢。若在泡脚的同时，再对足心穴位进行自我按摩，还能消除疲劳，有助睡眠。

（刘志华）

使用不锈钢餐具四注意

日常生活中，不锈钢餐具随处可见。有关专家提醒：不锈钢是由铁铬合金再掺入一些其他的微量元素制成的，若使用不当，其微量金属元素会在人体中慢慢累积，当达到某一限度时，就会危害人体健康。消费者使用不锈钢厨具、餐具时必须注意以下四点。

一是不可长时间盛放盐、酱油、热汤等。这些食物中含有许多电解质，长时间盛放，不锈钢会像其他金属一样，与这些电解质发生电化学反应，使有害金属元素析出。

二是不要长时间盛放强酸性食品，以防铬、镍等金属元素溶出。

三是不能用不锈钢器皿煎熬中药。因为中药中含有很多生物碱、有机酸等成分，特别是在加热条件下，很难避免不与之发生化学反应，而使药物失效，甚至生成某些毒性更大的化合物。

四是切勿用强碱性或强氧化性的化学药剂如苏打粉、漂白粉等洗涤不锈钢餐具。因为这些物质都是电解质，会与不锈钢发生化学反应，从而产生对人体有害的物质。

越冷越耐寒，越冻越结实

“越冷越耐寒”，是说经受了寒冷锻炼的人，机体对寒冷的环境有了适应能力，就不怕冷了。“越冻越结实”，是说寒冷锻炼可以增强人的体质，增强机体抵御风寒的能力。

（1）人对寒冷具有适应性　在寒冷环境中，人的甲状腺和肾上腺功能大大增强，体内糖、脂肪、蛋白质分解代谢速度增快，使产热过程得到加强；同时糖又迅速转变成皮下脂肪，使人相应发胖，机体散热作用减少。作为人体主要产热脏器的肝脏，产热能力可提高50％左右，以适应寒冷环境的需要。此时呼吸、脉搏、心跳也相对减慢、减弱，汗液分泌减少，使机体对热量的贮存功能得到加强。当突如其来的寒冷刺激传导给大脑的体温调节中枢后，它会立即采取应急措施，一方面使人打哆嗦，加速体内产生更多的热量，以解决御寒的需要；另一方面使立毛肌收缩，相应缩小表皮面积，使体表起鸡皮疙瘩，以减少体内散热。所以，在一般情况下，人们可以适应寒冷的环境，因为人的耐寒能力是逐步增强的。体温在32℃～28℃时人能走路、说话，受冻的人当体温在30℃～26℃时还有知觉，甚至在24℃时尚有意识存在。

（2）耐寒能力可通过锻炼提高　除了机体的自身调节之外，耐寒能力也可以通过锻炼提高，并且能在锻炼中使全身的机能得到加强。首先，它可以明显提高神经和循环系统的功能，使机体体温调节中枢顺利适应外界的气候变化，并不断增强各种应急能力。血管通过一系列的舒缩变化增加血管壁的弹力，加速血液的流通速度，减少冠心病、脑血管意外的发病率，提高机体抗病能力。其次，寒冷对人的呼吸系统也有好处，它可以提高呼吸肌的肌力，增加气体交换量，从而提高呼吸系统的功能，对感冒、咳嗽等疾病有良好的治疗作用。再次，由于寒冷对热量的要求较多，客观上对消化器官起到一种促进的作用，迫使消化器官努力工作，使人的食欲增加，消化系统的功能加强。最后，寒冷还可以使人的运动系统得到锻炼，通过新陈代谢的变化，使人的肌肉壮实、骨骼有力，对肥胖病、关节炎都有一定的防治效果。总之，寒冷既可提高全身各个组织器官的功能，也能锻炼人的意志的和顽强精神，从而达到健身长寿的目的。

（3）寒冷地区居民寿命长　著名长寿地区的高加索人，从 10 岁的小孩子开始，每天都要用冷水洗脸、洗手、洗脚，长年坚持不断，并把它作为穆斯林的祈祷仪式。这个地区 110 岁以上的老者大有人在，占前全苏联同龄长寿者的 70%。生活在北极寒冷王国的爱斯基摩人每天都要用冰雪漱口、洗脸、擦澡，并在低温下进行维持生活的劳动，结果那里的人也普遍长寿。许多确凿的数字表明，寒带地区的人要比热带地区的人寿命长。

正因为寒冷有益于人，所以各种耐寒锻炼和与其相适应的形式正在兴起和飞速发展。耐寒锻炼的方法很多，如进行冷水浴、冰雪浴、空气浴等都是有效的锻炼方法。其他像滑雪、滑冰、冬季长跑等运动，都可达到耐寒锻炼的效果。虽然寒冷也会使人生病，但战胜寒冷会使你变得结实、勇敢、坚强。为了健康生存，请你大胆迈开耐寒锻炼的第一步。

（温长路）

买洗衣粉选添加成分少的

现在市场上的很多洗衣粉都添加了一些新的成分，具有了更多更强的洗涤功能。但洗衣粉中添加的物质多了，对我们的健康可不是什么好事。

研究表明，常用的助洗剂对人体肝脏有所损害，而表面活性剂很早就被发现会破坏皮肤角质层，造成皮肤粗糙，现在已被视为污染环境的一大公害。

强力洗衣粉所含的碱性物质除吸收水分外，还能破坏人体细胞膜，使组织蛋白变性；加香洗衣粉中的合成香精太多，气味冲鼻，常会引起一些人过敏；增白洗衣粉中所含的有机氧、荧光剂是有毒物质，容易在人体内蓄积，对健康造成损害。

因此，购买洗衣粉要尽量选功能简单、添加成分少、气味淡的。从环保角度讲，最好选择对水质污染小的无磷洗衣粉。

泡温泉 35℃ ~ 42℃最适宜

（1）泡温泉三大理疗作用

补充矿物质：温泉是一种天然的盐类溶液，大部分化学物质都处于离子状态。所以泡温泉时，矿物质可透过人体的皮肤进入机体。这是温泉独有的作用。

加速血液循环　温泉中的氡与空气中的氡不同。临床医学实践表明，最适宜的温泉水温为 35℃ ~ 42℃，不仅使人体感觉舒适，也有利于保存水中的有利成分。36℃以上的接近体表温度的温泉更适合理疗。此外，含氡比较多的温泉能对皮肤产生刺激作用，加速血液循环，起到辅助医疗作用。

通过静压进行按摩　泡温泉感觉舒适，并对浮肿和关节肿胀有很好的理疗作用，是因为温泉所特有的按摩作用。温泉水中含有气体（比如氮气），由于地下压力比较大，气体无法释放，一旦到达地表，这些肉眼可能看不到的氮气就会溢出，冲击人体的皮肤和血管。

（2）泡温泉有三忌　一忌过烫和过酸。泡温泉前应了解温泉的温度和酸度，当温度超过机体的承受能力，或 pH 值在 3 以下时，这种温泉就不能泡。二忌浸泡时间过长。每次泡温泉最好不超过 20 分钟，一天 2 ~ 4 次即可。三忌饭前饭后立即浸泡。一般于饭后 1 小时才宜浸泡。身体不适（如过度疲劳等）或患有某些疾病（如低血压等）时也不宜泡温泉。

（安可士）

开水烫碗杀不了菌

许多人都有这样的习惯，到餐馆用餐，尤其是规模不大的餐馆，都习惯用开水把自己的碗碟仔仔细细地烫一遍，才觉得干净，用得才放心。

对餐具来说，高温煮沸确实是最常见的消毒方式，很多病菌都能通过高温消毒的方式杀灭。但是，专家提醒，开水烫碗，达不到这样的效果，只能将餐具上的灰尘除掉。高温消毒要真正达到效果必须具备两个条件，一个是作用的温度，另一个是作用的时间。一般来说，致病性大肠杆菌、沙门菌等，多数要经100℃高温作用1 ～ 3分钟或80℃加热10分钟才能死亡。所以，吃饭前用开水烫碗，只能杀死极少数微生物，煮沸、蒸汽或使用红外线消毒碗柜等才是有效的杀菌方法。

另外，专家说，有不少人觉得湿纸巾有消毒的作用，因此用来擦碗。这其实是不对的。湿纸巾中含有润肤剂等多种化学成分，不一定都能入口，用其擦碗反倒增加了安全隐患。

（张小兰）

买图书先看后闻

首都儿科研究所儿童保健科副主任医师李海鹰指出，“市场上的儿童图书虽然材质多多，但鉴别质量有个基本原则，就是先看后闻。”“先看”，指看颜色，色彩过于浓重的，染料必然用得较多，很可能造成铅超标。一旦儿童接触这类图书时间过长，就会导致血铅水平升高。“后闻”，即闻气味，不符合国家标准的图书，往往有一股刺鼻的气味。“总的来说，图书加工工艺越复杂，用的原材料越多，颜色越浓重，潜在的风险就越大。综合实用性、安全性以及印刷工艺等因素来看，纸质图书仍是首选。”

李海鹰建议，对于年龄较小的孩子，可以选有塑封的纸质图书卡片，一方面便于清洁，不易滋生细菌，另一方面也能防止有“破坏力”的小家伙们一撕就坏。对于年龄稍大些的孩子，不妨选择一些租赁的图书，经过通风、日晒的“清洁”处理后，安全性是基本可以保障的。

（郑丹）

巧用钥匙防静电

河南省人民医院皮肤科主任李振鲁介绍，静电的产生与自身皮肤的含水量有关，皮肤保湿较好的人产生静电的可能性就会小。

如果频繁被“电”，除了尽量少穿化纤衣物而改穿纯棉衣物外，随身带把钥匙是个好办法。乘坐公交车时，尽量抓握塑料扶手或用随身携带的钥匙先碰一下可引起静电的公交车厢内扶手杆。其他情况也可以“照章办理”，用钥匙碰一下车门、金属门把、水头龙、椅背等以消除静电，再用手触及。

郑州市第一人民医院心内科主任医师余宏伟说，心脏也存在电活动，偶尔被静电侵袭，即便是产生影响也是一过性的影响，如果反复出现就有可能诱发早搏。另外，装有心脏起搏器的人也要注意防静电，因为静电会对起搏器造成影响。

有暖气的房间中空气比较干燥，容易产生静电，因此在暖气下放置一盆水，用一条毛巾或吸水性好的布，一头放在水里，一头搭在暖气上，可以缓解干燥。勤洗澡、勤换衣服，也能有效消除人体表面积聚的静电。梳头时使用木梳，洗发时使用护发素，都能消除静电。冬季多喝水，保持身体有充足水分，女士要用高保湿化妆品，以降低静电产生的概率。多吃蔬菜、水果，多饮水，同时补充钙质和维生素 C，以减轻静电影响。

（万道静）

淋浴喷头也应常“洗澡”

劳累一天后，回家冲个热水澡着实是一桩美事。但多数人可能都忽视了一个问题，那就是淋浴喷头在喷洒水的同时也把众多病菌一并带来，甚至可能引发疾病。美国科罗拉多大学的研究显示，30% 的喷头藏有大量可导致肺部疾病的鸟分支杆菌。

鸟分枝杆菌喜欢在温暖、黑暗、潮湿的环境中生长，而淋浴喷头恰恰为它提供了环境。先前已有研究显示，近年来由类似鸟分支杆菌这样的非典型结核杆菌引起的肺部感染病例增多，可能与人们越来越多地淋浴而不是在浴缸沐浴有关，因为淋浴喷头释放的细微水滴附着大量病菌。也就是说当我们扬起头迎接从淋浴喷头流出的第一注水流时，含大量鸟分支杆菌的水将连同健康威胁落在面部。长期暴露在这种病菌面前，会导致健康人出现持久的轻度肺部感染，出现疲倦、虚弱、持久干咳、呼吸急促等症状。而对那些有结核病的老年人以及患有免疫系统疾病的人来说，由于身体免疫系统脆弱，肺部受到感染的风险比一般人要高出许多。

研究人员发现，与塑料淋浴喷头相比，金属淋浴喷头较难附着微生物。因此选择有过滤装置的金属喷头，也不失为有效减少病菌堆积的好方法。另外，时常清洁喷头也很重要。除此，为了有效避开伴随第一注水流喷洒而出的大量病菌，专家的建议是：打开淋浴喷头后，最好先退到浴室外一分钟后再开始洗澡。

（一　凡）

室内过度加湿不利健康

长沙市疾控专家提示，过度加湿不利于人体健康，市民在使用加湿器时要注意按使用说明正确调节室内空气湿度。冬天在室内温度较低的情况下，湿度过高时，不仅室内的各种“菌”繁殖速度会增快，潮湿的空气还容易让人患风湿病和气管炎。相对湿度如果达到 80% 以上，有碍人的机体蒸发散热，对患有肾病、结核病、慢性腰腿病的人都有不良影响。

专家建议，市民最好能将湿度调为 40%~60%，这样的湿度既不利于各种“菌”的繁殖，人体也会感觉良好。“加湿器中最好加入纯净水，加湿器还应每天换水，而且最好一周清洗一次。”其实冬天也可采用以下最简单的方法调节湿度：打上一盆水，让其自然蒸发，不过要注意放在不易碰翻的地方；或是用湿拖把每天拖几次地板来增加湿度。同时要注意室内通风，保持空气新鲜。

（匡春林　王　艳）

干洗头超6分钟易损害头皮

许多人在理发时都喜欢选择干洗头发，以享受那种按摩式的服务与放松，但这样一来，洗头的时间便会延长。干洗头发的时间如果过长，洗发水中的一些化学成分（如表面活性剂）长时间留在头发上，很可能会对头发和头皮造成伤害。如果洗发水的质量不好，其损伤程度更大，比如头发容易变得干燥、枯黄等。有些人属过敏性肤质，如果长时间干洗头发，还可能损伤头皮，造成头皮发痒、长小包的情况。

在干洗头发时，按摩的手法也可能会对头皮造成损伤。一般来说，正常干洗头发的时间在五六分钟，洗发水就能起到清洁头发的作用了。而且，干洗头发不能太勤，最好和水洗的方式交错着来，水洗即洗即冲，相对来说更干净些。此外，如果要进行长时间按摩，最好将洗发水用水冲净后再进行，这样化学物质便不会损伤头发和头皮了。

（陈　周）

生活中的“适宜高度”

（1）床铺　成人的床铺以略高于膝盖部为宜，使上下床感到方便；老年人的床略低于使用者膝盖，便于上下床铺和避免摔伤。

（2）椅子　成人所坐椅子面应低于其小腿1厘米左右，这样下肢可着力于整个脚掌，便于两腿向后移动；孩子使用的椅子应与其自身形体一致。

（3）灯照明　白炽灯的灯泡距桌面高度，60瓦为100厘米左右，40瓦为55厘米，25瓦为50厘米，15瓦为30厘米；日光灯距桌面高度，40瓦为150厘米，30瓦为140厘米，20瓦为110厘米，8瓦为55厘米。

（4）电视机　家中的电视机距地面1米左右，既益于收看，又符合视线的高度。

（5）煤气灶　煤气灶台一般高65～75厘米，锅架离火口以5厘米为宜。无论使用平底锅还是圆底锅，都应把架撑起，以保证最大限度地利用燃料，减少室内污染。

（6）自行车　坐垫高度一般以与本人的腰部持平为宜。车把不能低于坐垫，否则会引起“自行车病”和“膀胱排尿梗阻症”。

（孙　丽）

养宠物常给空气消消毒

南京市中西医结合医院中医科主任、副主任中医师王东旭说，宠物身上携带的一些细菌和病毒会随着宠物的活动飘散到室内空气中，给家人的健康带来直接或间接的危害。所以，饲养宠物的家庭，最好定期给家里的空气消消毒，有两种方法较为简便。

（1）喷雾消毒法　食醋中含有醋酸等多种成分，具有一定的杀菌能力，可进行室内空气消毒。可将食醋一份与水一份混合，装入喷雾器，于晚间休息前紧闭门窗后喷雾消毒，楼房以每立方米空间喷醋雾 9 毫升，隔天消毒一次，共喷 3 次。家庭已出现病员的情况下，食醋的用量要增至每间房 200 毫升。

（2）艾叶熏蒸法　艾叶含有 0.02% 的挥发油，其主要成分为桉油精，对炭疽菌、溶血性链球菌、白喉杆菌、肺炎双球菌、金黄色葡萄球菌、枯草杆菌等均有抵抗作用。一般可以到医院购买艾条在室内熏蒸 5 分钟左右即可，一般一天 3 次，还有防蚊虫的功效。

此外，在给家里空气消毒的同时也要注意保持室内空气新鲜，每天至少要开窗通风换气 3 次，每次 10 ～ 30 分钟。

（杨　璞）

供暖期当心“取暖病”

冬季供暖期居民容易发生暖气病（也称为“取暖病”），特别是老年人、病人和儿童，可能出现血液浓缩及黏度增高、鼻咽干燥、胸闷、头晕、尿量减少、乏力和免疫功能下降。其主要原因为：

（1）二氧化碳增加　当室内空气二氧化碳浓度达到0.15%～0.2%时，即属于轻度污染，人们会因此而出现情绪低落和食欲减退等症状；当室内空气二氧化碳浓度超过0.2%时，则属于严重污染，长期处于二氧化碳浓度高的环境，会严重影响生长发育。

（2）有害物质增加　采用地热采暖、冬季新装修或新购买家具的家庭，由于室内温度比较高，有害物质的释放会大量增加。另外，空调器及其管道中的有害物质也会污染室内环境。

（3）湿度大为降低　湿度过低不仅会使人的皮肤干燥、瘙痒，而且流感病毒也极易随着空气中的灰尘进入人体，引发咽炎、气管炎、肺炎、支气管哮喘等疾病。

防“取暖病”四注意

（1）每天开窗通风两次　宜选择上午、中午开窗，每次不少于30分钟。

（2）绿化、美化、净化室内环境　如养殖绿色植物，增加室内空气湿度，吸收空气中的有害气体，或选用空气净化器。

（3）增加室内湿度　如在炉子上烧一壶水，在室内晾一些潮湿的衣服、毛巾，在地面上洒水，使用加湿器或负氧离子发生器等，使冬季室内的空气湿度达到30%～60%的国家标准。

（4）多吃富含维生素A的食物　如胡萝卜、卷心菜等，少进食刺激性食物，以保护呼吸道和皮肤黏膜。

（宋广生）

冬天冰箱不宜停

张女士为了省电，前几天把冰箱电源拔掉停用。结果当她想再用冰箱时，却发现不好用了。家电维修人员说，张女士的这种做法是不科学的，很容易降低冰箱的使用寿命。

“冬季停用冰箱，会降低冰箱的使用寿命。”多年从事家电维修的王师傅表示。这是因为冰箱内胆的塑料在常温下（断电后）比在低温时容易老化，连续使用则可以减缓老化现象，相对地延长冰箱的使用寿命。此外，停机不用，会导致冰箱内闲置不用的氟利昂直接腐蚀冰箱管道，如果出现冰箱内漏，那时可就要动“大手术”了。王师傅认为，冬天冰箱耗电量仅是夏天的1/3，为省这点电而致使冰箱发生大故障，得不偿失。

艳丽壁纸容易“视觉疲劳”

颜先生当初在卖场看到一款花色壁纸，简直是一见钟情，绚丽的色彩、独特的图案，让他过目难忘，几乎是毫不犹豫地买下了它。但是，贴上墙3个月不到，颜先生就对这款壁纸产生了厌恶，看到它就觉得眼睛不舒服，只想把它从墙上扯下来。原来是颜先生对他家艳丽的壁纸产生视觉疲劳了。

要是你家的客人大赞“你家的壁纸真漂亮”，这可要当心，这样的壁纸极易产生视觉疲劳。因为壁纸包含了色彩、图案等鲜活的特征，不能太过突出，毕竟它只是背景，一句“你家的壁纸真漂亮”也许正说明了壁纸与环境不和谐、不相融。家中壁纸的色系应统一，不宜在居住环境中应用反差大、冷暖色同时使用的壁纸。

因此，在决定壁纸的风格时，应考虑到地面材料、家具、饰品和灯光的同步设计。除尺寸等要求外，一般来说壁纸颜色越纯正、花型越素雅、铺贴效果越持久，同时也越经典，也越不致产生视觉疲劳。

（马凤喜）

枕芯3个月洗一次

“枕芯一定要常洗常晒。”北京协和医院变态反应科副主任王良录教授说，“我们做过试验，发现从没洗过的枕芯里，有大量灰尘、螨虫和霉菌。国外研究说，一个从没洗过的枕芯里，有一半的成分是尘螨和霉菌。所以，总不洗枕芯可能危害健康。普通家庭的枕芯，起码3个月洗一次，如果家里有人尘螨过敏，在洗前，先把枕芯放在室外暴晒。”

专家认为，枕套和枕巾更要勤洗，每周洗一次最好，至少也要两周洗一次。清洗方法很多，关键是不要残留洗涤剂。家里有过敏患者，一定要用

50℃以上的热水清洗，才可杀死尘螨。枕套、枕巾洗完后最好在室外自然晒干。晾晒时选择紫外线功效最强时段，即上午 10 点到下午 4 点，一般 3 小时就能收到杀毒除味的效果。

（少　阳）

洗衣机应装七成满

中国家电研究院国家家用电器质量监督检验中心综合检验部主任鲁建国说，要想洗衣机省水省电，首先要对衣物分类。把外套等厚重的衣服和T恤、衬衣等较轻的衣服分开洗，分别使用“标准洗涤”和“快速洗涤”，这样既能保护衣物少受磨损，也延长了洗衣机的寿命。其次，洗衣量不要超过其额定容量，以七八成满为宜，水量不要太低或太高。同时选择低泡沫的洗衣粉、洗衣液；如果是滚筒洗衣机，可加热洗涤。高档衣料水温以 40℃为宜，棉布以 60℃为宜。

（瞿　晟）

垃圾桶不要成“细菌窝”

垃圾桶因为要接纳各种各样的废弃物，每天都被细菌、病毒、霉菌包围着，从而污染室内环境，因此也是一个极易藏污纳垢的“细菌窝”。有关专家指出，要想确保居家健康，垃圾桶在选择、摆放和清洁方面都要特别注意。

（1）尽量选择不锈钢和竹编材质　目前市面上的一些垃圾桶由于塑料材质来源不清，可能会带有一些放射性物质或有害挥发性物质，存在一定的健康隐患，而不锈钢和竹编的不仅少有此类问题，也容易清洗。另外，小一点的垃圾桶，可以促使人们勤倒垃圾，缩短了病菌滋生的时间。

（2）家中有两个垃圾桶足够　垃圾桶放多了既占地方，又增加污染的机会，一般厨房、客厅各放一个即可。厕所马桶如果冲水功能较好的话，便后的卫生纸可以直接用厕水冲走，没必要再放垃圾桶了。如果觉得实在不方便，可以放一个有盖的小垃圾桶。垃圾桶还要放在通风较好的地方，以便及时散去垃圾产生的气味。

（3）厨房放置带盖的垃圾桶　市面上有带盖和不带盖的两种垃圾桶。厨房因为带水分的垃圾多，易散发气味，最好选带盖的。丢进垃圾桶前须沥去水分，随时封口。不带盖的垃圾桶可放一些干性、没有气味的垃圾，适合卧室或客厅。干性垃圾中的废电池、废日光灯管、废水银温度计、过期药品等有害垃圾，也需要分装并密封。

（4）及时清洗　由于垃圾袋会破损，从而污染垃圾桶，因此建议最好每天清洗一次。清洗时要用刷子将缝隙刷干净，最好用84消毒液消一下毒，最后冲净晾干。

（王蓉蓉）

被褥放床屉内易发霉

在空间越来越小的今天，带有床屉的床成了很多家庭的最佳选择。不过床下往往是不太透气的阴暗处，被褥放在床屉里面易受潮发霉，因此不宜长期放置。另外，被褥放在床屉里面，平时也难清理，容易造成卫生死角。

在取用床屉里的东西时，特别是新购买的人造板带床屉的床，要注意甲醛污染问题，尤其是放在床屉里面的毛毯、被褥，一定要先漂洗晾晒以后再使用，防止吸附在上面的甲醛损害健康。此外，平房和一楼因更贴近地表，更易受潮，所以不建议在床屉里放置杂物。

（图　南）

宠物独处要留意

（1）留意电线和接线板　猫、狗在接线板旁玩耍时，身上的长毛万一触到插孔里，会发出蓝色的火花。因此，要确保家中没有暴露的电线，确保小猫小狗不会误啃电线而触电。单独留它们在家中时，应把它们关在没有电线的房间里。

（2）留意零散的绳和线　宠物特别容易受绳和线的吸引，并误以为是玩具，不慎吞下时，轻则阻塞肠道影响消化，重则导致窒息。此外，有些小猫小狗喜欢找个东西练练牙齿，不是家具就是别的什么小物件，如果它们啃家中的摩丝瓶或一次性打火机，咬炸了可不是闹着玩的。

（3）留意暖水瓶和塑料袋　小猫喜欢在家中蹿上跳下，如果旁边有暖瓶，一不小心碰倒，就算不被开水烫到，也可能被破碎的瓶胆扎伤。塑料袋质地轻，在猫、狗的摆弄下会翩翩飞舞，惹得它们爱不释“爪”，但一旦被塑料袋罩住了头，很容易导致窒息死亡。

（4）关好窗户和阳台门　敞开的窗户和留有缝隙的阳台有可能造成宠物“失足”坠楼。因此，宠物主人应在出门前关闭窗户和阳台门，或尽量避免在窗户边或阳台上放置椅子、木箱等。

（胡安仁）

装修买涂料别忘索取质检报告

被称作“隐形杀手”的溶剂挥发已经成为继汽车尾气排放及烟雾漂尘之后的第三大空气污染源。记者获悉，我国溶剂涂料每年向大气排放挥发性有机化合物（VOC）达 200 万吨，直接危害人体健康的达 80 多种。

中海油常州涂料化工研究院总工程师钱伯荣指出，VOC 是一种挥发性有机化合物，在室内最常检出的 VOC 包括烷、烃、苯、二甲苯、甲醛、丙酮等，这些有害物质主要用于胶黏剂、壁纸、地毯以及石材的制作。

国家环境分析测试中心主任黄业茹介绍，VOC 多半具有渗透、挥发性等特点，长期在无保护状态下与其接触或经由呼吸吸入，会导致呼吸道、肺、肾、肝、神经系统、造血系统及消化系统的病变，如过敏和癌症等。

“无味涂料”更需警惕。VOC 如此可怕，那么人们装修购买涂料时如何鉴别呢？钱伯荣告诉记者，VOC 和气味没有必然联系，有 VOC 不一定有气味，有气味也不一定含 VOC 高。譬如，涂料中散发着淡淡的乳液味道是正常的，如果有一些特殊的香味，反而要更加警惕，因为添加了“遮味剂”才能达到所谓的净味效果，而“遮味剂”和 VOC 一样含有有毒物质，毒性甚至更加持久强烈。钱伯荣建议，判断 VOC 含量多少的办法，一是挑选知名品牌，二是要索取质检报告，仔细查看 VOC 的含量，含量值越小越安全。

（党晓晖）

巧用洗衣粉增强去污力

洗衣粉的化学成分主要有烷基苯磺酸钠、表面活性剂、酶等。懂得正确使用洗衣粉，不但能最大限度发挥洗衣粉的作用，而且还能节约用水。

（1）加酶洗衣粉用水温度不能超过 60℃，否则酶就会失效，影响洗涤效果。

（2）洗衣粉应放置在阴凉干燥处，尤其是加酶、加香洗衣粉，如温度过高，香精会挥发，酶会失去活性。

（3）洗衣粉主要分为五类：高泡型（普通型）适用于手工洗涤。低泡型为洗衣机专用，效力高且泡沫少，易于漂清。漂白型，在 60℃以上的热水中有漂白作用，适于洗白色衣物。加酶型可分解衣物上的汗渍、奶渍和血迹，在 45℃的水中使用效果最好。

（4）洗衣粉产生泡沫的多少和去污力没有直接关系。实验证明，洗衣粉的浓度在 0.2% ~ 0.5% 时，洗衣粉水溶液的表面活性最高，洗涤去污能力最强，也就是说，在一盆清水中加入约一茶匙的洗衣粉就足够了。加入过多洗衣粉不但不会增强去污效果，还会损坏衣物纤维。

（5）没有不伤手的洗衣粉。洗衣粉属于化工产品，去污的同时或多或少都会对皮肤造成伤害，所以洗衣服时最好戴上橡胶手套。

（6）很多人习惯将脏衣服存放在洗衣机中，洗衣时再放入水和洗衣粉，这是错误的作法。应先放入洗衣粉，加水冲开，然后再放入衣物。

（7）有时衣物漂洗了五六遍，但水面上还是残留着一些泡沫。其实此时的衣物已经漂洗干净了。一般情况下，手洗衣物彻底漂洗两三遍就可以了。

（美　雪）

使用一次性餐盒注意事项

（1）塑料餐盒合格率低　国际食品包装协会在 2008 年年底曾对北京市一次性塑料餐具质量情况进行了抽样调查，抽查检测合格率仅 57.7%。送检的 26 种样品中，11 家企业的产品不合格。

有关专家认为，蒸发残渣超标的主要原因是生产厂家为降低成本，在生产中大量使用工业级碳酸钙、滑石粉、石蜡等有毒有害物质，甚至添加了来源不明的废塑料。这类有毒有害物质如果渗入食物内，会导致消费者慢性中毒。

（2）劣质餐盒软绵绵　辨别假冒环保餐盒可用这样的方法：手摸软绵绵，轻轻一撕就破裂，一闻刺鼻又呛眼，撕碎入水就下沉。使用一次性塑料餐盒时，要注意饭盒上应有 QS 编号。要尽量选择透明度好的。选用前最好先用手撕一下，质量好的盒子撕不烂。一折就有白痕的塑料餐盒一般都含有石蜡，而工业用石蜡具有致癌性。在餐盒生产时使用滑石粉可降低成本，这种餐盒对健康危害较大。含滑石粉的餐盒一般都比较重。

（3）热菜别直接放入餐盒　在日常使用一次性塑料餐盒时，应选择质量可靠的产品，同时要知道安全的使用方法。有的人家不愿自己炒菜，习惯去餐馆点菜打包带回家。将高温油炒菜肴、油炸食物直接放入餐盒中，危害是最大的。如果去餐馆买盒饭带走，应该让厨师先将菜肴放于瓷盘或碗中，过 5 ~ 10 分钟再装入餐盒，这样能大大减少有害成分从餐盒中溶出。即使没有时间多等，经过盘、碗转换，也能使菜肴温度下降，从而减少餐盒中有害物质的溶出。

另外，在使用一次性餐盒时还要注意以下几个问题。不要用一次性餐盒长时间存放食物，特别是存放油、水较多的食物。不要用一次性餐盒在微波炉中加热食物。少用一次性餐盒冲泡食物，如冲麦片粥、速溶汤等。不要将一次性餐盒中盛装的菜肴菜汁用来泡饭、冲汤。

（姜微波）

儿童房加湿别超3小时

由于孩子呼吸系统并没有完全发育成熟，如果在儿童房使用加湿器超过3小时，反而会对孩子健康不利，可能诱发哮喘、感冒。

解放军309医院儿科主任郭晓清指出，换季时的干燥气候会使呼吸道疾病容易在儿童中传播，因为当空气湿度低于20%时，室内可吸入颗粒物增多，容易使人患上感冒，当空气湿度达到45%～65%时，病菌的生存环境遭到破坏，不易进行传播。但若空气湿度太高，如超过80%，会使孩子的呼吸系统和黏膜感觉不适，免疫力下降，诱发哮喘、感冒等疾病。郭主任建议，儿童房面积如果在十平方米左右，每天加湿两次，每次3小时，即可达到室内适宜湿度。

需要注意的是，使用加湿器要定期清理消毒，否则加湿器中的霉菌等微生物就会随着气雾混入空气里，再进入孩子的呼吸道，同样容易引起呼吸系统疾病，甚至患上“加湿性肺炎”。

（弓　艳）

洗澡少用搓澡巾

皮肤的表面是由角质细胞组成的角质层。角质层与其表面皮脂和水分乳化形成的皮表脂质膜共同构成了皮肤最表面的屏障保护层。它一方面保护机体内部各种组织器官免受外界环境中的各种损害，另外皮表脂质膜内的游离脂肪酸，使皮表pH值偏酸，对许多细菌的生长有抑制作用。另一方面，角质层的半通透膜特性能够很好地防止体内营养物质的丧失。

洗澡时用搓澡巾擦洗皮肤，常常使尚未完全角化的角质细胞过早剥脱，甚至将角质层完全剥脱，使皮肤的屏障保护作用大大减弱，机体很容易遭受外界环境中的种种损害，而长期下来也容易加速皮肤的老化。所以不提倡用搓澡巾洗澡。

尿不湿一晚换两次

6 个月前的小婴儿晚上睡觉时，还是用“尿不湿”较好，不仅家长不用担心打湿孩子衣裤，弄湿床褥，而且换起来也比尿布更方便。但是，尿不湿就算质量再好，在透气性上还是要比尿布稍差一些，如果长时间用尿不湿，就会出现臀红、尿布湿疹等。因此，晚上用尿不湿的时候也要勤换，换之前别忘了用温热湿巾给宝宝清洗小屁屁。尿不湿要选择柔软、吸水、透气性好的，一晚上至少换两次，即 4 小时更换一次。

很多父母担心夜里给宝宝换尿不湿会影响他的睡眠，其实此时的宝宝属于浅睡眠期，不论换尿不湿还是把尿，都不会影响他们的睡眠。

（李海鹰）

危险档案

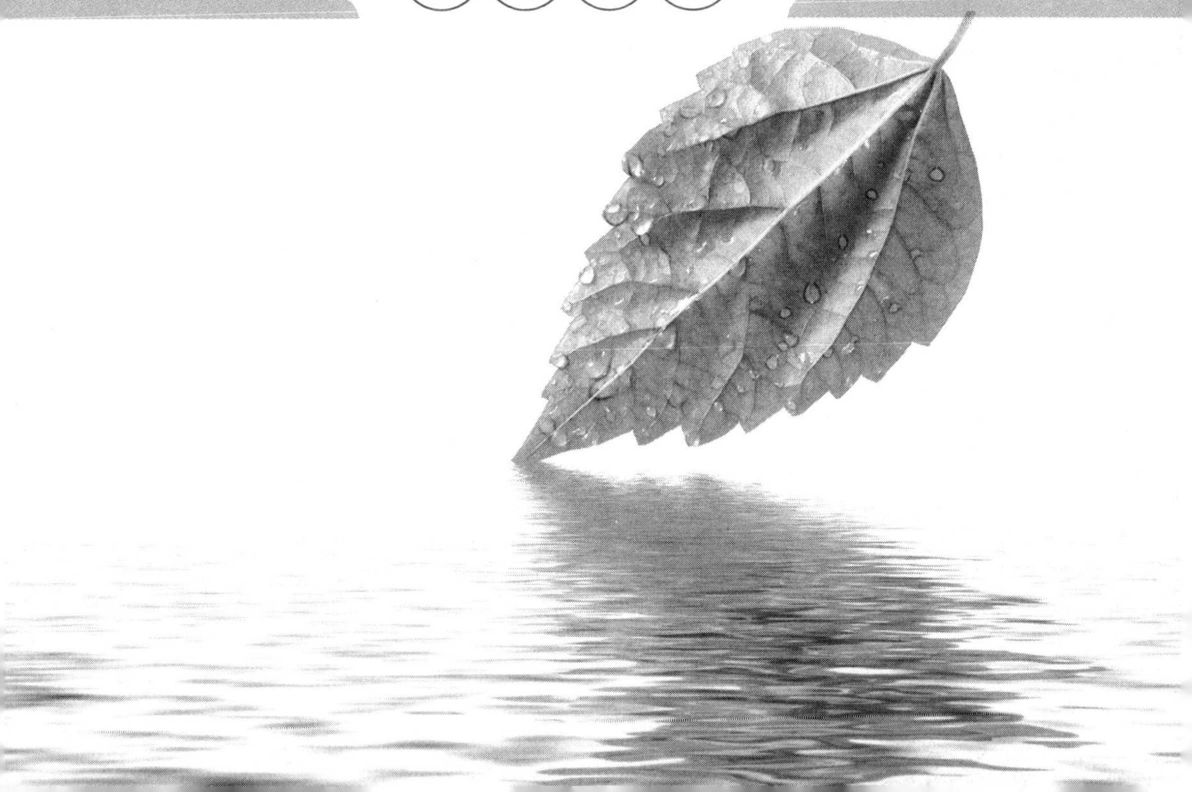

家庭防火从选装修材料开始

（1）插座、电线是居家的安全脉络　某些时候，家庭使用电脑等电器时会发生质量问题，甚至引发火灾，其实这并不一定都是家电的问题，也可能是由于消费者在家中的用电行为不规范，或者是提供连接供电的电线、插座等中间产品的质量太差而引发的。因此，在购买这些产品时不要贪小便宜，要选择有质量保证的产品。

（2）大功率电器要专线专用　电磁炉、电饭锅、电压力锅、空调机等等，现代家庭内大功率的电器产品越来越多，特别是厨房内所用的大功率电器往往是有发热功能的，这些大功率电器最好能布置专用线路。一线二用，电线很容易超负荷，最终酿成火灾。

（3）复合地板防火效果好　目前，市面上具备防火功能的地板只有复合强化地板，纯木地板和竹地板若添加了防火层或防火涂料也有一定的防火阻燃效果，但不是很明显。消费者在购买防火地板时，最好在现场用火烧来测试一下。

（4）水性漆阻燃性能较好　提到油漆、涂料，消费者的第一印象就是净味、无甲醛等概念，而对于防火的功能则是了解很少。其实，涂料的防火性同样很重要。普通家庭装修一般采用饰面型防火涂料，饰面型防火涂料属水性涂料，涂层遇火后膨胀发泡，形成防火隔热多孔碳层，具有优异的防火性能，例如，水性木器漆也具备不燃不爆的高安全性等特点。此外，要达防火一级，涂刷一般为 3 毫米的厚度。

（5）壁纸可喷涂阻燃剂　防火壁纸是用 100 ~ 200 克 / 平方米的石棉纸作基材，同时在壁纸面层的 PVC 涂塑材料中掺有阻燃剂，使壁纸具有一定的防火阻燃性能。一般的壁布和壁纸可采用在无色阻断剂中浸泡或者喷涂的方式做防火处理，使它们变得不容易燃烧。

（6）门板要用防火板处理　门板以木材为主，因此在选择时也要考虑到防火的因素。具有防火功能的门板，基材是刨花板、防潮板或密度板，表面用防火板，这是目前市场上使用越来越多的一种材料，其价格比普通门板高出 40 ~ 50 元，一般的橱柜门板可以选用这样的贴面。

（孟春林）

谨防煤气中毒

无色无味的煤气被称为“沉默的杀手”，煤气中毒，其实就是一氧化碳中毒。专家提醒，煤气和煤炉是“生产”一氧化碳的“重灾区”，尤其是在不通风的房间里生炉子、用土暖气，或使用橡胶管已经老化的煤气管道，以及用完后没有拧紧煤气开关，都有可能造成煤气中毒，需要特别注意。此外，如果家里用的是燃气热水器，也得特别小心，如果燃气燃烧不充分，一旦通风不好，洗澡时间长，就会发生煤气中毒。在没有行驶的汽车里长时间开暖气，也会中招。

发生煤气中毒，从身体感觉上就能判断。通常，轻度煤气中毒的表现有头晕、头痛、四肢无力、恶心呕吐等，一旦出现以上任何一种情况，就要想到可能是煤气中毒，必须赶快开窗通风，同时关闭炉灶，马上到室外。如果发现得早，能尽快恢复。否则，情况会越来越糟，甚至导致死亡。

“不仅在冬天，任何季节都要时刻保持警惕。”专家提醒说，除了定期对家里的燃气设备进行检修外，建议有老人的家里，最好装一台一氧化碳报警器，它小巧灵敏，能防患于未然。更重要的是，在充满煤气的房间内，千万不要用任何电器，比如立刻打开抽油烟机，以及开灯、打手机等，否则会引起爆炸。

（刘轩文）

警惕卫生用品中三氯生过量

在一项研究中，科学家们称牙膏和肥皂中含有的化学物质三氯生可能会造成胎儿的脑损伤。怀孕妇女接触高含量三氯生，会使她们的孩子面临风险。因为三氯生能够破坏子宫中血液的正常流动，致使胎儿大脑缺氧。美国佛罗里达大学的玛格丽特·詹姆斯教授表示："这对胎儿是一个威胁。"

三氯生是一种有效的抗菌化学物质，50 年前，科学家们发现可将它用于洗漱消毒用品。现在三氯生已经广泛地应用于牙膏、除臭剂、洗手液甚至是玩具上。按照欧盟的规定，卫生用品中三氯生的含量低于 0.3% 是安全的。

留意路灯杆上的"救命符"

北京市民遇到紧急情况，因说不清地址而延误报警和救助的状况将得到很大改观。北京路灯管理中心正在进行的路灯杆精确编号，可谓是市民的"救命符"。目前北京已为两万多灯杆贴上编号牌，今后全市 12.5 万个灯杆将全部贴上编号。编号完成后，每个灯杆都要进行 GPS 定位，定位数据记录在电子地图上，提供给相关政府部门。届时"120"、公安、交管等部门可直接实现电子系统联网。不熟悉道路情况的人员发生突发状况，需要报警或求助时，直接报出附近的灯杆编号，相关部门就能确定其具体位置。

路灯管理中心生产技术处处长于景萍介绍，编号牌长 20 厘米、宽 15 厘米，黄底黑字。这些编号牌防水，贴在杆身 2 米高处。

北京"120"急救中心宣传中心主任李坚韧说，曾有患者在路上突发疾病需急救，但拨打"120"急救电话后却说不清具体位置，导致急救车为寻人就花费了一定时间，错过了抢救最佳时机。在电线杆等公共设施上标注统一编号，即使患者不清楚自己所在方位或深夜看不清路标，只要报出身边公共设施上的编号，急救中心就可通过相关系统，按编号对患者所在位置进行准确定位，"这样就能为患者赢得关键的抢救时间"。

目前，深圳、扬州等城市已经启用看路灯编号报警的方式。

（文　静　李秋萌）

矿泉水瓶不能长期反复用

阿联酋一名12岁的女孩儿，在连续16个月使用同一个矿泉水瓶喝水后得了癌症。研究证明矿泉水瓶的PET塑料材质中含有一种叫双酚A的物质，人体长期摄入有致癌危险。双酚A的英文名字为Bisphenol-A，简称BPA，化学名为二酚基丙烷，是生产聚碳酸酯（PC）的主要化工原料，由于PC材质质轻，透明性好，又耐热耐高温，所以被广泛用于制造各类生活用品，如婴儿奶瓶、食品容器、塑料餐具，甚至浴帘、玩具等。

目前国际上有很多科学报告称：低剂量的双酚A即会对人体产生不利影响。双酚A与生殖健康紧密相连。1998年，美国华盛顿州立大学的遗传学家发现，被注射双酚A的雌性小鼠存在严重的生殖问题，包括产生有缺陷的卵子。双酚A在体内可能发挥类似雌激素的作用，扰乱人体的代谢过程。美国密苏里大学专家研究发现，在胎儿发育过程中，双酚A会通过胎盘从母体传给婴儿。双酚A作为一种合成雌激素，可以起到类似荷尔蒙的作用。双酚A可能诱发某些癌症。阿联酋女孩当然是个典型案例。有项研究指出，长期使用含有双酚A的食品容器有可能导致前列腺癌、乳腺癌等。由于双酚A最大的使用对象是塑料制品，而含有双酚A的塑料制品会破裂，尤其是当这些塑料制品在被洗涤、加热或施加外力作用时，双酚A会渗入到食物和水中并可能进入人体。接受美国疾病预防控制中心调查的6岁以上的美国人中，有93%的人尿液中发现双酚A的存在。

切记：使用矿泉水瓶和饮料瓶时，不要长期重复使用，特别是不要装醋，更不要在放置于高温闷热环境后使用。

（雪　凝）

小心笔记本电脑灼伤大腿

最近有医学专家警告，把笔记本电脑放在腿上使用可能会引起永久性的皮肤变色，在个别情况下，还有可能引起癌变。电脑散发出的热量可能会导致腿部皮肤出现与荨麻疹类似的症状，也就是所谓的“皮肤烤伤综合征”。

最近出现的一个病号是一名12岁的男孩。他每天要花上好几个小时将笔记本电脑放在大腿上玩游戏，这样持续了几个月以后，他左腿上的皮肤呈现海绵状，并且皮肤也发生了变色。瑞士研究人员报告，“这个男孩也意识到了笔记本电脑把他的左腿烤得难受，但他始终没有换个姿势。”另一个病例是一名美国的法律学专业学生，她发现自己的腿上出现了斑点样的变色。她的医生开始怎么也找不到病因，直到后来发现这名学生每天要把笔记本电脑放在腿上工作大约6个小时。

笔记本电脑工作时，底部的温度能够达到52℃。而在显微镜下，这些患者皮肤的特征，与长期在太阳下暴晒后的受损皮肤非常相似。瑞士巴塞尔大学医学院的研究人员认为，在个别情况下，“皮肤烤伤综合征可能会进一步引发皮肤癌”。他们同时警告那些长期在高温环境下工作的人，比如面包师、银匠等，也要警惕“皮肤烤伤综合征”。而儿童的皮肤尤其容易受到这种伤害。一些大的电脑制造商，如苹果、惠普和戴尔也都在其产品用户手册中提醒用户，将笔记本电脑长时间放在裸露的皮肤上会引起皮肤灼伤。

（丁　佳）

石材放射性危害身体健康吗

一篇“石材放射性污染危害身体健康”的报道，让人们在选购石材时很担忧。笔者就此采访了中国人民大学环境学院一位不愿透露姓名的教授。他说，石材的危害主要集中在放射性污染上。自然界中任何物质都含有天然放射性元素，只不过不同物质的放射性元素含量不同罢了。石材取之于自然，含有放射性物质是正常的。其中，备受诟病的石材放射性主要是指石材中含有的镭、钍、钾三种放射性元素在衰变中产生的放射性物质，主要为氡气。“氡是自然界唯一的天然放射性气体，氡在作用于人体的同时会很快衰变成人体能吸收的核素，进入人的呼吸系统造成辐射损伤，诱发肺癌。但这一几率在现实中很小，石材总体上属于低辐射。”该教授说。

选购石材要看检测报告。清华大学室内空气污染净化技术专家李俊华教授指出，1993年国家建材局发布的《天然石材产品放射性防护分类控制标准》对石材进行了很严格的划分，不同级别的石材有明确的适用范围，消费者可以选择石材作为家装材料，只是在选择时要注意看其检测报告上标示的级别，明确其适用范围。

既然石材有明确的适用范围和级别限制，为何现实生活中依旧有因石材放射性污染而对人体造成危害的事件？对此，北京工商大学化学与环境工程学院钱枫教授指出，这一方面是由于消费者缺乏基本常识，选择了错误的石材，另一方面是商家违规经营造成的。因此，消费者在选购石材之前，一定要先充实一些常识，不能仅仅听从导购的讲解或是只注重外表的美观。同时在选购时应要求商家提供国家规定、认可的权威检测报告。

（王　莹）

粗糙卫生纸细菌多

国家质检总局近日发布的抽查显示，全国各地588种卫生纸产品中有50种不符合标准。不合格纸品大部分是细菌超标、荧光漂白剂过量或是柔软度不够。研究表明，荧光漂白剂过量使用会致癌，细菌超标会导致感染等。怎样才能选到合格的卫生纸呢？国际食品包装协会副会长、环保专家董金狮告诉记者，消费者一定要选择大型超市、商店购买知名品牌的卫生纸。具体挑选时，应遵循以下四个原则。

（1）封口完整、外观整洁　合格产品的包装封口应完整牢固。纸面应洁净，不粗糙，不应有明显的破损、硬质块、生草筋、浆团等杂质和残留的印刷油墨。

（2）信息齐全　国家规定，合格卫生纸的包装上应印有生产厂名、生产日期、产品等级（优等品、一等品、合格品）、采用标准号、执行的卫生标准号等信息。

（3）不掉粉尘　轻轻抖动卫生纸，合格产品不会有粉尘落下。反之就说明荧光漂白剂使用过量。

（4）纸张柔软　抚摸合格卫生纸应感到柔软舒适。一般来说，棉浆原料最舒适，其次是木浆，再次麦草浆。

买到了合格的纸产品，我们还要注意如下使用细节：

（1）别拿卫生纸当餐巾纸用　餐巾纸都是一次性的，而卫生纸多用可再生纸制成。用卫生纸作为餐巾纸，可能会被细菌感染。

（2）长时间装在口袋里的纸不干净　这样的纸带有很多细菌，即使是用来擦汗，也有可能会导致皮肤过敏，出现红斑、丘疹等。

（刘源隆）

高温易致家装致癌物释放

高温、闷热、潮湿的夏季，很多人在推开家门的一瞬间，常能闻到墙壁、地板、新家具等散发出的各种气味，尤其是装修时间不长的新家更严重。的确，热浪的不断袭来，让家装污染也进入“高发期”。福州大学环境学院毒理学专家孔志明教授说。

我们的新家到底有多少致癌物呢？北京室内环境监测中心的资料显示，夏季导致家装异味的主要原因是装饰材料和家具，如新买的皮沙发味大，主要是其后期加工时，要放入增色剂、增韧剂、胶黏剂等多种添加剂，释放出含有苯系物及 TVOC 等有毒气体；墙漆、壁纸、地板胶等也是苯系物的重要来源；地板、门窗、橱柜含有甲醛更是公认的事实；墙漆、壁纸、瓷砖、洁具等也会释放诱发肺癌的氡气等。

北京肿瘤医院淋巴血液内科主任朱军介绍，30℃时有害气体的释放量最高。而夏季气温大都在 30℃以上，湿度大、常开空调导致空气对流减少等，更会加重室内空气污染。无论是刚搬入新居不久，还是刚置换过新家具的朋友，一定要注意以下几点：①新房要久“晾”。新装修好的房子最好空置通风半年，最短不少于 40 天。夏季甲醛挥发快，避开夏天再入住很必要。②日日通风换气。新居换气建议利用厨房、卫生间的窗户通风；在室内放上几盆含有食醋的凉水，既可保护室内涂料面，又能吸收残留的异味；还可在室内放上几个粗纤维的菠萝，加快吸收异味的速度。

（刘　晨）

长期吸烟动脉硬化快一倍

日本研究人员发现，长期吸烟者动脉硬化的速度大约是不吸烟者的一倍，而严重的动脉硬化还会形成动脉阻塞，进而引发心脏病、中风等其他疾病。这将让人们更加清楚地认识到吸烟引发心血管疾病的真正原因。这一发现有助于让医务工作者更加努力地劝阻烟民们早日戒烟，因为该项研究表明，吸烟的损害是累积性的，这使得那些借口吸烟多年却毫无健康问题的侥幸者要重新审视吸烟的危害。同时，专家称，及时戒烟可能会使这种损害痊愈。

“七蜂八蛇”活跃伤人

南方有句老话叫“七蜂八蛇”，意思是七、八月时，毒蜂、毒蛇活动频繁，最容易伤人。酷暑之时，也正是蜂蛇的活跃时期。杭州市中医院院皮肤科主任陶承军教授介绍，尤其是在雷雨来临前，蛇类出洞活动更频繁。加之此季节去野外的人逐渐增多，在一些水木相间的山林避暑，人蛇相遇的机会更大。往往是在不经意时，被埋伏在林木以及草丛中的毒蜂、毒蛇突袭，短时间内便会感觉头晕、恶心、视力模糊等。如不及时对伤口进行处理，很容易造成生命威胁。蜂毒液中含有蚁酸、神经毒素等，能引起溶血、出血等全身症状，严重者甚至死亡。

（徐尤佳）

插座积尘易导电

不少人往往隔上十天半月才想起来清理插座，此时它已经被搞得“灰头土脸”了。插座里的灰尘太多易造成接触不良，严重的还会导致局部发热。温度升高到一定程度，插座就会变形，少数会造成短路，引发火灾。

电源插座应隔三四天清理一次。爱干净的人喜欢用湿抹布擦插座，这是大忌，因为抹布上的水分会让插孔变得潮湿，擦完后马上插上电源，容易引发短路。最好是用吸尘器吸出插座里的尘土，也可把插座倒过来，轻轻拍打底部，然后用干布擦净表面尘土。一定要轻拍，重拍或干脆把插座在地上磕，会破坏里面的零部件。其实，现在不少插座内部都有一些防尘措施。因此，如果在干燥、清洁的环境下，插座只要定期清理就可以了。浴室里最好用带有防水罩的插座，因为水汽可能让灰尘、毛发等成为导体，形成通电状态，有人把这叫做“积污导电”。此外，长期不拔掉的电源插头也要经常清洁，否则也容易产生“积污导电”。

（鲁建国）

电烤箱使用不当易烫伤

中国家用电器研究院小家电实验部主任王巧东说，电烤箱虽然使用简便，但如果使用不当，很可能会发生烫伤或着火的危险。王巧东说，在选购电烤箱时，首先要注意功率。一般建议家用电烤箱的功率在1000瓦左右比较合适。功率太大，很容易将保险丝烧坏。其次，还要注意电烤箱的电源插头，电源插头有接地措施的一般是三个插口，无接地措施的是两个，三插口的相对更安全一些。

在使用电烤箱时，要特别注意不被烫伤或引起着火。王巧东说，放置电烤箱的地方，一定要注意，电源线别暴露太长，也不要接触热的、有火的地方，灶台上就不适宜放。在烘烤过程中不要随意开合电烤箱的门，以免影响食物的口感。使用电烤箱时最好能戴上隔热手套，以免被烫伤。电烤箱不宜长时间空烧，也不宜连续工作（不要超过8小时），也不要在烤箱顶部放置物品，这样一是影响散热，二是容易着火。

清洗电烤箱时，要先拔掉电源线。清洗应用柔软的湿布擦洗，也可蘸少量中性清洗液擦拭清洗，然后用干布擦干即可。烤盘、烤架、发热管每次用完都要及时清洗。如果油污较重，可以使用少量的洗洁精，但切记不要使用强酸的清洁用品，否则可能会腐蚀电烤箱的零件。

（秦　锐）

多种文身颜料含有害物质

瑞典化学产品监测局最近对文身颜料进行的检测显示，多种文身颜料含有的化学物质严重超标，有害身体健康。该局此次对 31 种文身颜料所含化学物质进行检测，结果发现仅有 5 种颜料的化学物质含量符合欧盟的规定，其他颜料均超标，如橘红色颜料含有 8 种不同的金属元素，其中至少有 4 种含量超标；黑色染料中苯含量超标 480 倍；10 种颜料中含有禁止使用的芳香类物质。检测人员说，即便是已经达标的颜料，也可能含有其他对人体有害的物质。

哪种手机辐射大

作为使用频率最高的数字产品，很多人几乎 24 小时手机不离身。不久前，英国专家的最新研究又发现：手机的致癌性可能比香烟更强。由此将人们对手机辐射的关注提到了前所未有的高度。

手机辐射究竟对人体有没有害？对此，马拉松式的争论似乎从未停止过。前段时间，美国非营利组织“环境工作组（EWG）”测试了 1000 多款手机的 SAR 值（辐射被人类头部软组织吸收的比率），排出了最新“十佳与十差手机辐射榜”。

✻ 直板、袖珍、山寨手机辐射大

“当人们使用手机时，手机会向发射基站传送无线电波，而无线电波或多或少地会被人体吸收，这些电波就是手机辐射，由高到低依次为天线部、听筒部、键盘部和话筒部。”资深电磁环境专家、中国室内装饰协会室内环境监测工作委员会赵玉峰教授告诉记者：“手机的辐射主要来自天线，包括外置天线和内置天线。”辐射的强度跟手机和人体的距离成反比，距离远一倍，辐射衰减十倍；距离缩短一倍，辐射强度增加十倍。从天线的位置看，外置天线的辐射比内置的要大。

在机型的选择上，直板机的天线离头部最近，所以它的辐射最大，翻盖机的天线离头部最远，所以辐射较小，滑盖机则介于两者之间。而手机的功能多少，则对辐射强度没有影响。国际无线电科学联盟电磁噪声与干扰委员会中国分会高攸刚教授则认为，袖珍型的手机辐射比较大。手机厂商为了降低电磁辐射，通常会在手机内部设一个金属屏蔽层，这层屏蔽可以将除天线之外的电磁辐射转换成热能消耗掉。手机体积过于小巧，厂家就会在金属屏蔽层的大小上作出牺牲，可能使其对电磁辐射的过滤功能减弱。

中国消费者协会消费指导部副主任张德志称，有些山寨手机原材料质量、结构设计、发射参数都不合格，为了追求功率，在辐射方面超过了国家标准，有的甚至超标 50 多倍。

❋“保守用法”减少辐射

（1）长话短说　少用手机“煲电话粥”，准备长时间通话时，应改用固定电话或使用耳机。如果不得不长时间地使用手机直接通话时，也应每隔 1 ～ 2 分钟就换用另一只耳朵接听，以避免一侧大脑长时间地受到辐射。

（2）别挂在胸前或腰间　经常使手机靠在腰部或胸部，其产生的辐射会影响人的生育能力和心血管功能。最好把手机放在随身携带的包中，并尽量把它放在包的外层。如果必须随身携带手机，一定要保证键区位置朝向身体，背面冲着身体外侧。

（3）信号弱的地方少打　信号差时手机的功率会自动加大，从而造成其辐射的强度增大。基于同样的道理，在电梯等小而封闭的环境里使用手机也会使其辐射强度增大。

（4）接通后再放在耳边　手机待机时辐射微乎其微，通话时辐射大一些，而在手机号码已经拨出而尚未接通时，辐射量最大，是待机时的 3 倍左右。此时应让手机远离头部，间隔约 5 秒钟后再进行通话。

（5）通话时手机不要贴在耳朵上　美国匹兹堡大学癌症研究所所长罗纳德 · 赫伯曼建议，手机应与身体至少保持 5 厘米距离。手机快没电时、充电时最好也不要打电话。

（6）接电话时不要频繁移动　不要来回走动着打手机，在汽车或火车上也尽量避免使用手机。此时手机不断尝试连接中断的信号，会使辐射增加到最大值。

（7）戴金属眼镜框少打手机　这会明显导致电磁场增强，令使用者对辐射的吸收率增加。最好不要长时间通话，或者左右两边换着听。

（8）使用线式耳机　用耳机虽不能直接“消灭”辐射，但能将人体和辐射源隔离开。在这种情况下，手机辐射仅是标准手机的1%。相比较起来，线式耳机比蓝牙耳机辐射更小。

（9）16岁以下青少年最好别用手机　英国研究人员指出，青少年脑组织纤维对电磁波的吸收率高于成人，更容易因辐射受到损害。

（田　野）

消毒剂使用不当易致病

消毒剂在使用时，浓度过低起不到消毒的作用，如果浓度过高不但会腐蚀衣服及身体，还容易在病菌表面形成一层保护膜，反而杀灭不了病菌。而且浓度高的消毒水长期刺激人的口腔、鼻腔黏膜及呼吸道，反而容易导致患病。应怎样安全正确使用这些消毒剂呢？

（1）84消毒液　一种高效、广谱、无毒、去污力强的消毒剂，能快速杀灭病毒和细菌芽孢等各类致病菌。84消毒液切忌用在蚕丝织物上。消毒金属器械时，需浸泡后按时取出并擦干存放。

（2）过氧乙酸　过氧乙酸是一种非常好的消毒剂，具有很强的广谱消毒、杀菌作用，可浸泡、擦拭、喷雾、熏蒸等，而且不残留毒性，不污染环境，符合环保要求，使用范围广。过氧乙酸成品有效含量为16%～20%，一般家庭消毒配制浓度为0.3%～0.5%即可。关闭门窗，喷雾或熏蒸后密闭20～30分钟即可达到消毒目的。消毒后一定要通风，开窗通风15分钟后方可进入。消毒后的物品要及时用清水擦拭，以减少腐蚀。消毒时要做好个人防护，必要时应戴防护眼镜、口罩和手套等。

（3）来苏水　来苏水是一种有特殊气味的红褐色透明的油质液体，它是甲酚和肥皂的混合液。甲酚又称煤酚，它可以使微生物原浆蛋白质变性、沉淀，从而起到杀菌或抑菌作用。其能杀死一般细菌，但对芽孢和病毒无效，因此来苏水达不到杀灭病毒的效果。

使用消毒剂应注意：消毒剂的杀菌有效成分会随着存放时间的延长而逐渐下降，稳定性差，应现配现用。多数消毒剂在常温下于阴凉处避光保存，但应存放于小孩不易拿到的地方，也不能放在冰箱里，以免腐蚀冰箱。部分消毒剂易燃易爆，保存时应远离火源，如醇类消毒剂等。

（蒋肖男）

客厅布置安全第一

家有老人，房间布置就得格外小心，否则很可能会“祸从家中来”。除了卧室和卫生间，老人的客厅布置也要首先从安全性上考虑。

（1）空间要尽可能大　老人居住的客厅应尽量宽敞，家具最好都靠边放，这样可以留出更多的空间行走和活动。给用轮椅的老人至少留出直径为1.5米的空间。

（2）家具以老人身高的一半为宜　家具的高度不宜太高，也不宜太低，要固定稳当，以方便他们随时手扶。茶几不宜太低，避免老人在站立取东西时过度弯腰。家具最好选择圆角的，这样即使老人不小心磕着碰着，也不会造成太大伤害。

（3）地面不要用地毯　如果选择木地板，就要用软且弹性较好的；如果是地砖，一定要防滑的，拖完地，等地板表面的水干后再踩。地毯由于有缝隙，且不易打扫，容易积蓄灰尘，滋生细菌，再加上地毯的角边会卷起，容易绊脚，所以不太适合老人的客厅。地板上不要放零碎的东西，容易绊倒老人。

（4）椅子腿不能是向外支出的　椅脚不能宽过椅面，因为往外支的设计容易绊到老人。沙发要选择座位面稍硬一些的，旁边必须有扶手，方便起坐；靠背要略高一点，对腰背好。

（5）电器插座放置高一点　最好摆到老人稍一弯腰就可以够着的地方，这样可以减少弯腰。

（6）节能顶灯亮一点　客厅的顶灯最好选择亮一点的节能灯，不要有射灯，一则容易对老人眼睛造成刺激，二是射灯照不到室内的所有东西，会给老人生活带来不便。

此外，电视不要迎光摆放，容易伤害眼睛；窗帘不仅要挡风、保暖，还要遮光好。

（周燕珉）

送烟就是送危害

“吸烟对血管的不良影响有多严重？一位拇趾断后接活者，在术后48小时耐不住烟瘾，背着医生悄悄吸了一支。次日，已经成活红润的拇趾出现坏死，医生全力抢救而不能挽回。”对此，北京同仁医院内分泌科袁申元教授拿出了动物实验证据——将30只大白鼠一半放在有烟雾的环境里，一半放在无烟雾的环境里，5天后检测发现，有烟雾环境里的大白鼠全部出现了小动脉血管痉挛，血管直径缩小了50%～100%。

解放军总医院老年医学研究所何耀教授等专家也报告了近年国内外烟草危害的最新证据：癌症起源于基因的突变。吸烟是主要常见的致癌生活方式，卷烟中有近百种化学物质可以与基因结合并引起基因突变。吸烟者平均每吸15支烟，DNA发生一次突变，而且这些突变可遗传。

专家强调，社会要向公众强化一个理念——“送烟就是送危害”。

（郑灵巧）

微波炉烧水有危险

有些人习惯把水倒在杯子里放入微波炉里加热，然后用来沏茶。但是，当把茶叶放入杯中时，杯子里的水就会立即冒出大量气泡，沸腾起来。这是杯子中有一部分水处于过热状态的缘故，也就是说，这部分水的温度实际上已经高过沸点。杯子里的水在微波炉中之所以没有沸腾，那是因为水中缺乏形成气泡的成核中心（凝结核）。

若用水壶烧水就不会出现这种现象，因为水壶有粗糙的内表面，而且有从壶底升起的热水搅动，这些都可以使水正常沸腾。而微波炉工作时，水不会发生循环流动。由于没有凝结核，水中不会产生气泡，有时无法出现翻滚沸腾现象，因此也无法知道水是否被烧开。如果加热时间长了，水有可能被烧得越来越热，甚至超过沸点，这时的水就是过热水。当你把盛有过热水的微波炉容器放在桌子上时，只要轻微地碰击，就会扰动容器里面的水，由此引发的水气流就会起到某种凝结核的作用，导致水突然沸腾、溅出，甚至造成烫伤。为了预防这种事情发生，用微波炉加热任何液体，加热后都必须让它在炉内静置至少一分钟，然后再开门拿动它。

（木　易）

选电热毯安全防火最重要

传统、价廉的电热毯在我国有很大市场，然而，其引发火灾事故的消息也频频见诸报端。对此，江苏省消防总队的李海撰文呼吁，广大消费者要谨慎挑选电热毯，并做到安全使用。

挑选提示

（1）价格便宜难有好货　据了解，引发火灾事故的电热毯大都来自一些小商店或者批发市场，单价 20 ~ 30 元。业内人士说，符合国家标准的电热毯最低单价也要 40 元以上。

（2）发热线又细又软的大多不合格　合格电热毯的发热线比较粗，摸起来感觉硬一些；不合格产品的发热线比较软，摸起来像细牙签。

（3）看接头是否牢固　合格电热毯的接头很牢固，经得起反复用力拉拽；不合格电热毯的接头稍用力一拽就能拽开，容易出现接头打火现象，从而引起火灾，遇到潮湿时还容易造成触电事故。

（4）必须使用双螺旋发热线　2004 年 1 月 1 日实施的《电热毯安全标准》，要求必须使用双螺旋发热线，此前的各类电热毯都是直线或单螺旋线，存在安全隐患，应立即淘汰。检查发现，劣质电热毯的发热线也多为直线或单螺旋线。

使用提示

（1）平铺于床垫上　应将电热毯平铺于床垫上，最好四个角用绳子固定住，不能折叠使用，也不能用在可调节床上，否则容易使发热线折断、卡住。

电热毯上禁止使用热水袋、烫壶等发热器具，那样会增大电热毯的热效应，造成温度升高散热不好而着火。铺上电热毯后，不能让小孩在床上蹦跳，否则容易踩断发热线。

（2）合理调控温度　先在高温档预热1小时左右，不得超过2小时，再调至低温档，在低温状态下取暖。温度控制器不能放在被子或枕头下面，更不能靠近其他热源。不用时，应将温度控制器关掉，并拔掉电源插头。

（3）轻叠收纳于硬盒　冬季过后，电热毯不用时，应轻叠放入硬盒内，不能使其受到重压，以免产生硬折痕而断裂。一旦把电热毯弄湿了，应马上挂起来晾干，不能水洗或干洗，也不得曝晒、烘烤或熨烫。电热毯安全使用年限为6年。

（李　海）

打印机粉尘有害健康

瑞典科学家的一项新研究表明，一台打印机或复印机工作4小时后产生的微小粉尘，足以使一间30平方米的办公室每立方米的粉尘颗粒达到5万个。这些粉尘颗粒有可能携带着空气中的有毒化学物质，通过人的呼吸道进入人体内，轻则可能导致人出现眼睛黏膜红肿发炎，或引发持久的精力分散和心理疲惫，重则可能诱发某些癌症。

鉴于此，瑞典、澳大利亚等国家已规定，打印机、复印机必须安装在配备有特殊吸尘器的独立的房间里。如果要在家里打印或复印材料，则需养成经常为房间通风的卫生习惯。

炊具怎样使用才安全

北京环保餐具联合组织秘书长董金狮指出，只有了解了锅的安全使用方法，才能发挥它们的正确作用，否则就会对健康不利。

（1）高温油炸别用不粘锅　不粘锅的不粘涂层其实是一层薄膜，厚度在0.2毫米左右，如果干烧或油温达到300℃左右，这层薄膜就可能受到破坏，有害成分全氟辛酸胺就会释放出来。其安全使用温度应不超过260℃，而煎炸的温度一般都比较高，所以不宜用它烹炸食物。

（2）禁用不锈钢锅盛咸酸食物　不合格的不锈钢锅容易出现铬超标。铬是国际公认的致癌金属物之一，而盐、酱油、菜汤等酸碱性食物都可以将它析出。因此，禁用不锈钢锅长时间装咸食物或酸性食物，并尽量少用洗涤剂清洗它，以免腐蚀。

（3）别用铝锅炒菜腌菜　腌制食品一般都是强酸或强碱性的，容易与铝产生化学反应，生成对人体有害的物质。而用铝锅炒菜，或使用铁铲与铝锅碰撞、摩擦，也可能使铝成分在一定程度上释放出来，影响健康。

（4）砂锅颜色不宜亮丽　超市中很多煲汤用的砂锅颜色亮丽，外形美观，但这样的砂锅往往添加了很多化学物质，因此应尽量选用颜色单一的砂锅。使用时，尽量不要用大火，即使要用，也得先用小火让其均匀受热，否则很容易炸裂。

（5）铁锅内壁要干爽　铁锅是我国的传统厨具，比其他锅具都更安全。在炒菜、煮饭过程中，也很少有溶出物。即使有铁物质溶出，也是对人体有好处的。不过使用时，最好炒完一道菜洗一次锅，并保持内壁干爽，以免生锈。

“不论哪种材料的锅，买回后，最好用白醋浸泡或煮沸，不但杀菌，其酸性物质还能将锅中大部分的有害物质溶出，用起来更安全一些。”董金狮强调。

（瞿　晟）

卧室别放樟木家具

樟木有异香又能防虫，常被用来做成柜、箱、橱等家具存放衣物。但樟木挥发出的气体含有樟脑等有机物成分，一旦被人吸入体内，就会产生水溶性代谢产物——氧化樟脑，它具有显著的强心、升压作用，所以，把樟木家具放在卧室，会让人兴奋甚至失眠，从而影响睡眠质量。同时，樟木家具散发出的芳香气味，还可能引发头晕、浑身无力、恶心、呕吐等症状。那么，房间里摆什么家具比较好呢？紫檀制作的家具不仅可以防虫，而且香气较淡，将衣服放在里面，可以日久生香。另外，酸枝木和香枝木类也有一股淡淡的香味，有益身心安康。

（孙　朝）

抽烟会让你慢慢变丑

说起吸烟的危害，伤心、伤肺、影响性生活可能会觉得太“遥远”，可如果说吸烟会让人“毁容”，会不会让你对戒烟坚定信心呢？美国《健康》最新撰文指出，不仅烟民们自己，如果和“大烟枪”一起生活、工作，或长期出入烟雾缭绕的娱乐场所，你也免不了慢慢变丑。

眼袋：吸烟者产生眼袋的几率是非吸烟者的4倍，尼古丁正是你夜里辗转反侧的罪魁祸首。

牛皮癣：研究显示，有10年烟龄的人牛皮癣的发病率会提高20%，11～20年烟龄的人发病率会提高60%，20年以上烟龄的人发病率会增加到200%。

牙齿、手指变黄：吸烟让你告别洁白的牙齿和皮肤，因为尼古丁会让它们变成难看的黄色。

皱纹：吸烟能够加速人体器官的衰老，使皱纹更早地出现，让吸烟者看起来比同龄的不吸烟者平均老1.4岁。这是由于烟草中某些成分妨碍血液中保持皮肤柔软和健康的营养成分的输送。

头发细又稀：吸烟会让发丝变细，并且黑色素减少，头发逐渐变灰。台湾研究者还发现，在相同年龄和遗传因素之下，吸烟者谢顶的几率比不吸烟者要高出1倍以上。

疤痕体质：尼古丁会导致血管收缩，这意味着吸烟者身上的伤口需要更长时间愈合，伤疤也会更加明显。

牙齿松动：吸烟会让你罹患口腔癌与牙龈疾病的风险大大增加。研究表明，吸烟者发生牙龈疾病的几率是非吸烟者的6倍。因此，吸烟之前，先想想坐在牙科诊所椅子上的感受吧。

皮肤失去光泽：香烟烟雾中的一氧化碳，会取代面部皮肤中氧气的位置，同尼古丁结合，从而减少血流量，使皮肤干枯。

皮肤癌：吸烟会导致癌症的发生，其中包括肺癌、喉癌、口腔癌等。此外，吸烟者罹患皮肤癌的几率是非吸烟人群的3倍。

橘皮纹：香烟中的尼古丁会损害皮肤的纤维和结缔组织，导致它失去弹性和强度。任何人都有可能产生橘皮纹，但吸烟者的几率会更大一些。

大肚腩：荷兰研究者发现，吸烟者体内会有更多的内脏脂肪，患糖尿病等代谢病的风险也更高。

（郝美玲）

当心夏日“时尚病”

（1）天热染发易发皮炎　时下，许多年轻人喜欢将自己的头发染成五颜六色。但是在高温天气，无论使用多高档的染发剂都会伤害发质，还有可能伤到皮肤，应该谨慎对待。染发在一年四季都是理发店的火爆项目，为何偏偏夏季得皮肤病的人多呢？原因如下：一是染发过程中难免伤到皮肤；二是由于天气炎热，人的皮肤本来就遭受着强光及空气污染物的刺激，加上出汗多，染发剂中的化学成分更易通过皮肤被人体吸收；三是在高温下，汗液中大量的代谢物会使过敏发炎的皮肤更易滋生细菌，导致各种刺激反应发生，出现头皮瘙痒甚至红肿等问题。

因此，在高温天气染发一定要谨慎。如果你的皮肤敏感，容易过敏，或有染发剂过敏史，最好避免在高温天气下染发，特别是当头皮有破损时千万不要染发。少用刺激性强的永久性染发剂。染发时要嘱咐理发师最好将染发剂涂抹在距发根有点距离的地方，不宜贴着头皮染。此外，还要给皮肤敏感者一个自我保护的建议，就是先用染发剂做皮肤试验。其方法是，在染发前24～48小时将染发剂涂抹在耳后皮肤上，看自己有无过敏反应。即便是经常使用的染发剂品牌，不同批次、不同系列的产品都可能有所不同，皮肤特别敏感者最好每次染发前都试一试。染后的头发，要充分彻底地清洗干净，尽量将未渗入头发的化学残留物洗掉。

（2）文身贴纸美过留痕　玫瑰、凤凰、卡通动画等形形色色的文身图案，夏日里又悄悄“爬”上时尚男女的颈部、背部等身体裸露部位。殊不知，贴纸虽美却不利健康，不少人用过后会在皮肤上留下痕迹。文身贴纸的使用方法很简单，只要将图案表面的透明面纸撕去，把有图案的一面贴在皮肤上，再用湿海绵将其湿透，过 20 ～ 30 秒去掉底面白纸即可。文身贴纸中的颜料成分复杂，长时间贴在身上不透气，易引起过敏性皮炎和皮肤老化，对过敏体质者更易造成损害，而且有的色彩在炽热阳光的作用下会引起皮肤晒伤。因此，贴纸看上去很美，却不利健康。

（3）止汗剂导致过敏　夏季炎热，出汗多，使不少人胸前和腋窝等部位又黏又湿，还会增添很多尴尬。于是，各种品牌的止汗剂在夏季很畅销，颇受年轻女性的青睐。可是，现在因为使用止汗剂导致的过敏性皮肤病患者也明显增多。止汗剂多是通过某些化学成分，使汗腺导管堵塞、分泌细胞萎缩，从而达到减少汗液分泌的目的。而这些成分会使敏感肤质的人出现过敏症状。如果长期频繁地使用止汗剂，人为抑制出汗，则会因为汗腺导管堵塞、代谢的废物不能正常排出，导致排泄物对皮肤持续刺激，出现红肿、瘙痒等症状。

因此，在夏天用一些较为传统的止汗产品（如爽身粉等）相对较为安全。同时应尽量吃得清淡些，因为辛辣刺激性食物会让人的体味加重。

（邹晓燕）

长期用闹钟损害健康

（1）刺激性闹铃容易使人受到惊吓　睡觉专家指出，声音较大的刺激性闹铃容易使人受到惊吓，引起血管收缩，加快心跳，诱发或加重心脏病、脑动脉硬化、心肌梗死等。

（2）刺激性铃声可能导致消化不良　刺激性铃声还会使人的神经系统变得高度紧张，使肠蠕动加快，可能导致消化不良、胃口不好、便秘或腹泻等。此外，由于长期在刺激中被惊醒，内分泌系统容易紊乱，可能导致月经不规律、容易出汗等。

（韩 亿）

洗发偏方不可信

（1）洗发偏方不靠谱　据网友介绍，鸡蛋洗发法就是将鸡蛋清涂在头发上，静止15分钟后，用清水冲洗掉即可。据说此法有保持头发浓密及亮泽的功效。蜂蜜洗发法就是将蜂蜜10~20克放入手中，涂在头发上，慢慢揉搓，用手蘸适量水继续揉搓，反复进行数次后，蜂蜜就均匀地涂在头发上了。留存15分钟后，用清水漂洗干净即可。

其实，不是所有洗发的偏方都是有效的，如用鸡蛋、蜂蜜、芝麻等洗发偏方并无科学依据，而且生鸡蛋中带有沙门菌，用其洗发存在健康隐患。

（2）偏方洗发可能诱发皮炎　用鸡蛋、蜂蜜、芝麻等洗头发是无科学依据的。因为食用的鸡蛋、蜂蜜、黑芝麻在人体胃肠消化道内通过一系列蛋白酶消化后变为小分子物质才可进入血液被人体吸收，进入肝脏进行生物转化，转变为对人体有用的营养物质。另外，如果将鸡蛋、蜂蜜等直接涂在头皮上，可能只有极少一部分脂溶性小分子物质通过头皮的角质层、毛囊、皮脂腺等吸收入血为毛发生长提供养分。对极少部分敏感肌肤的人来说，外用上述外来物质可能作为抗原，诱发头皮发生变态反应性接触性皮炎。其实，只要掌握正确的洗发方法，也可以让秀发变得柔顺、光亮。

（许惠娟　王　娟）

漂白牙签一闻便知

有媒体报道，我国部分地区餐桌上摆放的是“裸奔牙签”。这种牙签既没有生产厂家地址，又没有品牌名称商标，也没有质量检测标识。质量监督管理部门称，太白的牙签可能应用过超量的漂白粉，会有隐患。

（1）用牙签前先闻闻　含氯消毒剂的理化特征，决定其具有显著的刺激性。去过游泳池游泳的人，大多都有过接触水体中含氯消毒剂发生眼部刺激的经历。含氯消毒剂的超剂量使用，会导致人体眼睛、皮肤黏膜和呼吸道的刺激症状。

氯消毒剂这种“张扬”的理化特征，也有益处。当产品或环境中存在高浓度含氯消毒剂时，其刺激症状会让人本能地逃避刺激物的伤害。牙签中是否存在过多的漂白粉，除了质监部门的检测，消费者从感官上可以作出大致的判断。

（2）消毒不合格的牙签危害大　讨论牙签是否漂白粉超标，笔者认为意义不大。除了含氯消毒剂的刺激性特征，还在于牙签纤细的身材和尖锐的末端。由于牙签的纤细，以及使用数量的限制，比起游泳池和餐具的消毒，牙签携带的含氯消毒剂实在有限，有时不足以带来刺激性的伤害。

如果检测出牙签不含有任何含氯消毒剂，笔者认为更可怕。与化学品致人伤害的剂量－效应关系不同，病毒、细菌致人伤害，对数量的要求不高，因为少数病毒、细菌如果有机会侵入人体，很可能不断繁殖，后发制人。牙签那尖锐的末端，如果消毒不严格出现了危害，当属致病菌、艾滋病病毒、肝炎病毒等微生物的侵害，而不是化学性伤害。

（郝凤桐）

生活中如何防辐射

（1）冰箱：别担心辐射　厨房面积小，不少家庭的冰箱只能放在客厅里，这个大个子的“冷酷”家伙，启动时发出的轰隆声，人们心里不禁担心：它的辐射会不会伤害家人？

冰箱的辐射主要是电磁辐射，“冰箱背面热，但其电磁辐射并不高，电场强度仅为5伏特/米，甚至低于前面的门把手。”北京航天航空大学电磁兼容研究所的曹景阳博士说。冰箱门把手的电场强度达到10伏特/米，“是因为把手处的液晶显示屏。”曹教授指出，液晶屏后面有电路板，因此辐射较大。但是，大家也不用担心把手的辐射，因为不管是5伏特/米还是10伏特/米，都是远远低于4000伏特/米的电场强度国家标准，因此其辐射量是微乎其微的。冰箱的磁场强度也不大，电信工程师、达尔文自然求知社的志愿者程景曾检测过冰箱的电磁辐射。靠近压缩机，其磁场强度最大为 0.5 微特，国家标准是 100 微特。

应对方法：总体来说不用担心，但如果还是不放心，曹博士建议，别买带液晶屏幕的冰箱，或者在开关冰箱门时，身体距离冰箱半米远。

（2）微波炉：门缝辐射最大　微波炉的辐射已经被大家所了解，我们该如何去预防呢？

程景检测到的数据为，微波炉工作时门缝的电磁辐射最高，为 5 ~ 10 微瓦 / 平方厘米，但低于国家标准的 40 微瓦 / 平方厘米。曹景阳检测电场辐射强度时发现，辐射最强的部分是控制面板，将近 20 伏特 / 米，而微波腔里、包括门缝部分，辐射反而小一些，都不到 10 伏特 / 米。

应对方法：程景说，微波炉的辐射只有在工作时才会通过门缝泄漏。因此，你在按完启动开关后赶紧离开，等它结束运转后再来取食物。也可以考虑买一个防辐射围裙。

（3）电脑：辐射被夸大　很多人担心电脑主机辐射对人体健康有危害，尤其是准妈妈们，首先被身边人警告的就是“应少用电脑”。其实，程景的检测数据显示，电脑的辐射是被夸大了，检测时紧挨机箱，其磁场强度也仅为 1 ~ 2 微特。液晶显示器的磁场强度在 0.1 ~ 0.2 微特，所以人们之所以担心其辐射主要是因为心理上恐惧而已，再加上一些商家为了促销自己的产品，也夸大了电脑的电磁场对人体的伤害。

应对方法：辐射虽小，但也架不住日积月累天天用，所以建议电脑族多吃些胡萝卜、白菜、豆芽、豆腐、红枣、橘子以及牛奶、鸡蛋、动物肝脏、瘦肉等食物。还可多饮茶水，茶叶中的茶多酚等活性物质有利于吸收与抵抗放射性物质。

（4）吹风机：5 厘米就安全　吹风机个头虽小，但那瞬间的高温和风速，让许多人担心它里面电机的辐射“魔力”。没错，电吹风机的辐射的确是比较高，程景检测时紧挨着 800 瓦功率的电机，数据为 20 微特。上海环境辐射研究监测中心也曾对电吹风做过检测，一般普通家用的 1000 瓦的电吹风，辐射值为 35 微特。不过，这个辐射距离却很短，程景在离开电机五六厘米再检测时，它的辐射就仅为 1 微特了。

应对方法：有人说吹头发时要与吹风机保持半米的安全距离，其实只要离开五六厘米就足够安全了，而风筒本身距离电机的距离大概就有五六厘米，所以大家没必要担心。当然，如果这 1 微特的辐射还是让你不安的话，那就少用或者不用电吹风机吧。

（吴 志）

二手烟危害甚于日本核泄漏

长时间身处二手烟环境中，危害比核辐射还大！近日，中国疾控中心控烟办公室发布报告《二手烟危害甚于核泄漏》称，烟草烟雾中含有 7000 多种化学物质和化合物，其中数百种有毒，至少 70 种致癌。

报告称，每天吸一包烟，一年因此遭受的辐射量为 24 毫西弗，等于在福岛核电站外面站了 2 个小时；一天吸一包半烟，因此遭受的辐射量将超过核电厂工作人员的安全标准。而对于经常遭受二手烟侵害的非吸烟者来说，每年因此遭受的辐射量相当于一年做 10 次 X 线透视，或在核泄漏区附近呆了 10 天。

我国是世界上最大的卷烟生产国和消费国，目前没有国家级法规预防二手烟危害，每年因二手烟导致的死亡人数，远远超过日本地震目前公布的数字。

（袁 文）

玩具噪音大损害听觉发育

孩子对声音的感应要比成年人灵敏。如果儿童玩具发出很大声响时，就可能会给婴儿带来灾难性的后果。幼儿的冲锋枪、大炮、坦克车等玩具，在 10 厘米之内，噪音也会达到 80 分贝以上。据报道，目前世界上耳聋和听力减退者中，除了少数儿童是药物中毒性耳聋和由中耳炎引起外，多数患儿是家庭噪音所造成。

玩具声音要适中，超过70分贝的噪音会对小儿的听觉系统造成损害。选择玩具时要适合儿童身心发展和健康，一定要选噪音小的，年轻的父母平时要少让孩子玩音量高的玩具。

（刘江峰）

警惕泡沫塑料拼图有毒

有媒体报道，泡沫塑料拼图地垫在比利时和法国都遭遇了“禁售令”，原因是这些塑料制品中含有一种名为“甲酰胺”的化学物质，而这种物质可能会通过皮肤和黏膜对人体造成伤害。这个消息立刻引起了国内家长们的普遍关注，很多家长都表示自己的孩子用的正是这种泡沫塑料垫，但对这种垫子里所含化学物质的毒性知之甚少。

（1）别买味道刺鼻的　国际食品包装协会秘书长董金狮说，味道刺鼻的塑料制品中多含有挥发性的化学物质，所以家长在为孩子选择爬爬垫时，首先要闻闻垫子是否有刺激性的气味。如果打开包装后就能感觉到有股刺鼻的味道，就不要购买。

当谈到塑料垫子中为什么会含有甲酰胺时，董金狮表示，国内销售的拼图地垫材质大多以EVA和PE为主，生产商为了使垫子更松软，所以会加入一些化学物质，甲酰胺就是常用的膨松剂。而一些商家为了减少单位面积内塑料的使用量，在添加膨松剂时用量过多，所以使得塑料垫常常有一种刺鼻的异味。

（2）婴幼儿不宜长时间接触　北京护校儿童医院分校校长徐润华表示，婴幼儿皮肤的特殊性使得其更容易受到外界的影响。婴幼儿的皮肤非常薄，而且对于外界的刺激比较敏感，容易出现湿疹等一系列皮肤疾病，而化学物质的刺激也是导致婴幼儿皮肤疾病的一个重要原因。徐润华说，家长在给孩子选择爬爬垫时，其实可以用一些废旧的被褥或毯子替代，也可以让孩子在围栏较高的床上学习爬行。家中是木地板的可以专门为宝宝开辟出一片空间，不要再另外购买泡沫塑料地垫。

儿童玩具存在六大安全隐患

中国消费者协会公布的玩具比较试验结果显示，市场上销售的儿童玩具主要存在零件太小、绳子太长、形状太怪等“六大”安全隐患。中消协此次试验所购买的样品地点均为北京市内的大型商场、超市和玩具专卖店。本次试验的100款玩具样品中共有11家生产企业的11款样品被检出不符合CCC标准，其中，弹射玩具5款，塑胶玩具5款，娃娃玩具1款。

发现的主要质量问题包括：零件太小，易被误食；绳子太长，易致勒伤；形状太怪，易卡咽喉；孔隙太窄，易夹手指；“子弹”太差，易伤人眼；警示太少，易致伤害。

（蔺丽爽）

生活一点通

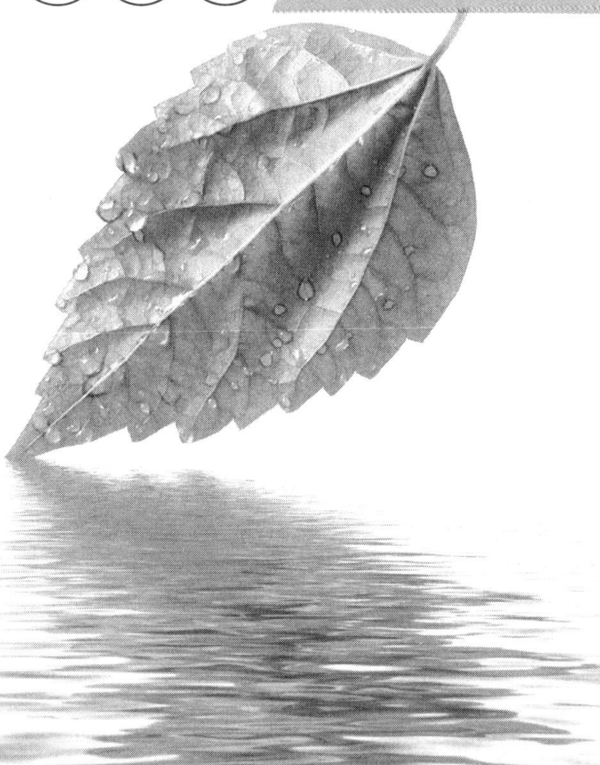

抹牙膏去蒜味

做饭时，总会用到葱、姜、蒜等气味强烈的调料，这种气味往往会在手上留很久，用普通的洗手液根本没办法马上清除。这时你可以用些牙膏挤在手上，牙膏会帮你迅速清除难闻的气味，让“大蒜手”快速消失。

（杨　涛）

废物利用自制肥皂膏

把肥皂头和洗手用的香皂头收集起来，然后用剪子把它们加工成小细丝，放到耐热的容器中，加入适量的清水（清水没过肥皂屑即可），搅拌后用微波炉加热 2 ~ 3 分钟，使肥皂屑变成肥皂膏。但是要注意，如果香皂的香味过重，最好不要用微波炉加热，而采取在火上加热的办法，以免香味渗入微波炉后，不易去除。肥皂膏制作完成后，可以用来擦拭电话机、电冰箱把手、电视机遥控器、电灯开关等容易留下手印、油渍的地方。用旧毛巾蘸少许肥皂膏轻轻擦拭后，再用潮湿的毛巾擦一遍，手印、油渍等就能轻而易举地被消除了。

玻璃加热防爆裂

玻璃餐具如若使用不当，很容易爆裂。建议在第一次使用前，先将玻璃餐具放入冷水中逐渐加热煮沸，然后再等其自然冷却。这样便可以消除因退火产生的内应力，从而避免玻璃餐具的爆裂。

（金　霏）

丝巾铺枕上头发不变形

每个女孩子都有这种烦恼，好不容易到美容院做好发型后，经过一觉醒来，头发就变形了！其实，这种情形是可预防的，只要睡前在枕头上铺一条丝巾，如此一来，既不会弄乱头发，又可保持美丽的发型。

菠菜水防黑衣褪色

焯过菠菜的水不要倒掉，冷却待用。把容易褪色的黑色衣物清洗干净后，浸泡在菠菜汁中约 10 分钟，然后脱水晾干，就能恢复漂亮的黑色。

润发乳代替柔顺剂

皮肤容易过敏的人不敢用柔顺剂，如果用润发乳就不必担心。在衣物最后的冲洗阶段加入少量润发乳，它能中和洗衣粉中的碱，衣物就会变得像使用柔顺剂般蓬松柔软。

（陈　玲）

自制开水报警器

烧开水时，为防止一时忘记而使水开后浇灭煤火，可自制一个小报警器。方法是：把水壶顶上的旋钮旋下来，按壶口大小削一块耐热橡胶或木塞，找个金属哨子，照着哨嘴大小在橡胶上开条槽，把哨嘴插入槽里。烧水时，把带有哨子的胶塞塞在壶顶口，水一开，哨子便响了。

（和　婉）

黄米面除羊毛膻味

新买来的毛衣上常有股难闻的膻气味，有人把毛衣置于烈日下暴晒，或放在开水中浸泡。这样去膻味效果甚微，且易损其寿命。可试试以下办法：把酒精均匀地喷在皮毛和皮板上，将少量黄米面撒在皮毛上轻轻抽打或用软毛刷顺着毛刷 1 ~ 2 遍，等毛干后，把黄米面抖掉，然后将羊皮衣紧紧地卷起放上一些樟脑闷上一段时间（两个月左右），羊皮上的膻气便可随酒精和樟脑挥发掉。

买豆浆机检查密封性

家电协会专家提醒消费者，在选购豆浆机时最重要的是要查看豆浆机电机质量和密封性能。

消费者要想辨别豆浆机的密封性能是否良好，最简单的办法就是要求商家试机。选购时可以将豆浆机放在玻璃板或光滑平面上，空转 1 分钟，然后再加水试 1 分钟，产品不应有较大移位，不应发出异味和出现漏液现象。

（吴　铭）

抹橄榄油防倒刺

长倒刺主要是由于指甲下面的皮肤得不到油脂的滋润，或者缺乏维生素或微量元素等原因。长了倒刺，千万不要用手撕掉，因为皮肤角质被撕掉后，真皮层暴露，容易引起继发细菌感染，可导致甲沟炎或局部脓肿扩散。如果是小倒刺，可以先用温水浸泡，等指甲及周围的皮肤变软后，再用消过毒的指甲刀将倒刺剪掉，再涂上一些抗生素软膏。长倒刺跟皮肤干燥少油有关，经常接触洗涤剂的女性，干家务时最好戴上橡胶手套，平时还可以用橄榄油（最好是温热的）泡泡手或者用橄榄油涂抹按摩，都有助于防止倒刺生成。

（李　炎）

室内除尘秘诀

（1）床上浮灰清除法　床上常落有浮灰，若用刷子刷，会使其四处飞扬，这不仅污染室内空气，而且对人体健康不利。可将旧腈纶衣物洗净晾干，待需要除尘时拿它在床上依次向一个方向迅速抹擦，由于产生强烈静电，会将浮尘吸附其上，如同干洗一次，效果极佳。用过几次，将它洗净晾干后可重复使用。

（2）绒面沙发除尘法　若在室内进行，可把毛巾浸湿后拧干，铺在沙发上，再用木棍轻轻抽打，尘土就会被吸附在湿毛巾上。一次不行，可洗净毛巾，重复抽打即可。亦可将沙发搬到室外，用一根木棍轻轻敲打绒面，将落在沙发上的尘土打去，让风吹走。

（3）白色衣物除尘垢　白色的被、帐、衣服，如果尘垢较多，用白萝卜煎汤来洗，就能去污除垢，洁白如常。

如何让“蜗居”储物最大化

（1）门后立体收纳空间　门后是收纳的好地方，你可以尽情发挥想象力，为门后空间创造独特的风景。简易的收纳袋和拉杆能将孩子的玩具一一纳入，让原本单调的门后变得极具温馨感。此外，门后的空间上还可以贴上黏性挂钩，那些包包、帽子等就都可以挂上去“展览”了。小小的投资就能解决很多物品存放问题。

（2）多功能家具选择　原则上，小面积客厅尽量要求直观，结合自己的生活习惯考虑，基本不需要笨重的家具，一切都以便携、移动灵活的产品为先。

（3）储物茶几　利用轻便灵活的储物茶几，帮助完成多样化的杂物收纳，让你的小客厅井井有条。

（4）巧用沙发床　待客沙发与休憩睡床并无冲突，一张沙发床就能巧妙解决小空间难题。

此外，从视觉上考虑，你可以选择低调的白色家具和橱柜，这也是避免杂乱感，让空间整体感更为统一的方法。

（乔　娜）

赶走烦人的水垢

（1）水壶煮山芋除垢　在新水壶内，放半水壶以上的山芋，加满水，将山芋煮熟，以后再烧水，就不会积水垢了。但要注意水壶煮山芋后，内壁不要擦洗，否则会失去除垢作用。对于已积满了水垢的旧水壶，用以上方法煮一两次后，不仅原来的水垢会逐渐脱落，并能起到防止再积水垢的作用。

（2）小苏打除水垢　用结了水垢的铝制水壶烧水时，放一小匙小苏打，烧沸几分钟，水垢即除。

（3）土豆皮除水垢　铝壶或铝锅使用一段时间后，会结有薄层水垢。将土豆皮放在里面，加适量水，烧沸，煮 10 分钟左右即可除去。

（4）热胀冷缩除水垢　将空水壶放在炉上烧干水垢中的水分，烧至壶底有裂纹或烧至壶底有“嘭”响之时，将壶取下，迅速注入凉水，或用抹布包上提手和壶嘴，两手握住，将烧干的水壶迅速坐在冷水中（不要让水注入壶内）。重复 2 ~ 3 次，壶底水垢会因热胀冷缩而脱落。

（5）醋除水垢　如烧水壶有了水垢，可将几勺醋放入水中，烧一两个小时，水垢即除。

（6）口罩防积水垢　在烧水壶里放一个干净的口罩，烧水时，水垢会被口罩吸附。

（7）磁化　在壶中放一块磁铁，不仅不积垢，煮开的水被磁化，还具有防治便秘、咽喉炎的作用。

巧除脚臭

寒冷季节人们穿的鞋袜很厚，脚很容易出汗，有异味。下面这些方法能帮你减轻烦恼。

用煮过的茶叶水来泡脚，也可在茶水里加点食盐，不仅除异味还杀菌。

另外，咖啡渣也能起到相同的作用，可以将其放进鞋内，有助吸味。

白醋泡脚15分钟也不错，泡脚之前先稀释，一盆水中放5～10毫升白醋，以脚放进去不感到刺痛为好，但脚上有伤口的人不建议者样做。

清洁剂有“环保替身”

酒精：万能清道夫

（1）家里常备一瓶75%的医用酒精，电脑键盘、屏幕脏了，喷一下，再用绒布轻轻一擦，既干净又能消毒。家里门把手、垃圾桶、切菜板、电灯开关、手机等，经常喷一下，均可以达到杀菌消毒作用。

（2）在家中坐式马桶旁边放一小瓶酒精，经常喷一下也可杀菌消毒。

（3）外出游玩或旅游，带点酒精棉球，装入空药瓶。吃饭的时候拿出一个擦擦手，小饭馆的茶杯、筷子等也可擦擦，比用水洗还干净。

（4）家里微波炉、冰箱、烤箱、电饭锅内沿脏了，拿酒精小棉球擦一下，比用洗涤剂还环保，还可节约用水。

小苏打：去污渍高手

（1）自制小苏打清洁剂，配方：1小杯氨水，1小杯小苏打，约3.8升水。将这些材料彻底混合，用来清洁墙壁和其他涂刷过的表面。用海绵蘸取，轻轻拭去污痕即可，无需冲洗。注意保持通风，一定要戴橡胶手套，保护双手不受氨水腐蚀。

（2）将小苏打直接撒到不锈钢制品表面上，然后用湿海绵清洁。

（3）卫生间日常清洁时，用湿海绵蘸自制的小苏打清洁剂，清除浴缸和淋浴器上的霉渍能收到奇效。不用费多大力气就可以让卫生间气味清新，器具亮泽如新。

食醋：调味品中的清洁高手

（1）去陶瓷器皿污渍。用醋与盐的混合清洗液，可以去除陶瓷器皿上的污渍。

（2）去油漆污渍。如果有油漆的污迹留在门、地面上，可试试用热醋擦除。

（3）去沥青。手、脚等部位若沾染上沥青，可先用醋擦拭，再以肥皂、温水洗净。

（4）去味。切洗葱或洋葱后，刺鼻的味道会留在手上，久久不去。沾一点醋即可洗去。

（李鸿林）

新瓷碗用醋泡

买回瓷质餐具后，建议先用沸水把餐具煮上5分钟，开水可以起到杀菌的作用，然后再放到常温的食醋里浸泡1～2小时，因为陶瓷在遇到酸性物质时，会排出一些有毒物。对不放心的餐具，可用食醋浸泡几小时，若发现颜色变化明显，应弃之不用。

（董金狮）

巧用牛奶除污渍

（1）去酒渍　如果白衬衣上留下了酒渍，可用煮开的牛奶擦拭，即可除去。

（2）去水果渍　变味的牛奶能去掉衣服上的水果渍，方法是：在痕迹处涂上牛奶，过几小时再用清水洗，就能洗干净了。

（3）去墨水渍　衣服上沾染了墨水渍，可先用清水洗，再用牛奶洗，然后用洗洁精洗即可除掉。

（4）去铁锈　衣服挂在钉子上或沾到了铁锈，是很难清洗的，如果先用沸水把有铁锈的地方浸湿，涂上发酸的牛奶，再抹上肥皂，就可以洗干净了。

洗袜子放点醋

袜子有异味，白袜子总洗不干净，怎么办？试试如下方法。

加醋去味。醋的主要成分为乙酸，具有清洁杀菌的作用，还可以除去酸臭味，是天然的清洁剂。在洗袜子时，先滴上两滴白醋，然后泡一会再清洗。醋能进入袜子的纤维深处，彻底除垢，同时给袜子杀菌。醋还是天然柔顺剂，能防止袜子发硬、板结。

洗白袜子用淘米水。常用淘米水浸洗白袜子，不易发黄。如果袜子已经发黄，怎么洗都洗不干净，可以在泡好的洗衣粉溶液中加上漂白粉，把袜子放进去泡20分钟，再清洗。使用这种方法时，一定要注意多冲几遍，以减少化学物质的残留。

（孙　慧）

怎样洗澡皮肤不干燥

气候干燥，老人的皮肤尤其需要保湿。如何解决干燥难题?

（1）别全身用沐浴液　洗澡时，颈部、腋下等重点部位，可以用适量的沐浴液清洗一下，身上其他部位用温水冲冲即可。

（2）选对沐浴液　干燥季节，老人要选含油脂类润肤乳液成分的沐浴液，不要用碱性太强的肥皂、香皂等。

（3）水温别太高　水温大约控制在35℃～40℃。一般每周洗澡1～2次。

（4）擦洗别太用力　一些老人喜欢搓澡，殊不知这样会破坏皮肤保护膜，招致细菌侵入体内。

（5）浴后要护肤　浴后5分钟内，要在全身适量地涂抹水性的含油多的润肤品，防止皮肤干燥起屑。

（黄　泳）

冬天穿衣二凉三暖

中华中医药学会儿科分会委员万力生博士建议，冬天给孩子穿衣服，掌握以下五原则:

（1）头凉　孩子由体表散发热量，其中 1/3 由头部发散，头热容易导致心烦头晕，甚至昏迷。中医认为，头部最容易“上火”，孩子患病更是头先热。如果孩子保持头凉、足暖，则必定气血循环顺畅。

（2）胸口凉　穿着过于厚重臃肿，会压迫胸部，影响正常呼吸与心脏功能。同时，还容易造成内热。肺就像两片叶子，它正常伸展开，才能发挥吐故纳新的功能。因此，衣服的心胸部位不要过于厚重，否则会有压迫感。

（3）背暖　保持背部的“适当温暖”，可以预防疾病，减少感冒。“适当温暖”就是不可过暖，否则背部出汗多，汗水变凉后容易因背部湿凉而患病。

（4）肚暖　肚子是脾胃之所，保持肚暖即是保护脾胃。孩子常脾胃不足，当冷空气直接刺激腹部，孩子就会肚子疼，从而损伤脾胃，影响消化吸收。因此，天冷时给孩子 24 小时戴上肚兜，是保持温暖的好方法。

（5）足暖　脚部是阴阳经络交会之处，皮肤神经末梢丰富，是对外界最为敏感的地方。孩子的双脚保持温暖，才能保证身体适应外界气候的变化。

（周　鹤）

巧除家居噪声

（1）室外噪声　对室外噪声，我们可以在临街的房间窗边摆放木质家具，如书橱、衣柜等。由于木质家具具有纤维多孔性，可发挥良好的减噪作用。挂个质地厚实、褶皱多的窗帘，也能消除部分噪声。

（2）马桶流水声　如果是上水的声音大，可能是上水管的顶阀有堵塞，造成进水时喷射发声，只需将顶阀拆开清理即可解决。如果是下水管传声，可以在水管上包覆一层海绵或聚氯乙烯泡沫板，就可以隔音消噪了。

（3）冰箱运转声　冰箱运转产生的嗡嗡声是由与压缩机相连的 U 形管所产生的，当冰箱启动时触摸压缩机的 U 形管，可以发现有的管子在颤动，噪声就是从这里发出的。可采用如下的方法进行排除：用一块 4~5 毫米厚的自行车胎或橡皮，将其剪成直径为 20 毫米的圆形，然后在中间剪一个 4 毫米的小圆孔，再将其从外圆到中心圆孔剪开，以方便这块橡皮套在管子上。

在颤动的管子上套上四个自制的橡皮套，使管子颤动时所产生的共鸣得到抑制，噪声即消除了。

（4）日光灯嗡声　日光灯点亮后发出嗡嗡响声，是由于日光灯镇流器中的硅片没有压紧而引发的一种电磁共振现象。只需将镇流器的外壳打开，把熔化的蜡油注入硅钢片的空隙里，便可消除嗡嗡声。

（姚六三）

食用油还有其他用途

（1）揭膏药不疼　膏药黏性非常好，贴上两三天之后，揭的时候汗毛都拔下来了，特别疼。如果在揭膏药时，用棉棒沾一些食用油，然后涂在揭开的小角上，一边揭一边涂油，油把膏药上的胶溶解了，揭的时候就不觉得疼了。

注意：可以用花生油、香油、橄榄油等植物油。

（2）除尼龙织物上的油漆　尼龙织物沾上油漆时，可先涂上动物油脂揉搓，然后用洗洁精浸洗，清水漂净即可除去油漆渍。

（3）保养家具　家具亮光剂大都为喷雾式，含有酚、硝基苯等有害气体的物质，会直接被人体吸收，而用植物油保养家具则不必为此担心。一小勺橄榄油，加一些柠檬汁，加一小勺白兰地，就是天然家具亮光剂，或将橄榄油直接涂抹于钢琴、铜器、木质或藤质家具上，保养效果非常好。

（4）拔刺　在扎刺周围的皮肤上涂一滴食用油（植物油），它会渗入皮肤，软化刺，这时用镊子将刺夹出或者用消毒后的针挑出即可。

（5）涂砧板防裂　买回新砧板后，在砧板正反两面及周边涂上煎炸食物剩下的食用油，等油完全被吸收后再涂，反复涂三四遍，油干后即可使用，这样砧板便不会开裂。

（6）除塑料制品标签　新买的塑料容器，上面的标签不容易除掉，可以在标签上厚厚地涂一层废油，放置一天，让油充分渗入标签内，就可以轻松除去标签了。

（一　可）

选冰箱别忘看气候型号

电冰箱的型号就像一个人的简历，它全面地向你介绍了每款冰箱的特点以及能力。以电冰箱的气候型号来说，大致分为四种：亚温带（SN）—工作环境温度为10℃~32℃；温带（N）—工作环境温度为16℃~32℃；亚热带（ST）—工作环境温度为18℃~38℃；热带（T）—工作环境温度为18℃~43℃。

不同地域的气候环境对电冰箱制冷能力的影响也是不同的。假如选择了不适合地区环境的冰箱型号，会造成冰箱的异常耗电及使用寿命缩短等情况。

目前，我国家电销售市场出售的电冰箱多数为温带型(N)，其在16℃~32℃之间的温度区域内能达到各项性能指标，也基本上符合了我国大部分地区的气温情况。不过，随着近年来全球气候变暖的影响，我国夏季气温出现了长时间、大范围的升高，这就给温带型(N)电冰箱的夏季使用带来了隐患，随之产生的是意想不到的故障。所以专家建议消费者可以选择使用亚热带型(ST)的电冰箱。

（刘金生）

牙膏清洁水龙头

哗哗流水的水龙头下，经常是我们清洗东西的地方，很少有人会注意到水龙头也是藏匿细菌的一大死角。

美国卫生理事会指出，一半以上的美国家庭的厨房水龙头上充满细菌。研究显示，厨房水龙头每平方厘米有超过1.3万个细菌，浴室水龙头每平方厘米的细菌量则超过6000个。如果平时疏于清洁，再加上不断沾上新的细菌，会为健康埋下隐患，尤其是厨房水龙头，在清洗食物时也会沾上其周围附着的细菌。水龙头一旦生锈，更是危害健康。

专家建议，厨房水龙头至少每天清洁一次，浴室的要一个礼拜清洁一次。清洁时，可以用蘸上中性清洁剂或牙膏的棉布，轻轻擦拭，然后用清水冲洗、清洁表面。用废旧牙刷也可以起到同样的效果，但最好不要使用碱性清洁剂、去污粉、百洁布、钢丝球或者硬刷子来擦拭，以免使其表面受损，更易生锈。水龙头洗净擦干后，再用橙子皮擦一下，果皮中的果酸则可以让其表面光亮如新。

（璐　瑶）

巧用丝袜装毛衣

在收藏衣物方面，相比我们的“挂”和“叠”，日本人的“卷”更能节省空间，我们不妨学学日本人的一些做法。在收纳毛衣、羊绒衫这些柔软的衣物时，破丝袜是日本人爱用的收藏工具。已经破旧的长筒丝袜，正好用来收拾毛衣。将丝袜剪成几个桶状，每个“桶”正好用来裹进一件卷好的毛衣，然后一个个排列在抽屉或塑料箱中，又省地方又透气。

（雪　艳）

三步去除塑料饭盒异味

塑料饭盒很难洗干净，使用后容易产生异味。让塑料饭盒保持干净无异味只需掌握三步。第一步：干洗。用纸巾将沾满油污的塑料饭盒擦拭一遍，然后用洗涤剂或直接用热水洗涤即可。第二步：用水泡。用开水将干柠檬片泡开后，倒入清洗好的塑料饭盒中浸泡半个小时就可以了。第三步：风干。用柠檬水泡过的塑料饭盒要把水控干，在控干水的饭盒中放入一两片干柠檬片，这样能去除异味。

使用微波炉的提示

微波的确会产生辐射，但一般情况下只要微波炉没有质量问题，就不会溢出微波。不过，使用较长时间的微波炉就不好说了。因此，在使用时人最好离开微波炉 3 ~ 7 米，或者在微波炉工作时人待在另外一个房间。

想知道微波炉加热得是否均匀，最简单的办法就是放些黄豆或者花生、虾片之类的东西，将它们撒在微波炉盘子的各个位置上，加热后看看是否同时受热成熟。如果这边的豆子煳了，那边的还生着呢，这样的微波炉最好就不要再用了。

微波炉用得年头多了也会老化，噪声可能会增大，或者效率降低。这会加大耗电量，也会增加辐射的危险。

用微波杀菌既快又好。家里的一些物品，可以隔一段时间用微波炉杀一下菌，尤其是有肝病、胃病患者的家庭，可避免病菌在家庭人员中传播。

如何清洗带蕾丝服装

原产于法国的蕾丝浪漫精致，美丽却也娇贵。清洗带有蕾丝的衣服，稍微不小心，原本平展挺括的蕾丝就会扭曲、变形、卷翘，点睛之笔反倒成为累赘，影响了衣服整体的感觉。蕾丝如此娇贵，我们也只有倍加呵护，亲手清洗。选择中性洗涤液对在不超过 40℃的温水中，将衣服翻面，放在水中，用手指抓洗。注意洗衣液不能直接倒在蕾丝上，它们的化学成分会损坏蕾丝的纤维。更不能用漂白剂或者浓缩洗衣剂，它们对蕾丝的伤害更大。

如果你没有时间去如此精心地清洗，也可以将蕾丝衣服放进洗衣袋，将洗衣机档位调至弱水流，慢洗。

选拐杖四方法

选择拐杖有很多讲究，合适的拐杖是好帮手，而不合适的拐杖则很可能成为绊脚石。那么如何挑选适合自己的拐杖呢?

（1）试手柄　手柄的选择以握着舒适、牢靠为原则。手柄大小应根据手的大小来决定，太小不利于承重且影响舒适，太大握不牢也给行走带来不便。手柄大小以握住时拇指和食指能重叠形成闭合环为宜。手柄形状以曲柄为佳，登山用的直柄手杖不建议老年人使用。手柄表面应该防滑，以免受到外力时从手上滑脱。

（2）比长度　若拐杖过长，无法起到支撑作用，用久了手还会发酸；若拐杖过短，则身体不可避免地倾斜，使用这样的拐杖很容易疲劳。有两种常用的方法判断长度是否合适：当握住拐杖手柄时，前臂和上臂的角度以150～160度为宜；拐杖直立，当手臂自然下垂时，手腕的高度应和拐杖的手柄的高度平齐。目前市面上出售的拐杖大多能调节长度，在选择拐杖时应考虑能否调节到合适的长度。

（3）看底端　一般的拐杖底端只有一个头，能满足大多数老年人的需要，但是走路不稳的老年人最好选择四头拐杖，这样能增强稳定性，减少跌倒风险。不管哪种拐杖，好的防滑头是必不可少的，购买时要检查防滑头是否能有效防滑。硬度适中的橡胶头比硬质塑料头更能防滑。值得注意的是，在使用过程中也应保持防滑头的完好，定期更换。

（4）掂重量　拐杖的材质一般有木质、竹质和铝合金材质等，不管哪种拐杖，要以坚固耐用、重量适中为原则。拐杖重量一般在250～350克为宜，太重使用起来费力，太轻又有漂浮感。

（夏庆华　姜　玉）

树脂眼镜水冲比布擦好

树脂眼镜很容易出现划痕，平时最好用清水冲洗，自然风干。不要直接用眼镜布或纸巾擦拭，以免出现划痕。另外，树脂眼镜不耐高温，不能放在车里、桑拿房中和暖气片上。一旦温度超过60℃，树脂镜片就会被损坏，戴上后视物会变得模糊不清。

（陈　朵）

清洗微波炉有讲究

（1）清洗时先拔下电源插头。

（2）当微波炉工作时，炉门四周有雾、水滴等，这都属于正常现象，用软布及时擦干即可。

（3）微波炉的门封要保持洁净，并定期检查门封的光洁情况，别让杂质积存其中，不然日后难以彻底清洗干净。

（4）高温会使烧化的食品飞贱，所以需使用软布、温水及温和的清洁剂清洁微波炉内部表面、炉门的前后及护门开口处。

（5）如果微波炉上的污垢沉积太多，可用微波炉专用容器，装好水，加热几分钟，先让蒸发的水分湿润一下炉内的污渍。炉内污垢可用湿纸擦掉，再用洗涤灵把油污完全洗净。

（6）擦洗微波炉的底部应该取下转盘、转盘支架，要经常清洗玻璃转盘和轴环。

（7）放杯水加柠檬汁，转几分钟即可除微波炉中异味。

（韩欣欣）

冷冻能延长手机电池寿命

当手机电池使用时间越来越短时，大多数人都会直接买新电池替换。这里教大家一个延长手机电池寿命的方法。

先用报纸把电池包起来，放进塑料袋中封好袋口，放入冰箱冷冻室3天（报纸可吸收多余水分）。3天后，将电池取出，在常温下放置2天。2天后给电池充电，充满后装进手机中测试，有80%～90%的电池能恢复原来的容量，还能继续使用相当一段时间。须注意的是，如果电池两面已经明显鼓起或变形，就不要用这个方法了。

健康清洁剂自己配

（1）玻璃清洗剂　用1/3杯白醋、1勺洗衣粉、1/4杯酒精、1000毫升清水对在一起，这种自制的清洗剂可以把玻璃擦洗得非常干净。

（2）洗洁精　将小苏打60克加水500毫升搅匀，可以代替洗洁精洗碗筷。

（3）不锈钢锅具清洁剂　不锈钢锅外壁的黑煳印渍可用牙膏和白醋按1:4混合配置的液体擦拭。

（4）洁厕剂　马桶污垢可用白醋（不要加水稀释）浸泡一会再刷，效果很好。

（5）木地板清洗剂　淘米水可以拿来擦拭木质地板，能使地板的光泽持久。木地板打蜡不必买地板蜡，可以沾一点奶油在布上，擦在地板上即可，油脂很快能渗透进木头里。

（6）皮沙发清洗剂　用50克牛奶、30克洗洁精、20克75%酒精混合，用软毛刷蘸取液体，轻刷沙发脏的地方，最后用橄榄油擦一遍，再用卫生纸或干布擦掉橄榄油。用这个方法也可代替皮衣、皮包的清洗保养剂。

如何挑选自动晾衣架

升降式晾衣架改变了我们传统的晾衣方式，给我们的生活带来了无限方便。但是，如果选择不慎，不仅使用寿命短且会带来一种新的烦恼。如何选购放心的自动晾衣架和电动晾衣架呢?

（1）晾杆　晾杆是衣架的主要部件，厚度是承重的保证。要选优质连体铝钛合金晾杆，承重量大，不弯曲，不变形，不退色，不生锈。

（2）手摇器　手摇器是晾衣架的核心部件，试试看摇动时是否轻巧、不摇晃、无噪声。

（3）升降钢丝绳　好的钢丝绳应为多股细钢丝组成的超粗钢丝绳或不锈钢钢丝绳，而且钢丝绳里面加入了带油的棉芯，3年时间内可以保证使用顺滑、柔软、不生锈。

（4）滑轮及防脱设计　滑轮质量的好坏，直接影响晾衣架升降。优质滑轮必须具有方向转动灵活、无噪声、耐磨和防脱槽设置的特征，磨擦力更小，使用寿命更长。

（5）金属顶座　顶座选材直接影响产品使用寿命，市场上的产品用料大致为塑料、锌合金、铁皮及铝钛合金。优质顶座，采用优质铝钛合金原材料，并经先进的表面工艺技术处理，不生锈，不氧化，永不爆裂，持久亮丽如新。

醋的六种妙用

（1）防晕车　外出容易晕车，如喝下不很酸的食醋水，可以清爽精神，减轻晕车症状。

（2）促入睡　可将一汤匙食醋倒入凉开水中，搅匀喝下，即可迅速入睡。如果加入等量的蜂蜜，则效果更佳。

（3）救昏厥　把手帕浸过食醋后捂在昏厥者的鼻子上，可刺激患者清醒。

（4）去铅毒　新购的瓷制餐具、茶具、酒具，放入10%的醋水内煮上两三小时后再用，可除去新瓷器所含的微量铅，避免铅毒危害身体。

（5）泡水产品　在烹调水产品时，先用1%的醋液浸泡一小时，可防止嗜盐杆菌引起的食物中毒。

（6）解酒毒　饮酒过量已有醉意者，可服50%食醋100～200毫升，解酒毒，养肝肾。

（于静雨）

钢琴除尘用吸尘器

钢琴的键盘、琴弦的表面有灰尘时，切忌用湿布擦或用嘴吹，可用吸尘器将尘土吸去，也可用干净的绒布轻擦。

柠檬擦手保湿护肤

琐碎的家庭生活中经常会接触到含有化学成分的清洁用品，时间久了，手上的油脂会被洗掉，手也会变得干燥，产生皱纹，令手失去光泽。

洗碗或洗衣后，如果感觉手部皮肤干燥紧绷，不妨用些柠檬擦擦手。将柠檬洗净，切成小薄片备用，用营养霜按摩手指、手背后，再用几片柠檬擦拭，每星期两次，这样手不易干燥，而且还能保持水润娇嫩。此外，沐浴后，用营养霜加柠檬按摩全身效果也很好。

衣服发亮醋水泡

毛料衣服穿久了，经常摩擦的地方就会发亮、发白，使衣服局部与整体色调不一。这时，可将醋和水按1：1比例混合，把混合好的溶液用喷壶喷到衣服发亮的地方，熨干，即可使衣服恢复原状。其原理是，衣服出现亮光，是因为衣物的纤维被压平发硬，而醋和毛料衣服都是有机物，可使其纤维得到恢复，这是相似相溶的道理。熨斗里的水蒸汽会使被压平的纤维恢复原状，亮光自然就没了。

防冻伤衣裤松一点好

冬天，一些人爱穿紧口的衣裤和鞋袜，但专家提醒：这样会给足部带来意想不到的伤害。因为紧口的衣裤和太紧的鞋袜会造成足部的供血不足，供血不足则意味着足部会因缺少氧气和养分的供应而使周围的皮肤组织发生坏死，从而造成足部损伤。另外，供血不足还会使到达肢体远端的热量减少，而紧的鞋袜容易使足部大量出汗，出汗会带走体内的热量，从而更易造成足部冻伤。因此，冬天穿外衣、外裤最好散口有利于活动，鞋应该略微宽松些，袜子不能裹得太紧，以免影响血液循环。

（姚庆君）

买锅倒过来看看

（1）看锅具的表面　锅具的表面力求光滑，但不能要求“光滑如镜”，由于铸造工艺所致，铁锅都有不规则的线纹，这不是毛病。

（2）看锅底　锅底大的不好，因其传火慢，费火、费时。

（3）看锅具厚度　锅具有厚薄之分，以薄为好。购买时，可将锅底朝天，用手指顶住锅凹面中心，用硬物敲击。锅声越响，手感振动越大的越好。此法也可用来检验锅具有无裂纹。裂纹一般易发生在锅边，因为此处最薄。

（4）看锅具亮度　有锈斑的锅具不一定就是质量不好。使锅具亮的物质是石墨。石墨在客观上起到使锅具不生锈的作用。有锈斑的锅具说明存放时间长，而锅具的存放时间越长越好，这样初用时不易裂。

五招除鞋臭

（1）棉花沾酒精　用棉花沾些酒精塞入鞋里，这样经过一个晚上以后，随着酒精的挥发，鞋内的臭味即可清除，隔天就可以再穿。

（2）樟脑丸粉末　用纸把樟脑丸包起来，将樟脑丸碾碎，把粉末均匀地洒在鞋内，在上面放上鞋垫，一双鞋只要大约一个樟脑丸就可以了。这样鞋内就可以保持干爽，鞋臭即可去除。

（3）布袋装石灰粉　将生石灰粉装入一个小布袋里放进鞋内。生石灰能杀灭鞋内细菌，起到一定的去除鞋臭的作用。

（4）鞋柜里放香皂　在鞋柜里放一块香皂，达到除臭的效果。

（5）丝袜包茶叶　用丝袜包一些干的茶叶，塞进鞋里面，具有洁净、消毒及吸收异味的作用。

巧用可乐七法

（1）清洁烧煳的锅　把可乐倒进去后煮沸，可以把锅底烧煳的物质去除。

（2）清洁首饰　把首饰扔到可乐里面，然后用牙刷清洁，能够让你的首饰重现光彩。当然那些贵重的或带有钻石之类的首饰可千万别这么干。

（3）清除水壶残垢　把可乐倒入水壶里面，放上一天。这样能够清除水壶里面的残垢，让内部变得清洁。

（4）清洁厕所　把一罐可乐倒入马桶能起到清洁厕所的作用，起作用的是里面的酸性成分。

（5）做美味烧烤酱　把可乐和番茄酱以 1 ∶ 1 的比例混合起来，能够做出美味的烧烤酱。

（6）除衣物油脂　将整罐可乐倒在一堆油腻的衣物中，加入清洁剂，再进行清洗，就非常容易洗掉衣物的油腻。

（7）染发后头发变浅　染发之后发现颜色有点重，用点可乐洗洗头，就可以让颜色变浅一些。

（孙永刚）

厕所门朝外开

老年人在厕所起落蹲坐，稍不留意便会发生危险。如果安装的厕所门是向里推的，被反锁再加上老人摔倒后堵住门口，要及时打开门就会很费时间，贸然撞门则可能弄伤他们。如果安装的是往外开的平开门或推拉门，开门速度就会很快，可以使老人在尽可能短的时间内得到救助，避免情况进一步恶化。厕所门上，还应装个玻璃小窗，如老人发生危险，家人可随时查看，及时采取措施。

（王小惠）

放块抹布可防滑

现代厨房整齐美观，但一些光滑透亮的橱柜操作台往往给在厨房操作的老人带来安全隐患。建议老年人在厨房操作时，可在操作台和切菜板之间、操作台和切菜刀之间放置一块浸过水的方布，以增加摩擦力，免得切菜板、切菜刀滑下砸伤了脚。

（耿仁梅）

三法清除书上污迹

（1）用熨斗烫　当书本弄上油迹时，在油迹上放一张吸水纸，用熨斗轻轻地熨烫几遍，油垢即可被吸入纸内，使书页平整干净。

（2）用双氧水溶液浸湿　如果书本被墨水污染，可在染上墨水的书页下垫一张吸水纸，用 20% 的双氧水溶液浸湿污斑，然后在书页上在放一张吸水纸，上边压以重物，这样，墨水被双氧水溶解吸收，干后墨水迹也就自然消失了。

（3）用明矾溶液涂洗　如果书上有潮湿迹，可用明矾溶液涂洗。如果是铁锈斑迹，可用草酸或柠檬酸液擦去，然后用清水将书页洗一下，用吸墨纸压好书页，晒干即可。

深色衣服更防紫外线

西班牙研究人员使用电脑模型估算红、蓝、黄色染料达到的紫外线保护效果，其结果显示，深色布料有更好的紫外线保护效果，黄色提供的保护作用最小。

研究人员指出，棉布的颜色与防紫外线辐射能力有很大关系，透过布料，紫外线辐射的传递会减弱。根据这项研究结果，服装制造商可以设计出更好的、能够对抗有害射线的衣服。

四“帮手”让鞋干爽

（1）干鞋器　干鞋器也叫烘鞋器，一鞋一只，通过热效应，可以驱除鞋内的湿气，起到烘干目的，使人穿上后感觉干爽舒适。在干鞋的同时，也起到除臭杀菌作用。

（2）干鞋电热片　干鞋电热片和干鞋器原理相似，便于携带，电热片发热比干鞋器温度更高。但它主要是针对鞋尖的局部干燥，不够全面。干鞋电热片只能用于一般的皮鞋，对于一些很柔软轻薄的鞋，尤其是一些高档皮鞋是不适用的，局部加热会改变高档鞋的皮质，造成破损。

（3）竹炭鞋塞　竹炭鞋塞可有效消除鞋内湿气和臭味，使鞋保持干燥，并防止细菌滋生和繁殖。在大超市里很容易买到它。晚上回家后，把竹炭鞋塞放入鞋里，第二天白天拿出来，放在太阳光下晒一下，等到晚上就又可以再次使用了，而且吸湿能力会更强。

（4）干燥剂　很多人都见过食品袋中的食品干燥剂，里面的成分大都是生石灰，它的吸水能力很强，不管外界环境湿度高低，都能保持大于自重35%的吸湿能力。其实，生石灰干燥剂也可以作为鞋用干燥剂使用。平时，吃完零食或一些糕点袋中的干燥剂别轻易扔掉，把它们收集起来，放入鞋中，就能帮鞋"干身"了。

（王云志）

五法让台面光洁如新

（1）尽量保持干燥　耐火板台面避免长期浸水，防止台面开胶变形。人造石台面要防止水中漂白剂和水垢使台面颜色变浅，影响美观。

（2）严防接触烈性化学品　不要让台面接触去油漆剂、金属清洗剂、炉灶清洗剂、亚甲基氯化物、丙酮（去指甲油剂）、强酸清洗剂等，若不慎与以上物品接触，立即用大量肥皂水冲洗表面。

（3）过重物体不可直接冲击表面　超大或超重器皿不可长时间置于台面之上。也不要用冷水冲洗后马上再用开水烫。

（4）保持清洁　用肥皂水或含氨水成分的清洁剂清洗即可。对于水垢可以用湿抹布将水垢除去再用干布擦净。

（5）用砂纸去刀痕　对于刀痕、灼痕及刮伤，如果台面光洁度要求是哑光，可用400～600目砂纸磨光直到刀痕消失，再用清洁剂和百洁布恢复原状。

巧洗领带不变形

（1）领带染上小块污渍时，可用棉签蘸少许酒精轻轻擦拭，然后垫上一块湿白布，用电熨斗熨烫即可。

（2）用肥皂水（30℃）刷洗领带时，最好将领带套在自制的领带模型上面，刷净晾一会儿后，便可衬上一块白湿布用熨斗烫平。这样，领带不会变形，而是平整如新。

（3）若水洗后的领带变了形，可将领带后面的缝线小心拆开，把领带的面料和衬布熨烫平整，然后按原样缝好即可。

巧用电饭锅省电

使用电饭锅要想节电，最好在煮饭时加热水，缩短从开始到沸腾的时间，以达到节约电能的目的。另外，当锅内沸腾一段时间后，可拔掉电源插头，利用管状电热元件的余热使米饭全部蒸熟。待锅内煮米饭的水全部被蒸干后，再插上电源插头。这样既可节电，又可延长电热元件的使用寿命，也能减少开关接触点的磨损，此乃一举三得。

降噪声四法

（1）墙壁不宜太光滑　可以考虑挂些图片、饰品，这样既美化了房间，又降低了噪声。

（2）室内光线要柔和　五光十色或颜色刺目的地板、天花板、墙壁会令人心烦意乱，使人对噪声格外敏感。

（3）使用隔音效果好的门　房门的隔声效果主要取决于门内芯的填充物。内芯填充纸基的模压隔音门，能达到 29 分贝的隔音效果。内芯使用优质刨花板的门，隔音效果能达到 32 分贝。实木门和实木复合门，越是密度高、重量沉、门板厚，隔音效果就越好。

（4）临街窗户用双层玻璃　每层窗户的缝隙都要尽量堵严，这种方法适用于一切有噪声干扰的地方。

（郭旭光）

如何洗涤丝绸

如用水洗，请在温水内加入适量的中性皂或高级合成洗涤剂，待皂液溶化、水温冷却后，再将衣服浸入，轻轻地大把揉洗。注意切忌搓扭，以免损伤衣料。经过充分水洗后，将衣服卷在毛巾内，挤出过多的水分。然后抹平绸边的缝合处，晾在没有日光直射的地方，这对于保持丝绸色泽的鲜艳度是十分必要的。晾至八成干时，以白布覆盖绸料反面，将熨斗温度调在110℃～120℃之间，熨烫时，忌喷水，以免造成渍痕。

真丝服装保管的要点是干净和干燥。因为生丝属于动物蛋白质纤维，如果洗涤不干净或干燥不充分，容易引起虫蛀、泛黄或变质。如果你在衣柜内放入吸湿剂，那就更好了。

（张　栋）

白色家具不变黄的窍门

很多家庭装修选用白色或浅色的油漆，但是，通常使用过一段时间之间，白色的表面就开始泛黄了，特别是容易脏的部位，像椅子腿、桌面、门把手等。

如何防止白色家具变黄呢？专业的家具护理师为您出招：用小块海绵黏着含有软性研磨成分的家具清洁蜡擦拭，每个月擦拭一次，就可以保持白色家具光亮常新了。也有人用牙膏擦拭，效果不错，但牙膏只能用一次，如果用两到三次，家具就没有光泽了，而且会越来越脏。这种划痕会导致家具很快地附着灰尘，缩短家具的使用寿命。

（李　明）

吸尘器洁窗灭蚊

（1）清洁纱窗　纱窗使用太久，上面容易黏附灰尘，滋生细菌，不美观，还影响通风降温。清洗纱窗是家庭主妇颇为头痛的事情，用水洗，既洗不干净，又容易洗破，拆卸更是麻烦。我们可使用吸尘器直接在纱窗上面来回吸尘，几分钟就能把一扇纱窗清洁一遍，非常简便。

（2）消灭蚊子　发现蚊子停在墙壁或者其他任何地方，可以把吸尘器开到强力档，拿吸管慢慢靠近，蚊子在强大的吸力作用下，不能动弹，这样我们就可以将蚊子轻松地吸进去，蚊子必死无疑。特别是当蚊子躲在墙角、夹缝等电蚊拍不能击到的位置时，效果尤为明显。

（俞鸿虎）

醋泡尿布不长尿布疹

醋具有使织物柔软的作用，因此洗完尿布后，可以在 2 ~ 3 升的清水中加入 3 匙的醋，将尿布浸泡 5 ~ 6 分钟，再直接放入洗衣机中脱水。之后即使不用清水再洗一遍，也不会残留醋的味道。这样处理过的尿布不但轻柔，小宝宝的屁股也不会起尿布疹。

（邓　竹）

巧为宠物除跳蚤

宠物可爱，跳蚤烦人。在国外，人们不再直接向宠物身上喷洒化学杀虫剂，而是用草药来给宠物除虫。

美国宠物专家卡洛林提供了一个简单实用的配方：将橙子皮、西柚皮、三瓣蒜、一汤勺的迷迭香（也可不用）以及约 500 毫升水混合在一起，用榨汁机搅拌均匀，然后用小火加热 15 分钟，等晾凉后装进喷壶，就可以直接向宠物身上喷，只要避开眼睛就行。给宠物用的小枕头、填充玩具、睡垫等，都应用草药等天然物品填充，如雪松、月桂、桉树的叶子以及薰衣草、苦艾、茴香、薄荷等。在宠物经常出入的地区，更可以定期放一些，这样能轻而易举地将宠物身上的跳蚤赶走。

此外，还可以采取食疗方法除跳蚤。例如，将一茶勺的醋混合在大约 1000 毫升的水中，作为宠物的日常饮用水，对于防跳蚤、扁虱都有效。

（尚　京）

三招判断婴儿洗护品质量

别小瞧儿童的洗护产品，那可是跟孩子的关系十分密切。中国香料香精化妆品工业协会张金铁工程师指出，判断儿童的洗护用品质量如何，有三个感官指标可以作为依据：

（1）液体稀　儿童的护肤品要比成人的稀。比如，儿童的乳液含水量很高，涂上儿童专用的产品之后不应感觉很黏稠。儿童浴液、香波也都比成人的要稀。这是由于儿童洗护用品的配料性质决定的，任何厂家都不可能做得很稠。如果儿童洗护用品很稠，说明其绝对不是好产品。

（2）泡沫少　儿童洗护用品虽然稀，但有一定黏度，泡沫不多。因为泡沫越多，说明产品的刺激性越大。

（3）洗后滑　洗完之后，感觉滑滑的，好像没有洗干净（实际上已经洗净）。

另外，家长应该购买专业产品。不是专业、正规生产儿童化妆品厂家的产品，大多不可信，所以绝对不要选购。

（丽　武）

电脑防雷电四招

（1）定期检查电脑所使用的接地线　大多数电脑的外壳几乎都与这条接地线相连，其主要目的是对人身安全起保护作用，此外接地线还可以消除静电对设备的影响。

（2）使用具有防雷功能的插座　目前，市场上有不少防雷功能的插座，价格比普通插座要稍贵，用户在购买时最好是选用一些可靠的品牌。

（3）与外墙及柱子要保持一定距离　因为当你所居住的建筑物发生直击雷或侧击雷时，强大的雷电流将沿着建筑物的外墙及柱子流入地下，在周围的空间产生电场和磁场，如果电脑与外墙或柱子靠得太近，则有可能受到损坏。

（4）在雷鸣电闪的时候不上网　因为即使你的计算机有良好的接地线，但雷电也很有可能沿着信号线入侵设备内部，破坏电脑主板的芯片、接口以及上网设备，造成故障。

夏季衣物巧熨烫

（1）衬衣领口是重点　衬衣领口体现人的精气神，最不可马虎。有些人唯恐领尖抻不平，熨烫时往往使劲按压，其实大可不必。将领口摊开压平，均匀往返一次，趁它温热时迅速将领尖自然翻转过来，领口会更加立体挺括。肩膀以曲线缝合，在平板上熨烫难于处理，把袖子套在圆头上，熨斗就可以无阻碍地在肩膀上通行。领口与袖口本就有内衬，定型不必太费心。前襟要用熨斗的尖端熨烫，可绕过纽扣以免烫坏。衬衣背后的原有褶皱按走向顺着熨烫一次即可。

T 恤的衣领整体铺平熨汤一次之后折起来，脖子后面的部分再熨烫一次就可以很好地定型。

（2）西裤裤脚勿忽视　熨西裤关键是要把中线熨出如刀削般的直线来。首先把口袋翻出来，把裤筒套在垫板的圆头上，先熨裤腰，然后熨裤裆附近，把裤腰上离拉链最近的一个裤鼻处折出裤缝的褶皱，熨好。把两条裤管熨烫完毕后对折，把其中一条裤管铺好，并将裤中线朝外，按中线的走向从裤脚处慢慢地向上移动，待整条裤中线都熨出效果后，再过渡到其他未熨的地方。裤脚也要熨平整，否则中线熨烫得再直再挺，整体效果也会被破坏掉。

（3）裙子褶皱先固定　若裙子布料较薄细，要用较低的温度熨烫，不可太用力，如果只有铁板熨斗就最好不要自己熨烫了。其熨烫顺序是由衬里到裙腰再到裙摆。裙子原有的褶皱用手细细理出来再熨烫。

（陈　萍）

清洁冰箱用酒精

冰箱清洁起来很麻烦，若喷酒精擦拭清洁，会变得很简单。一般家里都有喷壶，没有去买也很便宜，几块钱一只。把酒精倒进喷壶，拿着它一面喷冰箱内壁，一面用干布擦拭，污垢很容易就没了，而且酒精会跟着蒸发掉，很干净，还能同时去除冰箱里的异味儿，一举多得。

（李淑珍）

樟脑丸放在衣柜上层

人们为防止衣服被虫蛀，常常在衣柜里放入樟脑丸，樟脑丸放在什么位置好呢？樟脑丸在放置的过程中，逐渐由固态变为气态，而其气态的比重比空气要大。所以，樟脑丸应放在衣柜的上层，这样，在其由固态变为气态时，其气味就可顺势而下，经过各层的衣物，起到保护衣物的作用。如果把樟脑丸放在下层，其气味流向地面，就起不到保护上层衣物的作用了。

（王佐理）

风油精妙用五法

（1）治腹痛　将风油精数滴滴在肚脐（神阙穴）内，外用伤湿止痛膏或普通胶布覆盖，可起祛寒止痛作用。此法对于因受凉、过食冷饮等引起的寒性腹痛效果尤佳。

（2）治烫伤　对于小面积轻度烫伤，风油精直接滴敷在烫伤部位上，每隔 3 ~ 4 小时滴敷一次。此法止痛效果明显，且不易发生感染，无结痂，愈后不留疤痕。

（3）治脚癣　用温水将脚洗净，擦干，如有水疱者，可先用针将其刺破，然后用药棉吸净，再用风油精每日 1 ~ 2 次涂擦患处，一般三五日即可见效。

（4）治口角溃疡　刷牙漱口后，在患处涂风油精，每日两次。临睡前再涂一次，效果更佳。

（5）治咽喉肿痛　倒风油精 3 ~ 5 滴于汤匙内，慢慢咽下。对于干咳引起的喉痛也有效。

需注意的是，因风油精含有樟脑成分，能透过胎盘影响胎儿，故孕妇禁用。

（王　文）

三法驱蚊不花钱

（1）夜晚在灯下用纱袋装上几段葱，或是几个蒜瓣，蚊子极其不喜欢这两种气味，自然也就逃之夭夭了。

（2）把室内灯泡用橘红色的玻璃纸包住，由于蚊子害怕橘红色光线，也可起到驱逐作用。

（3）在室内的窗台上摆放一盆驱蚊的植物。茉莉、杜鹃、除虫菊、薄荷这几种花草都是驱蚊好手，而且附带净化空气，真是一举两得。

创可贴的妙用

❖ 戴眼镜的朋友，如果不小心眼镜腿断了或者连接处的螺丝丢掉，可以用创可贴把眼镜腿和眼镜连接起来。

❖ 帐篷或睡袋破了小口，没有修补胶的时候可以暂时用创可贴贴上，可防止帐篷漏水或睡袋漏绒。

❖ 可以将塑料卷成漏斗状，撕下创可贴中间的敷料放在漏斗中间，能过滤掉水中的杂物。

❖ 晕车的朋友，上路之前找个小饭店要片生姜，用创可贴贴在肚脐上，可预防晕车。

❖ 刚买的鞋子不合脚，可能脚后跟的部位会卡脚，贴一片创可贴在鞋后帮上，卡脚的情况会缓解很多。

❖ 气候过于干燥，手指和指甲结合的位置经常会裂开，疼痛难耐，剪下创可贴带有黏胶的部分，直接将裂缝的地方盖住，贴好，可以立刻止疼。

（李淑珍）

巧识电磁炉的“黑”与“白”

过去电磁炉以白色面板为主，现在分化出“黑”、“白”两类。黑色面板大多采用了黑晶面板，其磁性和热传导的能力强，耐高温，不易破裂，也很容易清洁。但有些厂商鱼目混珠推出“假黑晶”电磁炉，因此消费者购买时要睁大眼睛，识别“假黑晶”面板。真的黑晶面板的光泽度比较高，手感细腻，有光滑质感，面板上的气孔直径微小，颗粒非常细，使用一段时间后不易变色，不易变形，易清洁。而“假黑晶”，它的外表是用黑色涂料喷涂上去的，实为普通甚至低劣的白板。“假黑晶”是用传统工艺加工的，制作简单，面板无光泽，呆板，质感粗糙，气孔直径大，颗粒较粗，而且面板的表面涂层容易脱落，并容易形成斑点，出现裂纹。

清洁卫生间掌握好时间

（1）给洁厕液留够清洗时间　要适当保留洁厕液与马桶内污垢的接触时间，不能图快。具体做法是：将洁厕液沿马桶内圈滴一圈，然后盖上马桶盖，让洁厕液与里面的污物起反应。1 分钟后，待洁厕液流到马桶底端后，用马桶刷搅拌一下，加速洁厕液与马桶底端弯管处污垢的相互作用，然后再盖上盖子。3 ~ 5 分钟后，打开马桶盖，用马桶刷沿着马桶壁进行刷洗，最后用水冲干净。污垢严重时，浸泡时间可稍延长。

（2）浴缸用含酶清洁剂效果好　浴缸和面盆的污物主要为人体蛋白质、脂肪、淀粉污垢和皂垢等，可选择中性或偏碱性浴缸清洁剂，最好含有加酶清洁剂。如使用喷雾型浴缸清洁剂，可使清洁剂与被清洗表面的接触面积大一些。喷雾后保留 3 ~ 5 分钟，然后再擦洗、冲干净。

（3）卫生间每周消一次毒　三口之家，建议每周清洗 2 ~ 3 次，消毒 1 ~ 2 次卫生间，家庭人数多的，宜增加清洗频率。使用洁厕液，尤其是强酸洁厕液时，应避免与皮肤直接接触，需带防酸型专用手套和口罩，做好自我保护。

（薛仲华）

夏日除臭五法

（1）除汗臭用醋洗澡　在浴盆里的热水中倒入2～3汤匙食醋，搅匀后入浴，可使人澡后倍感清爽，次日汗流通畅，汗液不易氧化发臭，头发也柔顺易于梳理。

（2）除口臭淡盐水漱口　每天早、中、晚，用凉开水泡一杯淡盐水含漱口腔，最后徐徐咽下一口淡盐水，能消除口臭菌，保持口腔清爽。若因一般性咽喉炎引起口臭，可于早、晚各含漱一次酱油，不但能使口臭消除，还可使咽喉炎有所好转。

（3）除衣臭洗衣加点食用醋　衣服因流汗或者阴天晾晒时间过长而发臭，可在清水盆中倒入适量食醋，搅匀后把衣物泡入盆中30分钟左右，再用洗涤剂清洗，可以彻底去除衣服上的汗臭味或霉味。

（4）除腋臭西红柿汁涂腋窝　将小个西红柿剖为两半，每晚清洗腋窝后，反复涂擦于腋窝，可防止汗液氧化，中和臭汗，保持次日清爽。也可用维生素C 2～3片化于少许温开水中，涂擦腋窝，能很快消除腋臭。

（5）除脚臭踩热沙　有脚气或脚癣者，趁暑期高温，戴上防晒帽到江河湖海边赤脚踩热沙，能有效治疗脚气、脚癣。也可在平地上铺晒细沙，晒热后再用来烫脚。

（吉　生）

冰箱使用须知

虽然冰箱给我们的生活带来了便利，但如果使用不当，反而会带来隐患。

冰箱一般都放置在厨房，箱体的两侧和背部应各留不小于10厘米左右的空间，以便空气对流，有利于冷凝器散热，提高制冷效率。电冰箱应使用独立的电源插座，电源线上不能压重物，也不能与冷凝器接触，以防损坏电源造成漏电。

（李　新）

胡萝卜头擦锅盖去油污

平时切菜时随手就扔掉的胡萝卜头，可是擦锅盖的好工具。在锅盖有油污的地方上滴上点儿洗涤剂，然后用萝卜头来回一擦，油污立刻就去除了，再用湿抹布一抹，锅盖就会变得铿亮。重要的是，这样擦拭的锅盖丝毫不用担心会像钢丝球刷过后留下难看的刮痕。

（文　哲）

淘米水妙用

（1）洗衣服　脏衣服在淘米水中浸泡 10 分钟后，再用肥皂洗，用清水漂净，这样洗出的衣服清洁、干净，特别是白色的衣服，更显得洁白。

（2）洗毛巾　毛巾沾上了水果汁、汗渍等会有异味，并且变硬。毛巾浸泡在淘米水中蒸煮十几分钟，便会变得又软又干净。

（3）洗碗碟　淘米水去油污力强，且不含化学物质，用淘米水洗碗碟，胜过洗洁精。

（4）洗脸　把淘米水涂在脸上，按摩 20 分钟，然后用清水洗净，早晚各一次，这样可使皮肤细白嫩滑。

（5）擦家具　刚油漆好的家具，有一股难闻的油漆味，用软布蘸了淘米水反复擦拭漆器，再用清水擦净，能除油漆味，还能除去污垢。

（春　明）

七招保养布艺沙发

（1）让沙发的靠墙部位同墙壁保持 0.5 ~ 1 厘米的间隙。

（2）避免阳光直射，最好摆放在能避开阳光照射的地方，或用半透明的薄纱窗帘隔开日光。

（3）每周至少吸尘一次，尤其注意去除织物结构间的积尘。

（4）沙发垫每周翻转一次，使磨损均匀分布。

（5）如沾有污渍，可用干净抹布蘸水擦拭，为避免留下印迹，最好从污渍外围抹起。

（6）所有布套及衬套都应以干洗方式清洗，不可水洗，更不能漂白。

（7）如发现松脱线头，不要用手扯断，最好用剪刀整齐地将线头剪平。

去除衣服霉斑技巧

（1）棉织品　可先在通风处晾晒棉织品，待干燥后用刷子清除其上的霉斑。

（2）呢绒　可用优质汽油刷洗衣服上的霉斑，待汽油挥发后，用湿布放在衣服上熨烫，就可以恢复毛料的外观特点。

（3）绸缎　绸缎上的霉斑点，可用绒布或新毛巾轻轻揩去，对于较大斑点可将氨液喷洒于丝绸上，再用熨斗烫平。白色绸缎的霉斑，用酒精轻轻揩擦即可。

（4）化纤织品　化纤织品上的霉斑，可用刷子沾浓肥皂水刷洗，再用湿巾擦。

（5）麻织品　麻织品可用氯化钙液刷洗，对陈旧的霉斑，可用淡盐水刷洗。

（6）毛丝织品　毛丝织品的陈旧霉斑，可用 100% 的柠檬酸溶液洗刷。

（张瑞珍）

用干燥剂保护冬装

我们打开买来的食品、药品包装时，常常会看到里面放有干燥剂，那么，请把那个硬币大小的干燥剂收藏好。到了春天收藏冬装的时候，这个干燥剂就派上了大用场：把干燥剂夹在清洗整理好的冬装的中间，衣服会一直保持干燥状态，而且不会产生特殊气味和任何副作用。

（兴　隆）

冬衣存放秘诀

天气逐渐回暖，羽绒服、羊绒大衣等厚衣服也该“功成身退”了。怎么收纳才能让它们平整又干净呢？试试日本主妇们常用的小诀窍吧。羽绒服洗净、晾晒后，将它悬挂放入衣柜，在上面盖层布，可以防衣服掉色和沾染灰尘。如果你家的衣柜有两层，要将羽绒服悬挂在最高的一层，以防出现霉斑。也可以准备一个真空整理袋，用专用气筒把空气抽干，羽绒服就收成了一个薄片，这样既能防潮又干净卫生。不过，羽绒服里不能放樟脑丸，这是因为樟脑丸里的成分会与衣服里的天然纤维起反应，破坏衣服材质，引起变色。可以在羽绒服兜里放几块用布包着的活性炭，也能起到防潮、消除异味的作用。

羊绒和羊毛大衣在收纳前，最好用软毛刷和吸尘器除掉灰尘，并晾晒1小时，然后悬挂放入衣柜。值得提醒的是，可用保鲜膜包上旧报纸，卷成筒状固定在衣架上，然后再挂上羊绒和羊毛大衣，就能有效除潮。

（刘金亭）

健康是一种人生自觉

9月，雨后秋初，阳光从玻璃窗泻进来，铺在桌面上，安静而清亮。在这个收获的季节，《健康文摘报》迎来了20岁的生日。20岁意味着青春与蓬勃，更意味着将走向成熟和深厚。作为卫生部主管、《健康报》主办的这份报纸，《健康文摘报》是在广大读者的热忱陪伴和坚守中成长的，其间进行了多次的改扩版和内容的创新，荣获了“全国百家优秀报刊”、“文摘十佳”、“中国邮政发行畅销报纸”和“农家书屋政府采购指定报纸”等多项殊荣。

为回馈读者们多年的厚爱，为帮助读者梳理提炼健康知识，《健康文摘报》在5年前15岁生日时出版了《做自己的医生》、《与健康零距离》之后，如今又精选集纳了近3年来科学实用、通俗易懂、好学易记的优秀科普文章，出版了这套《健康生活书系》，其中包括《运动健身一点通》、《心灵驿站解烦忧》、《中医养生有良方》、《合理用药小窍门》、《防病治病路线图》、《衣食住行皆学问》、《性福生活悄悄话》等七本系列书籍，从生活起居、运动健身、防病治病，科学用药、养生保健、性福婚恋、健康心理等七个方面，为您打开健康世界的一个个窗口，探索健康的奥秘，为您健康状况的烦恼和生活方式的疑惑，提供系统而详细的解答和指导。

健康是一种智慧，健康是一种人生自觉。为此，《健康生活书系》七本书的封面，特别采用赤橙黄绿青蓝紫为底色，希望您及家人在收获的季节，收获健康，收获幸福，收获人生缤纷的彩虹。

再次感谢多年来爱护并陪伴《健康文摘报》的读者朋友们，感谢解放军第302医院和解放军总参谋部总医院对此书的大力支持。

《健康生活书系》执行主编

2011年9月3日